*Non fingendum aut excogitandum,
fed inveniendum.*

BACON.

ESSAI
SUR LES VERTUS
DE
L'EAU DE CHAUX,

Pour la guérison de la Pierre.

Par M. ROBERT WHYTT, Docteur en Médecine, de la Société Royale de Londres, Membre du Collége Royal des Médecins, & Professeur en Médecine dans l'Université d'Edimbourg.

AVEC un Supplément contenant l'Histoire de la Maladie de M. Walpole, écrite par lui-même ; celle de la Maladie de M. Newcome, Chanoine de Windsor, &c.

Traduit sur la seconde édition de l'Anglois, par M. A. ROUX, Docteur en Médecine.

Auquel on a ajouté une Méthode de dissoudre la Pierre par la voie des injections de M. Butter, traduite par le même.

A PARIS,

Chez VINCENT, rue S. Severin, à l'Ange.

M DCC LVII.

Avec Approbation & Privilege du Roi.

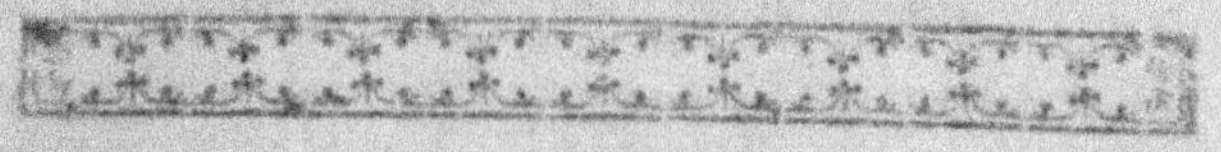

AVERTISSEMENT
DE L'AUTEUR.

CE T Essai fut publié pour la premiere fois en 1743 dans la seconde Partie du cinquieme volume des
*Essais de Médecine de la Société d'E-
dimbourg* : Il reçut alors du Public un
accueil beaucoup plus favorable, que
je n'avois osé l'espérer. J'ai été engagé à le donner séparément par les
sollicitations de quelques amis qui
ont pensé qu'il seroit plus utile sous
cette forme, parce que plusieurs personnes qui ne se seroient pas données la peine de feuilleter un Ouvrage aussi considérable que les *Essais
de Médecine*, pourront le lire avec
plaisir. Pour le rendre plus digne de
la faveur du Public, je l'ai non seulement corrigé avec soin, mais encore
je l'ai augmenté considérablement.

On trouvera les additions principales aux Sections II, III, IX, X, XI,
XII & XIII : elles roulent en grande
partie sur la nature de la chaux & sur
celle de l'eau de chaux, sur la force
& la pesanteur spécifique des différen-

tes eaux de chaux, sur la maniere dont ces eaux diffolvent la pierre, sur une méthode particuliere de guérir la pierre, non feulement par l'ufage intérieur du favon & de l'eau de chaux, mais encore par des injeftions de cette derniere faites dans la veffie.

Le fupplément contient l'hiftoire de la maladie de M. *Walpole*, écrite par lui-même, que M. *le Baron Edlin*, Membre de la Cour de l'Echiquier d'*Ecoffe*, m'a remife par fon ordre avec la permiffion de la rendre publique.

J'aurois pu ajouter un plus grand nombre d'exemples des bons effets que l'eau de chaux a eus pour la guérifon de la pierre, fi je n'euffe pas craint de trop groffir le volume de cet Effai : c'eût été en effet d'autant plus inutile, que l'efficacité de ce remede eft très-connue depuis quelques années dans le Sud, comme dans le Nord de la *Grande-Bretagne*. J'ai préféré l'Obfervation de M. *Walpole* à toutes les autres, non feulement parce que les bons effets du remede qu'on annonce, y font mieux marqués ; mais encore parce qu'elle a été écrite par lui-même, & que ces for-

tes d'Obſervations , lorſqu'elles ont
été faites ſur des gens en place , ont
coutume de faire plus d'impreſſion
ſur le commun des hommes.

Je me croirai bien récompenſé de
mon travail , ſi cet Eſſai , tel que je
le publie maintenant , peut contribuer au ſoulagement de ceux qui ſont
attaqués d'une auſſi cruelle maladie
que la pierre ou la gravelle.

Le premier Août 1752.

a iij

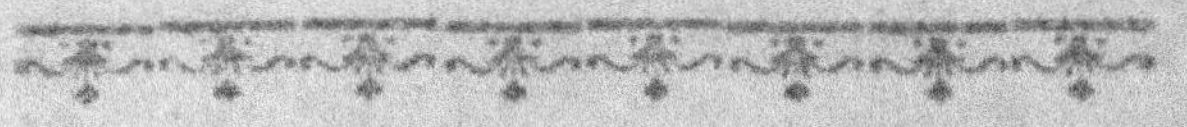

AVERTISSEMENT
SUR LA SECONDE EDITION.

J'AI corrigé dans cette seconde édition plusieurs fautes qui m'avoient échappé dans la premiere, & j'ai fait un grand nombre d'additions. J'ai ajouté, par exemple, au Supplément deux nouvelles Observations faites l'une sur M. Newcome, & l'autre sur M. Green le jeune, qui m'ont paru dignes d'être présentées au Public, la derniere par la figure de la pierre, & la premiere parce qu'elle prouve que l'eau de chaux seule, prise à la dose de deux pintes par jour, communique à l'urine la faculté de dissoudre la pierre hors de la vessie, & à plus forte raison dans la vessie, où sa vertu dissolvante doit être aidée & même augmentée par la chaleur, sans que l'air extérieur puisse rien diminuer de sa force ; car puisque l'air affoiblit souvent l'action de l'eau de chaux, il doit nécessairement produire le même effet sur l'urine impregnée de ses vertus.

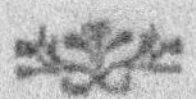

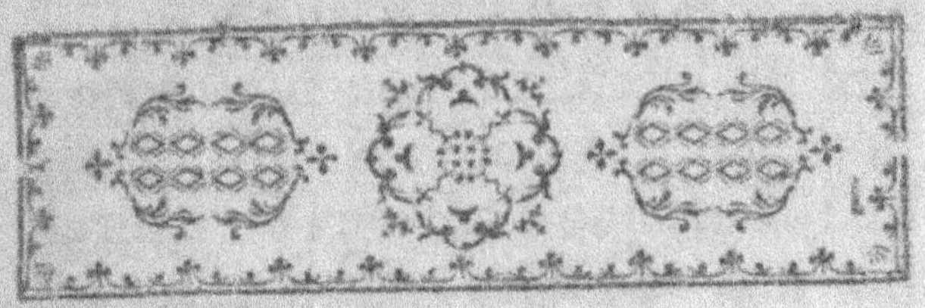

RECHERCHES

SUR

LA CHAUX

ET SUR L'EAU DE CHAUX.

Par M. Roux, Docteur en Médecine.

UELQUES progrès qu'on ait fait de nos jours dans les différentes parties de la Médecine, on est forcé de convenir que cet Art si utile aux hommes est encore bien éloigné du dégré de perfection auquel il peut être porté. En effet nous ignorons les causes du mouvement musculaire, la nature des nerfs, les métamorphoses que subissent les alimens pour se chan-

ger en notre propre substance :
nous ne connoissons pas mieux
quelle espece d'action l'air exerce
sur nos organes, la nature des
désordres auxquels sont exposées
nos humeurs, la maniere d'agir
des différens remedes.

Il seroit à souhaiter que tous
ceux qui exercent une profession
si noble, fussent bien persuadés
de cette vérité, qu'ils renonças-
sent aux systêmes, pour n'inter-
roger que la nature, & qu'ils
voulussent ne reconnoître que ses
oracles. Alors on verroit la Médecine expérimentale succéder à
la Médecine systêmatique ; on
n'auroit que des connoissances
certaines ; on parviendroit avec
le tems à former des régles in-
variables qui nous feroient mar-
cher d'un pas plus ferme & plus
assuré.

Nous ne sommes peut-être pas
éloignés de ce tems heureux : il

femble qu'il fe prépare quelque
grande révolution dans la Médecine. L'efprit philofophique
qui paroît s'étendre de plus en
plus, le difcrédit où font tombés
les fyftêmes de toute efpece, les
découvertes importantes qui fe
font faites de nos jours, tout nous
annonce que l'Art va prendre
une nouvelle face. L'œconomie
animale n'eft plus un fimple fyf-
tême de machines mues par des
forces méchaniques : on y reconnoît à la vérité des agens fou-
mis aux loix générales du mouvement ; mais on commence auffi
à s'appercevoir qne les principes
qui compofent nos humeurs, &
dans certains cas ceux-mêmes de
nos folides, réagiffent les uns fur
les autres, felon des loix qui leur
font propres : on vient même
d'y découvrir un nouveau fyf-
tême de forces, particulier à l'a-
nimal, qui le caractérifent & le

spécifient. Ce sont comme autant de traits d'une vive lumiere, qui ne peut que s'accroître, pour peu qu'on veuille en profiter.

Mais nous ne devons pas borner nos travaux à la connoissance de l'animal & des différentes loix auxquelles il est soumis : cette connoissance deviendroit stérile, sans celle des différens secours qui peuvent rétablir l'ordre dans ses fonctions, lorsqu'il est perdu. L'étude de ces secours est donc de la derniere importance pour le Médecin ; ses succès en dépendent, & on a vu jusqu'à présent que ceux qui s'y sont le plus appliqués, l'ont ordinairement emporté sur tous les autres. Cela devoit être, la nature se suffit rarement à elle-même ; d'ailleurs quand elle se suffiroit, notre impatience naturelle ne nous permet guére de la laisser agir : nous voulons être délivrés de nos dou-

leurs, & la voie la plus courte
nous paroît toujours la meilleure.

Mais jufques où eſt-il permis
de s'adonner à cette étude ? N'eſt-
il pas à craindre qu'elle nous faſſe
négliger des connoiſſances plus
eſſentielles ? Je ſuis bien éloigné
de la croire incompatible avec
l'obſervation de la marche que
la nature a coutume de ſuivre
dans les maladies, & elle ne me
paroît pas moins importante ; ſi
l'une nous apprend quand il faut
agir, c'eſt l'autre qui nous fournit
les inſtrumens que nous devons
mettre en action. Comment pour-
rons-nous nous flatter de les bien
manier, ſi nous n'en connoiſſons
pas la nature auſſi parfaitement
que peuvent nous le permettre
les bornes de notre eſprit ?

Je crois donc qu'on ne ſçau-
roit porter trop loin ce genre de
recherches : ce qui ne paroît d'a-
bord qu'un objet de curioſité, eſt

souvent pour un homme qui sçait penser la source d'une foule de découvertes utiles. Toutes les propriétés des êtres sont liées les unes aux autres, & découlent de leur nature : on ne doit donc en négliger aucune, de peur de perdre la chaîne qui les lie ; c'est ce qui m'a déterminé à faire part au Public de quelques expériences que j'ai faites, pour découvrir la maniere dont l'eau de chaux agit sur la pierre de la vessie. J'avois tenté d'abord d'examiner la nature de la chaux ; mais faute d'un appareil nécessaire, j'ai été obligé d'abandonner mes recherches : je n'ai pas cru devoir supprimer pour cela le petit nombre d'expériences que j'ai eté à portée de faire ; ce sont des faits isolés à la vérité, mais qui n'attendent qu'une main assez habile pour les renouer à la chaîne générale.

Tout le monde fçait qu'on entend communément par le nom de chaux une espece de pierre ou de terre à laquelle on a fait éprouver l'action d'un feu violent : cette espece de pierre est celle qui est le plus généralement repandue sur notre globe. Je ne distingue point les terres des pierres, parce que leur nature est absolument la même, qu'elles ont une même origine, & que les unes font produites des autres. Je n'ai pas cru devoir entrer dans le détail des différentes especes de ce genre : on peut consulter là-dessus la *Minéralogie de Wallerius*, à laquelle je conseille de joindre les excellentes remarques qui se trouvent dispersées dans la *Lithogéognosie* de M. Pott. Je dois seulement avertir que j'ai fait toutes mes expériences sur une pierre à chaux grise, très-dure, qui fait d'excelcellente chaux, & sur des écailles d'huitres calcinées.

Les analogies sans nombre que cette espece de pierre ou de terre a avec la terre animale, la quantité prodigieuse de coquilles entieres, ou brisées, ou même détruites, qu'on y trouve, l'alkali volatil qu'Hierne (a) en a retiré, &c. tout cela, dis-je, rend plus que vraisemblable l'opinion de quelques Naturalistes qui prétendent qu'elle est un produit du regne animal.

Mais quelle que soit son origine, on la reconnoît aisément aux propriétés suivantes. 1° Elle fait effervescence & se dissout dans tous les acides, soit végétaux, soit minéraux. 2° Exposée à un feu violent, elle se calcine, c'est-à-dire, qu'elle devient friable & se réduit aisément en pou-

____

(a) *Urb. Hierne tentamin. Chemic. in regio Laborat. Holmiensi peract. tom. 11, tent. 4, examen 1.*

dre : en cet état elle fait une vive
effervefcence avec l'eau, & fe
réduit en une efpece de matiere
pultacée, laquelle étant mêlée
avec du fable prend, en fe def-
féchant, la dureté de la pierre.
3° Quelque feu qu'on lui faffe
éprouver, elle ne fe vitrifie jamais fans addition : lorfqu'on la
mêle en petite quantité dans la
frite, elle donne au verre une
couleur laiteufe, & diminue de
fa tranfparence ; propriété qui lui
eft commune avec la terre animale & avec la chaux de l'étaim,
& qu'elle ne partage jufqu'à préfent qu'avec elles.

Ce petit nombre de caracteres
eft plus que fuffifant pour faire reconnoître cette efpece de pierre.
La propriété qu'elle a de fe diffoudre dans les acides, & celle
de fe calciner & de fe réduire
en chaux, la diftinguent fuffifamment des pierres de la nature

du caillou & des pierres apyres :
si le gyps ou pierre à plâtre se
calcine comme elle, il prend corps
avec l'eau seule, sans qu'il soit
nécessaire de lui ajouter de sable ;
d'ailleurs , comme l'a observé
M. *Pott*, il ne fait point d'effervescence & ne contracte point
d'union avec les acides.

Toutes les pierres à chaux ne
sont pas pures : elles sont souvent mêlées avec des pierres
d'une nature différente ; on y
trouve même quelquefois des substances métalliques : celles qui
sont pures, ne sont pas toujours
composées des mêmes parties. Il
n'est donc pas étonnant qu'on
trouve tant de différence dans les
analyses qu'on a tenté de faire
de cette espece de pierre. En
général il paroît que le seul principe essentiel à leur composition
& qui les spécifie , est une terre
particuliere que M. *Rouelle* qui

eſt celui de tous les Chymiſtes qui a le mieux examiné cette ma-tiere, regarde avec aſſez de fon-dement comme ayant la même nature que la terre animale : il eſt même perſuadé que cette terre vient des animaux de la mer.

N'ayant pu parvenir, comme je l'ai dit ci-deſſus, à traiter la pierre à chaux immédiatement & ſans le ſecours d'intermede, je cherchai à découvrir quelque choſe de ſa nature par la voie des combinaiſons : voici le détail de mes expériences.

J'avois trouvé une grande quatité d'écailles d'huitres foſſi-les ; c'eſt ſur elles que je com-mençai mes eſſais. Je verſai donc ſur ces écailles d'huitres reduites en poudre de l'acide vitriolique étendu de beaucoup d'eau : il ſe fit d'abord une efferveſcence aſſez vive, mais qui s'appaiſa bientôt ; il ſe conſerva cependant un mou-

vement dans la liqueur, occasionné par le dégagement d'un
fluide très-subtil, qui se laiffoit
appercevoir fous la forme de
goutelettes extrêmement fines :
pendant tout ce tems le mêlange
rendoit une odeur de bitume,
dans laquelle on diftinguoit une
légere odeur d'efprit de fel. La
partie de la pierre qui avoit été
diffoute, fe précipita au fond du
vafe fous la forme d'une poudre
extrêmement fine. Voulant la féparer de ce qui n'avoit point été
diffous, j'agitai le mêlange : elle
flotta en effet ; & après avoir
décanté la liqueur trouble, je
la filtrai, & j'eus un fel féléniteux qui reffembloit à une efpece de farine extrêmement blanche, prefqu'infoluble dans l'eau,
mais qui fe laiffoit délayer dans
la bouche, & fur lequel l'acide
vitriolique n'avoit aucune action.
Ayant fait diffoudre du fel de tar-

tre dans la liqueur qui avoit passé par le filtre, il se fit un petit précipité terreux qui fit effervescence avec les acides.

Je fis la même expérience avec de la pierre à chaux réduite en poudre; elle me présenta les mêmes phénomenes : je trouvai seulement que l'odeur bitumineuse étoit plus forte, & celle de l'esprit de sel plus developpée. Ayant laissé cette dissolution sans la filtrer pendant un ou deux jours, il se fit à sa surface une pellicule semblable à celle qui se fait ordinairement sur l'eau de chaux, mais si fine, que je ne pus pas la retirer de dessus le filtre.

Une autre fois je versai sur la même pierre à chaux réduite en poudre un acide vitriolique plus concentré, tel qu'on le vend communément sous le nom d'huile de vitriol : il se fit une effervescence beaucoup plus vive, ac-

compagnée d'une grande chaleur
& d'une vapeur blanche très-
épaisse, qu'on ne pouvoit pas mé-
connoître pour un esprit de sel.
Cela me fit penser à chercher un
moyen d'attraper ces vapeurs.

Je mis pour cet effet un peu
moins de deux onces de pierre
à chaux réduite en poudre dans
une cucurbite de verre que j'a-
vois placée sur un bain de sable
médiocrement échauffé : je versai par-dessus une once d'huile
de vitriol ; j'ajustai sur le champ
le chapiteau , auquel j'avois luté
un matras pour récipient : j'avois
espéré que pendant l'effervescence qui fut assez vive , il s'en
éleveroit quelque chose ; mais
rien ne monta , ou du moins les
vapeurs qui s'éleverent , ne se
condenserent point. Ayant un
peu haussé le feu, & l'ayant poussé
jusqu'au dégré de l'eau bouillante , il s'éleva des vapeurs blan-

ches, & il paſſa dans le récipient
des gouttes d'une vapeur très-
limpide. Lorſqu'il ne paſſa plus
rien à ce dégré de chaleur, je
délutai les vaiſſeaux : je ſentis
à l'ouverture de l'alembic une
odeur d'acide ſulfureux volatil
très-forte ; la liqueur qui étoit
dans le récipient, étoit ſenſiblement acide au goût. Ce qui étoit
reſté dans le cucurbite, étoit noir,
& reſſembloit aſſez à une terre
bitumineuſe : l'ayant laiſſé enve-
loppé dans du papier, il s'étoit
un peu humecté, & avoit perdu
une partie de ſa couleur.

Comme il étoit reſté une portion de la pierre ſur laquelle l'a-
cide vitriolique n'avoit pas agi,
j'en verſai de nouveau, & je
procédai, comme ci-deſſus ;
j'obſervai les mêmes phénomenes. Ma cucurbite s'étant caſſée,
avant que j'euſſe obtenu tout l'a-
cide qui en pouvoit ſortir, je re-

tirai la matiere qui étoit vif-
queufe, molle & comme limpide ; mais à peine eut-elle été
réfroidie, qu'elle fe durcit : bientôt après elle attira l'humidité de
l'air. J'en mis une partie dans un
creufet rouge, placé entre des
charbons ardens ; elle rendit une
quantité prodigieufe de vapeurs
blanches qui remplirent tout le
lieu où je travaillois : ces vapeurs fentoient très-fort l'efprit
de fel. Au bout d'environ un
quart d'heure, les vapeurs ceffe-
rent, & la matiere devint blanche : elle forma une efpece de
pierre affez dure, quoique friable, qui par le progrès de la calcination prit une couleur rouge
légere ; l'acide vitriolique n'avoit
plus aucune action fur elle.

La quantité de vapeurs qu'elle
m'avoit fourni, me détermina à
mettre le refte dans une cornue ;
j'en retirai encore un acide qui

avoit toujours l'odeur d'acide ſulfureux volatil : le réſidu calciné
prit la couleur rouge , comme le
premier. Ayant ramaſſé tout l'a-
cide que m'avoient fourni ces
deux opérations, je l'employai à
faire différens eſſais qui, n'ayant
pas réuſſi, ne méritent pas d'être
rapportés.

Je répétai pour la troiſieme
fois mon opération : elle me préſenta les mêmes phénomenes , &
l'acide que j'obtins avoit l'odeur
de l'acide ſulfureux volatil ; mais
cette odeur ſe diſſipa en ſept à
huit jours , parce que pendant
ce tems j'eus occaſion d'ouvrir
pluſieurs fois le flacon où je l'a-
vois mis. Etant perſuadé que cet
acide contenoit un véritable eſprit de ſel , je crus que le meilleur moyen de m'en aſſurer, étoit
de le combiner avec de l'alkali
fixe bien pur , eſpérant que s'il
y en avoit, j'obtiendrois un ſel

fébrifuge de Sylvius. Je le faturai donc avec de l'alkali fixe de tartre ; je filtrai la diffolution ; je l'évaporai, & j'obtins un fel neutre cryftallifé en colomnes à quatre & à fix faces : elles paroiffoient toutes quadrangulaires applaties, c'eft-à-dire, ayant deux angles aigus & deux angles obtus ; mais lorfqu'on les examinoit de plus près, on voyoit que dans la plupart ce qui paroiffoit des angles obtus, étoit deux petites faces plates : la pointe de la colomne avoit trois, quatre, cinq, & quelquefois fix facettes inégales. Il y avoit parmi des cryftaux en pyramides à fix pans ; il y en avoit même qui étoient compofés de deux de ces pyramides unies par leur bafe : en un mot c'étoit un véritable tartre vitriolé qui décrépitoit dans le feu, & fur lequel l'acide vitriolique n'avoit aucune action.

Je

Je ne trouvai pas le moindre veſtige de ſel fébrifuge de Sylvius.

Après ces tentatives ſur la pierre à chaux, je crus devoir ſoumettre la chaux vive aux mêmes expériences. Je pris donc deux onces de chaux vive réduite en poudre, que je mis dans une cornue de verre placée ſur un bain de ſable médiocrement chaud : je verſai deſſus deux onces d'huile de vitriol ; il ſe fit une efferveſcence ſi ſubite, qu'à peine eus-je le tems d'ajuſter un ballon qui étoit tout prêt, que la chambre ſe trouva remplie de vapeurs blanches. Ces vapeurs avoient l'odeur d'eſprit de ſel, & me cauſerent une toux qui ne me permit pas de reſter dans ce lieu plus long-tems, d'autant mieux que la chaleur de l'efferveſcence qui fut des plus vives, fit caſſer la cornue, malgré la précaution que j'avois eue

de l'échauffer auparavant, comme
je viens de le dire : cela n'empêcha pas que je n'attrapasse quatre
gros d'acide. Je répétai néanmoins mon opération dans une
cornue de grès, & je retirai encore cinq gros d'acide : j'obser-
vai que la vivacité de l'effervescence avoit fait passer un peu de
chaux dans le ballon. L'acide que
j'avois obtenu dans ces deux
dernieres expériences , sentoit
moins l'acide sulfureux volatil ,
& la matiere qui resta dans la
cornue, n'étoit pas noire, comme
celle que j'avois obtenue de la
pierre à chaux. Je saturai le produit de ces deux procédés avec
de l'alkali fixe bien pur ; je n'obtins encore qu'un tartre vitriolé.

Peu content de ces tentatives,
& toujours persuadé qu'il y avoit
de l'esprit de sel dans mon acide,
puisque je l'avois senti dans toutes mes opérations , je versai en-

core deux onces d'huile de vitriol sur un poids égal de chaux
réduite en poudre, que j'avois
mise dans une cornue de grès
tubulée : j'avois eu la précaution
de l'échauffer, pour prévenir la
fracture ; j'eus encore un acide qui
avoit l'odeur de l'acide sulfureux
volatil , & que je saturai sur le
champ avec l'alkali fixe de la
soude. Ayant filtré & évaporé
la dissolution , je la mis dans un
lieu frais, pour la faire crystal-
liser ; j'en retirai un sel de Glauber. Je continuai à évaporer le
reste : j'eus encore du sel de Glauber, qui crystallisa mal ; & quoique j'eusse poussé l'évaporation
assez fort, je ne pus obtenir un
seul grain de sel marin. Le ré-
sidu de la chaux calciné à grand
feu devint rouge, comme celui
de la pierre à chaux.

Cette expérience qui m'a toujours présenté les mêmes phéno-

menes toutes les fois que je l'ai
rèpétée, me paroît suffire pour
démontrer que dans la pierre à
chaux que j'ai examinée, il y
avoit une très-petite quantité
d'acide du sel marin, une matiere bitumineuse peu abondante,
& une légere portion de fer démontrée par la couleur rouge
que prend la chaux distillée avec
l'acide vitriolique, quand on la
calcine.

L'odeur que répand le mê-
lange de la pierre à chaux, ou
de la chaux vive & de l'acide
vitriolique, prouve suffisamment
l'existence de l'acide du sel marin
dans cette pierre ; & s'il ne m'a
pas été possible de l'attraper, c'est
qu'il y est en trop petite quantité, trop concentré, & par conséquent trop incoërcible, pour
ne pas s'échapper tout entier par
l'ouverture qu'on est obligé de
laisser au lut pour prévenir la

fracture des vaisseaux. Aussi suis-
je porté à croire que si M. *Du
Hamel* eût examiné la liqueur
légérement acide qu'il obtint par
une expérience assez semblable à
la mienne (*a*), il auroit trouvé,
comme moi, que ce n'étoit qu'un
acide vitriolique volatilisé par la
chaux. Cependant je suis très-
persuadé qu'en faisant l'expérience en grand, & en employant
un grand nombre de ballons en-
filés, comme on fait pour les
clissus, on pourroit parvenir à
attraper cet acide du sel marin,
& à condenser ses vapeurs.

Il n'est pas bien difficile d'assigner l'origine de cet acide ; car
les pierres à chaux n'étant pour
la plûpart qu'un debris de corps
marins, il est impossible que ces
corps n'ayent pas conservé une
certaine quantité de sel marin qui

____

(*a*) *Mém. de l'Acad. Royale des Sciences*,
ann. 1746.

est le sel particulier à leur regne :
ce sel a sans doute été décomposé
dans les différentes altérations
que ces matieres ont souffertes,
puisqu'on ne retrouve que son
acide qui doit être là dans un
état de combinaison différent de
celui où il se trouve dans nos
platras, quoique dans l'un &
dans l'autre cas il soit uni à une
base calcaire ; mais dans la pierre
à chaux il fait un sel insoluble,
au lieu que celui qui est dans les
platras, est déliquescent. Cela
ne viendroit-il point de la petite
quantité d'acide contenue dans la
pierre à chaux, dans laquelle il
fait peut-être un de ces sels que
M. *Rouelle*, qui le premier en a
découvert la nature, appelle *sels
avec le moins d'acide qu'il est possible ?* Une des propriétés de ces
sels, comme l'a démontré ce sçavant Chymiste, est d'être insolubles ou presqu'insolubles.

Il paroît que la calcination dépouille cet acide d'une matiere graſſe & bitumineuſe, qui l'embarraſſe & empêche que l'acide vitriolique n'agiſſe auſſi puiſſamment ſur lui ; & c'eſt ſans doute pour cela que lorſqu'on verſe de l'huile de vitriol ſur de la chaux vive, il s'en éleve une beaucoup plus grande quantité de vapeurs, que lorſqu'on la verſe ſur de la pierre à chaux, & que ces vapeurs répandent une odeur plus forte d'eſprit de ſel. L'acide du ſel marin, quoique le plus volatil des acides minéraux, ne peut être dégagé de ſa baſe, quelle qu'elle ſoit, ſans le ſecours d'un intermede : il n'eſt donc pas étonnant que la calcination ne ſoit pas capable d'en dépouiller la pierre à chaux, & qu'il lui demeure uni, malgré le feu violent qu'il éprouve.

J'ai dit qu'il y avoit dans la

pierre à chaux une matiere bitumineuſe : elle ſe manifeſte par
l'odeur que répand cette pierre,
quand on verſe deſſus de l'acide
vitriolique ; par le principe de
l'inflammabilité qui s'unit à ce
même acide, lorſqu'on les diſtille
enſemble , & fait avec lui un
acide ſulfureux volatil ; enfin par
la couleur noire que le mêlange
prend dans cette même diſtillation. Il y a très grande apparence
que cette matiere bitumineuſe eſt
preſqu'entiérement détruite dans
la calcination ; car je n'ai pas
trouvé que la chaux vive rendît
la même odeur : l'acide qu'on
obtient , en la diſtillant avec
l'huile de vitriol , ſent moins l'a-
cide ſulfureux volatil , & le mêlange ne prend pas la couleur
noire. Il me paroît que cette matiere bitumineuſe ſe trouve dans
preſque toutes les pierres calcaires , & c'eſt elle ſans doute

qui a fourni le phlogistique dans la réduction que M. *Pott* a faite du minium avec la craie (*a*) : elle doit vraisemblablement son origine aux matieres grasses des végétaux & des animaux, dont on trouve tant d'autres restes dans la pierre à chaux (*b*).

Dans le tems que je faisois ces expériences, je me trouvai dans un lieu où l'on faisoit de la chaux : je saisis cette occasion pour vérifier un fait que j'avois vu affirmé & contredit dans des des Auteurs également dignes de foi. Les uns prétendent que si on laisse éteindre le feu, avant que la chaux ne soit entiérement cal-

---

(*a*) Voyez sa *Lithogéognosie*.

(*b*) Cette opinion, ainsi que celle que j'ai rapportée cy-dessus sur l'origine de l'acide du sel marin qui se trouve dans la chaux, est celle de M. *Rouelle* : l'autorité d'un si grand Chymiste ne peut qu'ajouter un très-grand poids à mes conjectures.

b

cinée , elle ne se calcine plus ,
à quelque feu qu'on l'expose.
M. *Alston* , dans sa *Dissertation
sur la chaux vive* , assure qu'en
Ecosse il est d'usage de remettre
dans le four les pierres qui n'ont
pas été bien calcinées la premiere fois. C'est pour m'assurer de ce fait que je fis ramasser autour du four à chaux une
grande quantité de ces pierres
que les chaufourniers appellent
du *biscuit*, & qu'ils jettent, comme
n'étant pas assez calcinées : en
effet quand on les met dans l'eau,
elles ne font point d'effervescence
& ne se dissolvent pas. Ces pierres se font reconnoître à leur
couleur noire ; couleur que la
pierre à chaux prend dans le
progrès de la calcination , &
qu'elle perd ensuite peu-à-peu, à
mesure que la calcination avance.
J'en fis ramasser encore auprès
de la fosse où l'on éteignoit la

chaux qui n'avoient pas pu se dif-
soudre : je les fis placer dans différens endroits du four , & les
fis disposer de façon qu'il me fût
facile de les retrouver. On chauffa
le four pendant cinquante-deux
heures : je m'y rendis , lorsqu'on
voulut en retirer la chaux ; je
reconnus mes pierres qui étoient
parfaitement calcinées. J'eus d'autant moins lieu de douter du succès de mon expérience , que j'a-
vois fait mettre au moins deux
pleines brouettes de ces pierres
dans le four , & qu'il ne se trouva
pas de biscuit dans toute la four-
née : d'ailleurs les chaufourniers
m'assurerent qu'ils étoient dans
l'usage de remettre toutes ces
pierres à demi-cuites dans leur
four , & qu'elles s'y calcinoient
toujours , aussi-bien que les autres. Leur ayant alors demandé
s'ils croyoient qu'il n'y eût pas
d'inconvenient à laisser éteindre

leur feu, ils me dirent qu'il y en avoit un très-grand, parce que les pierres venant à s'affaiffer en se réfroidiffant, le feu ne pouvoit plus brûler, faute d'air qui ne circule plus entre les pierres.

C'eft fans doute pour n'avoir pas affez approfondi ce phéno-mene, que *Paliffi* croyoit qu'il n'étoit plus poffible, lorfqu'on avoit laiffé éteindre le feu d'un four à chaux, avant que la pierre ne fût entiérement calcinée, de la calciner, quelque feu qu'on lui donnât (a). C'eft néanmoins une très-bonne maxime de ne pas dif-continuer le feu ; mais il ne faut pas en conclure que lorfqu'on l'a laiffé éteindre, il n'eft plus poffible de réduire ces pierres en bonne chaux ; il fuffiroit pour cela de décharger le four, pour le re-charger.

___

(a) Voyez le *Dictionnaire Encyclop.* au mot CHAUX, par M. *Diderot.*

DE L'EAU DE CHAUX.

Lorsqu'on verse de l'eau sur de la chaux vive, elle se gerse, se gonfle, se divise, l'eau s'échauffe, & fait une effervescence plus ou moins vive, selon que la pierre qui a servi à faire la chaux, est plus ou moins dure, & que les morceaux de chaux sont plus ou moins gros & plus ou moins entiers. Si l'on n'a employé que la quantité d'eau nécessaire pour dissoudre la chaux, elle se réduit en une espece de pâte homogene, molle, extrêmement blanche, qui se desséche à l'air, lorsqu'elle est en petites masses, & tombe en poussiere : si on la mêle avec du sable, elle prend corps, & acquiert, en se desséchant, la dureté de la pierre.

Mais si on a employé plus

d'eau qu'il ne falloit pour éteindre & diſſoudre la chaux, cette eau devient trouble, blanche & laiteuſe : à meſure que l'efferveſcence s'appaiſe, la chaux ſe précipite au fond, où elle fait une pâte ſemblable à celle que nous avons décrite. L'eau qui ſurnage, s'éclaircit peu-à-peu ; enfin elle devient claire & limpide. Si elle reſte expoſée à l'air, il ſe forme à ſa ſurface une pellicule qui prend d'abord les couleurs de l'arc-en-ciel, mais qui, à meſure qu'il s'y joint de nouvelles couches, devient blanche & opaque : ſi on enleve cette pellicule, il s'en forme bientôt une autre ; ce qui continue juſqu'à ce que l'eau ſoit entiérement évaporée. Si on décante cette eau, & qu'on y en mette de nouvelle, il ſe forme de même une pellicule à ſa ſurface, comme ſur la premiere ; ce qu'on peut répéter jusqu'à faire passer sur une quantité donnée de chaux cinq ou six cent fois son poids d'eau (*a*) : à la fin la chaux s'épuise, & il ne se forme plus de pellicule à la surface de l'eau.

Ces phénomenes sont les mêmes que ceux qui se présentent dans toutes les dissolutions : il s'excite du mouvement & de la chaleur ; le dissolvant & le corps dissous s'unissent ensemble, & forment une nouvelle combinaison. Mais quelle est la cause qui donne le branle à ce mouvement , & qui produit la chaleur ? C'est sur quoi les Physiciens & les Chymistes sont peu d'accord. Les uns, à la tête desquels on doit mettre *Willis* (*b*) , prétendent que dans le tems de la calcination , il se loge dans les pores de

____

(a) *Alston , Diss. sur la chaux vive.*
(b) *De ferment. cap. 10.*

la chaux des parties de feu, qui
y reſtent, tant qu'elles ſont ſé-
parées les unes des autres ; mais
lorſqu'une fois l'eau eſt parvenue
à en dégager quelques-unes, elles
s'uniſſent, & prennent un mouvement rapide qui produit la
chaleur. Pour peu qu'on réflé-
chiſſe ſur la nature de l'élément
du feu, on verra qu'il eſt impoſſible qu'un être ſi actif reſte
empriſonné comme cela dans les
pores d'une ſubſtance auſſi rare
que la chaux. Il ne peut donc y
être, que comme il eſt dans
tous les corps, c'eſt-à-dire, libre & dans un mouvement continuel ; mouvement inſuffiſant
pour produire la chaleur, qui
ne s'excite jamais, lorſqu'il eſt
uniformément diſtribué.

Je ne prétends pas nier qu'il
y ait du phlogiſtique dans la
chaux ; je veux dire ſeulement
qu'il n'y eſt pas, comme le pré-

tendoit *Willis*, emprisonné dans
ses pores, mais combiné avec ses
autres principes : voici les preuves sur lesquelles j'établis son
existence. 1° J'ai retiré un acide
sulfureux volatil, en distillant de
l'acide vitriolique sur de la chaux
vive : il est vrai qu'il étoit moins
sensible, que lorsque j'ai fait cette
distillation avec la pierre à chaux ;
il l'étoit cependant assez, pour
qu'on ne pût pas le méconnoî-
tre. 2° Tout le monde sçait que
la pierre à cautere, qui n'est autre chose qu'un alkali rendu caustique par la chaux, est brune ou
tirant sur le noir. D'où lui vient
cette couleur, si ce n'est du phlogistique qui lui a été fourni par
la chaux ? 3° Voici une expérience plus concluante ; elle est
de M. *Pott* : je vais la rapporter, telle qu'elle est décrite dans le
Miscellan. Berolin. tom. 3. p. 92 ;
j'en retrancherai seulement les

circonſtances inutiles à notre ſujet. Ce ſçavant Chymiſte *ayant mêlé parties égales de nître fixe par les charbons & de nître pur, il en diſtilla, ſelon la méthode ordinaire avec parties égales de vitriol calciné, un eſprit de nître qu'il déphlegma enſuite, en le réduiſant à moitié : il mit à part ce phlegme, & rectifia l'acide nîtreux qui lui reſtoit, ſans y employer d'intermede. Cela fait, il le mit dans une retorte, & le ſatura de chaux vive en poudre qu'il avoit fait rougir auparavant : il eut la précaution de mettre la chaux peu-à-peu, pour éviter les dangers d'une efferveſcence trop vive. Cette liqueur ainſi ſaturée étoit de couleur de ſang & un peu amere. Il mêla ſur deux parties de cet eſprit une partie du phlegme qu'il en avoit ſéparé, afin de délayer la maſſe : il mit ce mêlange dans une retorte de verre, & l'ayant placée dans un fourneau,*

il lui donna le feu par dégrés ; il
vint d'abord une liqueur phlegma-
tique, un peu acide, qui n'étoit point
inflammable, quoiqu'elle parût contenir du phlogistique : il en retira
autant qu'il avoit ajouté de phlegme. Il la mit à part : ensuite vint
le reste de l'esprit, en forme de vapeurs blanches ; ce qui passa sur la
fin, n'étoit guéres plus acide que
la premiere liqueur. Il resta dans
la cornue une terre blanchâtre &
cendrée, qui tomboit en poussiere à
l'air, comme la chaux, dont elle
ne différoit guéres d'ailleurs, que
par un goût amer & un peu stipti-
que. Ayant recohobé son esprit de
nitre sur cette chaux, ajoutant
la moitié du phlegme qu'il avoit
mis à part, il observa qu'à chaque nouvelle cohobation l'effervescence augmentoit, & que l'acide
nitreux venoit de plus en plus fumant ; à la troisieme il paroissoit
plus pur, & comme onctueux au

toucher. Il lui arriva dans cette cohobation que l'esprit de nître s'étant fait jour au travers du lut, qui étoit fait avec de la chaux vive & du blanc d'œuf, il sortit des vapeurs rouges qui paroissoient comme des étincelles embrasées : tout-à-coup ces vapeurs prirent feu, & brûlerent comme une chandelle ; ce qui continua jusqu'à ce qu'il eût rebouché le trou avec du lut.

Pour peu qu'on soit versé dans la Chymie, on sçait que l'acide nîtreux le plus concentré est d'une couleur rutilante, & qu'il envoie continuellement des vapeurs rouges. M. *Staahl* a démontré que cette couleur & ces vapeurs sont dûes au principe du feu qui entre dans sa combinaison. Un moyen de rendre fumant (c'est la qualification qu'on donne à cet acide, lorsqu'il a ces propriétés,) un acide nîtreux qui ne l'est pas, est de le distiller avec des matieres abondantes en phlogiſtique ſur leſquelles il puiſſe agir : ce n'eſt donc qu'en lui donnant du phlogiſtique que la chaux a pu rendre l'acide nîtreux de M. *Pott* ſi fumant, qu'il prit feu de lui-même.

Ce phlogiſtique dont nous venons de prouver l'exiſtence, ne concourt point à la production de la chaleur qui s'excite toutes les fois qu'on verſe de l'eau ſur la chaux vive ; car il ne paroît pas que la chaux ſoit décompoſée dans cette action : on ne peut donc l'attribuer cette chaleur qu'au frottement produit entre les parties de l'eau & celles de la chaux par la rapidité avec laquelle leurs molécules s'attirent & s'uniſſent.

L'eau de chaux, ou cette eau que j'ai dit ſurnager au-deſſus de la chaux éteinte, eſt claire & limpide, ſur-tout après qu'on l'a filtrée ; elle eſt ſans odeur ; ſon

goût ne peut être mieux comparé, qu'à de la saumure dans
laquelle on a laissé séjourner du
poisson: gardée dans une bouteille
bien bouchée, elle se conserve
sans altération des années entieres.
J'en ai gardé six bouteilles pendant quinze mois, qui étoient
aussi claires & aussi limpides que
le jour que je les y avois mises; elles n'avoient rien déposé,
& avoient le goût & les autres
qualités de l'eau de chaux : elles
se seroient vraisemblablement
conservées plus long-tems, si je
n'en avois pas eu besoin pour
quelques expériences. Dès qu'elle
a le contact de l'air, il se forme
à sa surface une pellicule semblable à celle qui s'y forme pendant qu'elle est encore sur la
chaux ; cette pellicule devient
de plus en plus épaisse : enfin
elle se fend & se précipite au
fond de la liqueur ; aussi-tôt il

s'en forme une nouvelle qui se précipite à son tour, jusqu'à ce que cette eau soit entiérement dépouillée de tout ce que la chaux lui avoit communiqué ; il se dépose aussi en même tems un sédiment terreux , extrêmement fin sur les parois du vase, avec lesquelles il contracte une adhérence si forte, qu'il n'est presque plus possible de l'en détacher.

Je commençai l'examen que je fis de l'eau de chaux par en faire évaporer une certaine quantité ; je n'en retirai qu'un sédiment qui, par toutes les épreuves auxquelles je le soumis, me parut une terre pure : il étoit insipide , insoluble dans l'eau, soluble dans tous les acides. Il fit avec l'acide vitriolique un véritable sel séléniteux , avec l'acide du sel marin & celui du nître un sel déliquescent qui ne crystallisa

point ; avec l'acide du vinaigre il
me donna un fel en filets foyeux,
femblable en tout au fel neutre
produit par la combinaifon de
cet acide & de la craie, & il fit
un tartre foluble, en le combinant avec la crême de tartre.

Ayant verfé de cette eau fur
du fyrop de violettes, elle lui fit
prendre une couleur verte.

Les acides verfés fur l'eau de
chaux m'ont préfenté les phénomenes fuivans. Une diffolution de crême de tartre l'a rendue trouble & laiteufe ; il s'eft
précipité une poudre blanche,
laquelle féparée par le filtre &
féchée a fait effervefcence avec
les acides : la liqueur qui avoit
paffé par le filtre, m'a donné une
très-petite quantité de tartre foluble.

L'acide du vinaigre lui a laiffé
fa tranfparence : le mélange
évaporé m'a donné un fel qui

a cryſtallisé en filets soyeux.

L'acide vitriolique y a produit un léger frémiſſement ; la liqueur eſt reſtée claire. Par l'evaporation j'en ai retiré un sédiment très-peu soluble dans l'eau, & insoluble dans les acides, que j'ai cru pouvoir regarder comme un véritable sel séléniteux.

L'acide nîtreux & celui du sel marin ont produit à-peu-près les mêmes effets sur l'eau de chaux, que l'acide vitriolique ; mais les sels que j'en ai retirés, étoient déliqueſcens.

L'alkali fixe diſſous dans l'eau de chaux, en précipite une terre blanche insipide, insoluble dans l'eau, soluble dans tous les acides, en un mot une véritable terre calcaire. La diſſolution filtrée & évaporée m'a donné un alkali plus cauſtique & plus déliqueſcent qui, étant diſſous de nou

veau , dépose une terre noire
dont il s'étoit chargé sans doute ;
car elle étoit en trop grande quantité pour avoir été fournie par la
petite portion d'alkali fixe , qui
se décompose toujours à chaque
fois qu'on le dissout.

J'ai été très-surpris , en faisant
cette expérience , de n'y avoir
pas trouvé le tartre vitriolé que
M. *Malouin* dit en avoir retiré(*a*);
ce qui me fit soupçonner d'abord
que je m'étois trompé dans mon
opération, & que j'avois été peut-
être trop vîte en évaporant : cela
me détermina à la répéter une
seconde fois. Je pris donc cinq
pintes d'eau de chaux premiere ;
j'y dissolvis deux gros de sel de
tartre ; je laissai déposer le sédiment : lorsque la liqueur eût re-

____

(*a*) Voyez *son Mémoire sur le sel de chaux,*
Mémoir. de l'Académie Royale des Sciences,
ann. 1745 , p. 93.

 Ij
pris sa limpidité , je versai de
nouvel alkali ; ce que je répétai
à deux ou trois reprises, jusqu'à
ce qu'il ne se précipitât plus rien.
J'évaporai très-lentement ; je di-
minuai même le feu , lorsque la
liqueur eût été réduite à environ
une chopine , afin que s'il y avoit
quelque sel neutre , il pût crys-
talliser. L'évaporation ayant été
poussée au point qu'il ne me restoit plus qu'environ plein la coque d'un œuf de liqueur , il se fit
une croûte saline assez épaisse à
sa surface ; je la portai dans un
lieu frais. Le lendemain je trouvai que ma dissolution avoit attiré l'humidité de l'air , la croûte
saline étoit entiérement tombée
en *deliquium* ; mais il y avoit au
fond un macma salin , dans lequel je trouvai quelques petits
crystaux assez distincts , quoiqu'informes , & qui auroient pu
en imposer à quelqu'un qui au-

roit été moins sur ses gardes. Je
goûtai ces cryſtaux, je leur trouvai le goût brûlant des alkalis
fixes : j'y verſai un peu d'eau
froide, qui les diſſolvit très-rapidement, quoiqu'il y en eût une
très-petite quantité relativement
au ſel ; cette diſſolution verſée
ſur une goutte de ſyrop de violettes lui fit prendre la couleur
verte. Quelques-uns de ces cryſtaux que j'avois réſervés, firent
une efferveſcence très-vive avec
un eſprit de vitriol aſſez foible.
En un mot, il étoit impoſſible de
ne pas les reconnoître pour un
véritable alkali fixe, qui vrai-
ſemblablement n'avoit pris la forme concrete & ne s'étoit cryſtalliſé, qu'à la faveur d'un peu
de phlogiſtique ſurabondant, à
une juſte mixtion ; phlogiſtique
qui n'avoit pu être fourni que
par l'eau de chaux. Je continuai
l'évaporation du reſte de ma li-

queur ; je n'en retirai qu'un alkali fixe jaunâtre très-caustique , que je calcinai , & auquel je redonnai sa blancheur par ce moyen. J'ai répété la même opération , mais pour d'autres vues un grand nombre de fois ; il ne m'a jamais été possible d'en retirer aucun sel neutre.

Le cours de mes expériences me conduisit à l'examen de la croûte qui se forme à la surface de l'eau de chaux , & qu'on connoît en Médecine sous le nom de *crême de chaux.* J'ai déja dit que toute eau impregnée de chaux , soit qu'elle fût froide ou chaude , lorsqu'on l'a versée sur la chaux , donnoit une semblable croûte. C'est donc sans fondement que M. *Malouin* avance , dans le Mémoire déja cité , qu'il n'y a que la premiere eau de chaux qui fournisse de la crême de chaux , & que lorsqu'on en veut retirer de la seconde, il faut ou verser de l'eau bouillante sur la chaux, ou faire bouillir le mélange. Il y a très-grande apparence qu'il s'est laissé induire en erreur par l'opinion où il étoit que la crême de chaux étoit un sel séléniteux : ce qui lui a fait imaginer qu'elle ne pouvoit être dissoute que par l'eau bouillante ; mais je suis très-persuadé que s'il en a fait l'expérience, il n'a pas eu la patience d'attendre que la croûte se fût formée ; car elle se forme plus ou moins vîte, selon que la chaux est plus ou moins nouvelle, & qu'il y a passé une moins ou une plus grande quantité d'eau. J'en appelle au témoignage de MM. *Alston* (a) & *Whytt* (b), & à l'expérience

____

(a) *Dissert. sur la chaux vive*, p. 337 de l'édit. franç.

(b) *Essai sur les vertus de l'Eau de chaux.*

plus sûre que tous les témoignages.

Je tentai de diffoudre cette fubftance dans l'eau : pour cet effet j'en fis bouillir un gros dans une pinte d'eau de riviere filtrée. Ayant filtré de nouveau cette eau après l'ébullition, & ayant pefé ce qui étoit refté fur le filtre, après l'avoir bien féché, bien loin de le trouver diminué, il étoit augmenté de deux grains qui avoient été fournis fans doute par l'eau.

Je fçavois que MM. *Groffe* & *Du-Hamel* étoient parvenus à rendre le tartre foluble avec cette crême de chaux (*a*), & je ne concevois pas comment il pouvoit fe faire, fi la chaux n'étoit qu'un fel féléniteux à demi décompofé, comme le prétend M. *Ma-*

____

(*a*) Voyez *les Mém. de l'Acad. Royale des Sciences*, ann. *1732*, p. *326*.

louin (*a*), que la pierre à cautere qu'on fait, comme tout le
monde le sçait, en éteignant de
la chaux vive dans une lessive
d'alkali fixe, attirât si rapidement l'humidité de l'air, devant
contenir une très-grande quantité de tartre vitriolé, qui est un
des sels neutres à base alkaline
les moins solubles.

J'essayai donc de dissoudre
cette crême de chaux dans les
acides, & je n'en trouvai aucun
dans lequel elle ne se dissolvît
avec effervescence : ces dissolutions filtrées & évaporées me
donnerent des sels parfaitement
semblables à ceux que la craie &
la chaux donnent, lorsqu'on les
dissout dans ces mêmes acides.

Ces expériences suffisoient sans
doute, pour démontrer que cette
substance n'étoit pas un sel sélé-

____

(a) Voyez *le Mémoire déja cité*.

niteux sur lequel aucun acide n'a
d'action, l'acide vitriolique étant
de tous les acides celui qui a le
plus de rapport avec les terres
absorbantes ; mais pour n'avoir
aucun doute, je répétai l'expérience de M. *Malouin*, & je la
variai de toutes les façons. Je
commençai d'abord par mettre
dans un creuset placé entre des
charbons ardens du sel de tartre
bien pur & de la crême de chaux ;
je les y laissai jusqu'à ce qu'ils
fussent prêts à fondre, comme
il le recommande. Ayant retiré
le creuset du feu & détaché la
matiere qui y étoit très-adhé-
rente, j'en fis la lessive dans de
l'eau de pluie filtrée : j'évaporai
la dissolution, & je n'obtins qu'un
alkali fixe, plus caustique & noirâtre. Une autre fois je fis rougir
de la crême de chaux, & lorsqu'elle fut bien rouge, j'y ajoutai du sel de tartre : les ayant

tenus embrasés pendant quelques minutes, je les retirai ; en ayant fait la lessive, j'eus encore un alkali fixe bien pur. Enfin je fis fondre du sel de tartre dans un creuset placé entre des charbons ardens ; lorsqu'il fut bien en fusion, j'y ajoutai de la crême de chaux : je les laissai un bon quart d'heure dans le feu ; je n'en pus encore retirer qu'un alkali fixe pur, sans le moindre atome de sel neutre. La crême de chaux n'est donc pas un sel séléniteux, ou une terre unie à l'acide vitriolique, mais une terre pure combinée peut-être à une très-petite quantité d'eau & de principe inflammable.

On peut conclure sans doute de toutes les expériences précédentes, que l'eau de chaux n'est qu'un mixte composé d'eau, de terre, & peut-être d'un peu de phlogistique, comme semblent l'indiquer la couleur de la pierre à cautere & l'alkali fixe cryſtal-liſé que j'ai obtenu par l'évapo-ration de l'eau de chaux pré-cipitée.

Je conçois donc que le feu ne fait que rompre l'aggréga-tion de la pierre à chaux, en chaſſant le principe aqueux qui lie ſes parties, de ſorte que ces parties réduites, pour ainſi dire, à l'unité, deviennent propres à s'unir à l'eau & à faire avec elle ce mixte *terréo-aqueux*, que M. *Sthal* a donné pour l'exemple d'une véritable mixtion ſaline (*a*). Il n'y a qu'une partie de la chaux qui ſoit portée à ce point d'at-ténuation : il en reſte toujours une grande partie qui ne peut contracter aucune union avec l'eau, ſans doute parce qu'elle

____

(*a*) Voyez le *Specimen Becherianum*, part. 1. ſect. 11. membr. 12. theſ. 12. §. 8.

n'eſt pas aſſez diviſée ; mais on peut par des calcinations répétées la rendre ſoluble en entier au moins, lorſqu'elle eſt pure, c'eſt-à-dire, lorſqu'elle ne contient point de terre étrangere.

Il s'en faut de beaucoup que l'union de l'eau & de cette terre ſoit auſſi forte que le penſoit M. *Sthal* : toutes les fois que j'ai voulu évaporer de l'eau de chaux, il m'eſt reſté un ſédiment plus ou moins abondant, ſelon que l'eau de chaux étoit plus ou moins forte : d'ailleurs tous les alkalis, tant celui du tartre que celui de la ſoude, & même l'alkali volatil, détruiſent cette union & en précipitent la partie terreuſe. Il y a plus, c'eſt que cette terre ainſi précipitée ne peut plus contraćter d'union avec l'eau ; ce qui lui eſt commun avec celle qui ſe précipite, lorſqu'on évapore l'eau de chaux, & avec la

crême de chaux : sans doute que
ses molécules se rejoignent, peut-
être à la faveur de quelques parties d'eau qui leur restent unies ;
mais on peut lui redonner cette
qualité qu'elle a perdue, en la
calcinant de nouveau.

L'eau de chaux attaque le soufre, toutes les matieres grasses,
& même l'esprit de vin, dont
elle dérange la combinaison : par
sa partie terreuse absorbante, elle
est très-propre à s'unir aux acides, & à les réduire en sels neutres. Elle peut donc convenir
dans une infinité de maladies produites par un acide trop développé, comme dans les acides
des premieres voies & dans les
maladies *ex acido spontaneo* ; maladies qui sont peut-être moins
rares qu'on ne pense : je crois
que dans ces dernieres, elle est
préférable à tous les autres remedes terreux. On sçait que ces

sortes de remedes ne paſſent pas ordinairement au-delà des premieres voies, à moins qu'ils n'y trouvent quelque acide qui les rende ſolubles (a) : encore même dans ce cas, en paſſe-t-il une très-petite quantité, parce que, lorſque les acides ſont abondans, le ſel neutre qui réſulte de leur combinaiſon, ſe trouvant en trop grande quantité, irrite le canal inteſtinal, ſe ferme l'entrée des vaiſſeaux lactées, produit l'effet purgatif, & par ce moyen eſt entraîné hors du corps. Il n'en eſt pas de même de l'eau de chaux : la partie terreuſe combinée avec une grande quantité d'eau pénetre juſques dans les plus petits vaiſſeaux, à la faveur

____

(a) Voyez *Carthuſer*, *materia medicæ*, ſect. II. chap. 11. §. 5. mais cette doctrine a été enſeignée par M. *Rouelle* long-tems avant que M. *Carthuſer* eût écrit.

de son extrême division , & devient capable de s'unir aux acides qui peuvent se trouver trop développés, en quelque lieu qu'ils soient logés. Il est vrai que lorsqu'il y a des acides dans les premieres voies, la partie terreuse se combinant avec eux devient incapable de détruire celui qui peut s'être développé ailleurs , quoiqu'elle soit plus en état de pénétrer dans le sang , (car comme la partie terreuse y est en trèspetite quantité , le sel neutre qui en résulte, n'est pas assez abondant pour purger : ainsi il passe tout dans les vaisseaux lactées ;) mais lorsque l'acide des premieres voies est détruit, je ne crois pas qu'il y ait de remede plus sûr & plus efficace contre cette espece de maladie.

De toutes les vertus de l'eau de chaux, il n'y en a point qui nous intéresse davantage que celle que

lui a découvert M. *Whytt*, de
se porter aux voies de l'urine &
de dissoudre la pierre de la vessie : aussi quoique je ne révo-
quasse point en doute les expériences de cet illustre Médecin,
non plus que celles de M. *Alston*
son Collégue, je crus devoir les
répéter, des vérités de cette espece ne pouvant être trop prou-
vées. D'ailleurs je voulois sçavoir à quoi m'en tenir au sujet
de la dispute qui s'étoit élevée
entre ces deux Médecins sur les
dégrés d'efficacité des différentes
eaux de chaux, M. *Alston* pré-
tendant (*a*) que toutes les eaux
de chaux, soit qu'elles ayent été
faites avec de la chaux de pierre
ou de la chaux d'huitres, soit
qu'on n'ait passé qu'une eau ou
qu'on en ait passé cent sur la

____

(*a*) Voyez sa *Diss.* sur la chaux vive &
sur l'eau de chaux.

chaux, étoient égales, & n'avoient pas plus d'efficacité les unes que les autres; M. *Whytt* (a) assurant au contraire que l'eau de chaux faite avec des écailles d'huitres, ou d'autres coquilles, étoit plus efficace que celle qui étoit faite avec de la chaux de pierre, & que la premiere eau étoit plus forte & avoit plus de vertu lithontriptique que celles qu'on faisoit ensuite. J'ai fait à ce sujet un grand nombre d'expériences, dont je ne rapporterai que les principales & celles qui me paroissent les plus propres à décider la question. Pour être plus sûr de leur résultat, je les ai toutes faites sur une même pierre de la vessie, qui pesoit une once onze grains; elle étoit jaune & assez tendre.

―――――――――――――――

(a) Voyez *son Essai sur les vertus de l'Eau de chaux*, &c.

Le 18 Août 1755 à 4 $\frac{1}{2}$ heures de l'après-midi, je mis un morceau de cette pierre, pesant vingt-sept grains, dans une bouteille d'eau de chaux premiere, faite avec de la chaux de pierre.

J'en mis vingt-six grains dans une autre bouteille avec un verre d'eau de chaux cinquieme, faite avec la même chaux. Le 19, cette bouteille ayant été cassée par accident, je remis le morceau de pierre dans une autre bouteille avec un verre d'une sixieme eau de chaux.

Le 27 du même mois, l'eau de chaux premiere étoit trouble & blanchâtre : elle étoit pleine de flocons & d'écailles blanches ; le morceau de pierre en étoit couvert. Ayant versé cette eau & essuyé la pierre, sa surface me parut s'en aller en une espece de limon : je la pesai, & je trouvai qu'elle avoit perdu 2 $\frac{1}{2}$ grains de son poids.

La pierre qui avoit été dans l'eau cinquieme & ensuite dans l'eau sixieme, n'avoit pas à beaucoup près donné tant de marques de dissolution ; sa surface étoit cependant un peu plus ramollie que celle de la précédente: l'ayant essuyée & pesée, je trouvai qu'elle n'avoit pas perdu audelà d'un grain de son poids.

Je remis ces deux pierres dans les bouteilles ; mais je ne fis pas attention que je mettois celle qui avoit été dans l'eau premiere dans la bouteille qui avoit servi pour la sixieme , & celle qui avoit été dans la sixieme dans la bouteille qui avoit servi pour la premiere eau : je ne m'apperçus de cette méprise que le lendemain. Je versai sur chacune un verre d'eau de chaux , sçavoir, sur celle qui avoit été dans l'eau sixieme un verre de la premiere eau de chaux que j'avois gar-

dée dans une bouteille bien bouchée , & un verre de la fixieme
fur celle qui avoit été dans l'eau
premiere.

Le même jour je mis un morceau de la même pierre, du poids
de vingt-quatre grains , dans une
troifieme bouteille avec un verre
d'eau de chaux feptieme.

Le 7 Septembre, la pierre qui
avoit été dans l'eau premiere ,
m'ayant donné les mêmes marques de diffolution que la premiere fois , je la pefai , après
l'avoir féchée fur un papier gris
& en avoir détaché toutes les
écailles blanches qui étoient deffus : je trouvai qu'elle avoit
perdu quatre grains de fon poids
total , c'eft-à-dire , trois grains
depuis qu'elle avoit été mife dans
l'eau de chaux premiere. Ayant
filtré cette eau de chaux, je trouvai fur le filtre un fédiment terreux très-blanc : l'eau filtrée ne

changea point la couleur du syrop de violettes ; ce que je crus pouvoir regarder comme une marque qu'elle avoit perdu toute sa vertu diſſolvante. Les pierres qui étoient dans l'eau ſixieme & ſeptieme, n'avoient preſque rien perdu de leur poids : l'eau n'étoit point trouble ; la ſurface des pierres étoit ſeulement un peu limoneuſe. L'eau ſeptieme avoit dépoſé ſur les parois & le fond de la bouteille, & même ſur la pierre, quelques petits cryſtaux en colomne dont je ne pus pas bien déterminer la figure.

Je remis ces pierres chacune dans leur bouteille avec de nouvelle eau de chaux ; mais n'ayant plus d'eau ſeptieme, j'en mis de la quatrieme que je gardois depuis un mois : je laiſſai les cryſtaux qui s'étoient attachés aux parois de la bouteille.

Le 21 Septembre, je viſitai

mes bouteilles : la pierre qui étoit dans l'eau de chaux premiere, n'avoit pas donné de grandes marques de diſſolution, il y avoit ſeulement quelques flocons dans l'eau, qui d'ailleurs étoit tranſparente, & quelques écailles blanches ſur la pierre. Je retirai la pierre de l'eau , je trouvai deſſus une eſpece de cryſtalliſation compoſée d'aiguilles ou plutôt de colonnes unies enſemble par leur baſe & s'écartant par leur ſommet : ce qui formoit cinq ou ſix groupes, dont le plus conſidérable pouvoit avoir une ligne ou une ligne & demie d'empatement. Il y avoit outre cela dix ou douze aiguilles blanches , beaucoup plus tranſparentes & plus longues que les précédentes , elles ſe réuniſſoient par leur baſe & s'écartoient par leur pointe , ces aiguilles avoient près de deux lignes de long & à-peu-

près un cinquieme de ligne de
diametre. Je détachai tous ces
cryſtaux & je peſai ma pierre ;
je trouvai qu'elle ne peſoit plus
que vingt grains ; par conſéquent
elle avoit perdu deux grains depuis la derniere fois que je l'avois
peſée. L'eau de chaux n'avoit pas
perdu toute ſa vertu , puiſqu'elle
teignoit encore le ſyrop de violette en verd ; je la changeai cependant.

L'eau des deux autres bouteilles étant claire & ayant verdi le
ſyrop de violette , je ne jugeai
pas à propos de la changer ; j'obſervai ſeulement que les cryſtaux
que j'avois laiſſés dans la bouteille où j'avois mis d'abord de
l'eau ſeptieme avoient été diſſous.

Le 11 Octobre la pierre qui
étoit dans l'eau premiere ne peſoit plus que dix-ſept grains :
celle qui étoit dans l'eau ſixieme
en peſoit encore vingt-un , elle

n'avoit perdu que deux grains &
demi depuis le 7 Septembre : l'eau
dans laquelle elle avoit été depuis ce tems-là n'étoit ni trouble ni beaucoup remplie de flocons ; elle verdit le fyrop de violette. Celle qui avoit été dans
l'eau feptieme & enfuite dans
l'eau quatrieme , avoit perdu un
peu plus de deux grains ; il y
avoit à fa furface quelques cryftaux groupés en forme de rayons
autour d'un centre, l'eau de chaux
n'étoit point trouble & verdit le
fyrop de violette.

Il réfulte de ces expériences ,
que depuis le 18 Août jufqu'au
11 Octobre , quatre verres d'eau
de chaux premiere ont diffous
$10\frac{1}{4}$ grains de pierre , que trois
verres d'eau fixieme n'en ont diffous qu'environ quatre grains ,
& qu'un verre d'eau feptieme &
un verre d'eau quatrieme n'en
ont pas diffous trois grains depuis

puis le 27 Août jufqu'au 11 Octobre. D'où je puis conclure que l'eau de chaux premiere a plus d'action fur les pierres de la veffie que celles qu'on fait enfuite. J'avoue qu'on n'auroit pas grand chofe à attendre de l'eau de chaux, fi fon efficacité étoit bornée à cette légere action : mais je dois faire remarquer que ces expériences ont été faites à la température de l'atmofphere qui, pendant tout ce tems, fut affez froide, & que l'eau de chaux demande un certain dégré de chaleur pour agir avec toute fon énergie.

Quelque tems avant que je faffe ces expériences, j'avois lu dans les Mémoires de l'Académie, (*année 1720, p. 436.*) que M. *Billeret* Profeffeur en Médecine à Befançon, ayant éprouvé que les eaux de *Bougeailles* auprès de cette Ville

avoient la vertu de diffoudre la
pierre, M. *Littre* avoit fait des
expériences par lefquelles il s'é-
toit convaincu que toutes les
eaux avoient cette même vertu ;
je crus qu'il pourroit être utile
à mes vues de comparer cette
vertu lithontriptique de l'eau
commune avec celle de l'eau de
chaux. Pour cet effet, le 18 Août,
jour auquel je commençai mes
expériences , je mis dans une
bouteille de verre vingt-fept
grains de ma pierre avec un verre d'eau de fontaine pure. Le 27
du même mois , j'obfervai qu'il
s'en élevoit quelques bulles d'air ,
& je vis une matiere gélatineufe,
en forme de membrane , qui paroiffoit fortir d'entre deux couches & flotter dans l'eau. Le 7
Septembre , cette pierre n'avoit
encore perdu qu'un grain de
fon poids ; le 11 Octobre , elle
ne pefoit que vingt-trois grains ;

l'eau étoit un peu fœtide , &
avoit contracté une odeur de
marécage ; elle ne verdit cependant pas le syrop de violette.
Le 27 Novembre , jour auquel je
retirai la pierre de l'eau, elle étoit
réduite à quinze grains & demi :
ainsi en trois mois & demi de
tems elle n'avoit perdu que onze
grains & demi de son poids ; au
lieu qu'en moins de deux mois, la
pierre qui avoit été dans l'eau de
chaux premiere , avoit perdu dix
grains. Je crus observer qu'il arrivoit une véritable putréfaction
dans la pierre qui étoit dans l'eau
pure , & c'est-là vraisemblablement la cause de sa décomposition.

Quelque tems après, je voulus
essayer si l'eau de chaux faite
avec des coquilles de limaçon
calcinées auroit quelque efficacité ; mes tentatives furent sans
effet : des morceaux de pierre

que je mis dans cette eau , perdirent très-peu de leur poids ;
cela me donna lieu seulement de
remarquer que ces coquilles de-
mandent un grand feu pour être
calcinées : car je fus obligé de
les faire remettre deux fois au
four , avant qu'elles fussent réduites en chaux. Je trouvai sur les
pierres que j'avois mises dans
cette eau de chaux, des cryftaux
femblables à ceux que j'avois
déja obfervés.

La grande efficacité que M.
Whytt attribue à l'eau de chaux
faite avec les écailles d'huitres ,
me la fit examiner avec plus de
foin.

Le 24 Janvier 1756 , je fis calciner à mon feu des écailles d'huitres que j'avois eu la précaution
de faire bien laver ; je fus obligé de les remettre plufieurs fois
au feu , encore n'étoient-elles pas
parfaitement calcinées. Le 26 , à

onze heures du matin , je mis
quatre onces cinq gros de ces
écailles calcinées toutes entieres
dans trois chopines d'eau ; il ne
se fit point d'effervescence , &
il ne s'excita point de chaleur.
Le même jour, à minuit, je mis
dans cette même eau cinq onces
d'écailles nouvelles que j'avois
calcinées ce jour-là même ; j'y
ajoutai trois chopines d'eau. Le
27, à minuit, il ne s'étoit formé
encore qu'une pellicule très-lé-
gere.

Je remplis une petite bouteille de cette eau filtrée , & j'y
mis un fragment de ma pierre qui
pesoit un peu plus de deux grains.
Je plaçai cette bouteille dans un
petit bain-marie , que j'entretins
au dégré de la chaleur animale ,
au moyen d'une lampe.

Le 28 Janvier , à sept heures du matin , je trouvai ma
lampe éteinte & le bain tout

froid; malgré cela, la petite pierre
étoit couverte d'écailles blanches ; je ne rallumai ma lampe,
qu'à dix heures. A minuit, les écailles étoient confidérablement augmentées ; je fecouai la bouteille,
& elles fe détacherent en grand
nombre. Le 30 , il ne reftoit
qu'un très-petit morceau de cette
pierre , encore s'élevoit-il tout
entier en écailles. Ces écailles
fe détachoient dès que je fecouois
la bouteille , elles fe diffolvoient
enfuite dans la liqueur & ne laif-
foient que quelques flocons très-
légers. Il me parut que l'eau de
chaux étoit prefque entiérement
épuifée , la diffolution n'ayant
pas été ce jour-là fi rapide que
les deux jours précédens. Le 2
Février , je filtrai cette eau , il
ne refta rien fur le filtre ; je diffolvis un peu d'alkali fixe dans
la liqueur filtrée , elle devint
trouble & laiteufe , & dépofa

une terre blanche si légere, qu'elle
fut très-long-tems à tomber au
fond. Je la filtrai de nouveau,
il resta sur le filtre une poudre
blanche, mais qui y étoit en si
petite quantité, que je ne pus ni
la peser, ni l'examiner.

Le 28 Janvier, je décantai ce
qui restoit d'eau sur ma chaux,
(elle y avoit été quarante-huit
heures ;) j'en filtrai une partie,
en ayant mesuré le plus exactement qu'il me fut possible un
demi-septier ; j'y dissolvis trente
grains d'alkali fixe du tartre, il
s'en précipita une poudre blanche qui, étant desséchée, se trouva
peser cinq grains.

Je mis de cette eau dans une
petite bouteille avec un fragment
de pierre du poids de deux grains,
& je la plaçai dans le bain-marie
avec l'autre. Le 30, il ne restoit
qu'un petit noyau de cette pierre,
j'en avois vu détacher des cou-

ches entieres. Le 2 Février, je
filtrai cette eau, je ne trouvai
sur le filtre que quelques écailles qui pesoient à peine un quart
de grain. Ayant diſſous de l'alkali du tartre dans la liqueur
filtrée, & ayant filtré de nouveau la liqueur, il ne reſta prefque rien ſur le filtre.

Le 30 Janvier, à minuit, je décantai l'eau que j'avois remis le
28 ſur ma chaux ; j'en filtrai un
demi-ſeptier ; je la précipitai
avec trente grains d'alkali fixe
bien pur, j'en retirai, en la filtrant, 6 $\frac{1}{2}$ grains de poudre blanche. J'obſervai que la chaux qui,
les premiers jours étoit en une
maſſe dure & preſque entiére,
étoit plus diviſée, plus molle &
plus diſſoute, auſſi la pellicule
qui s'étoit formée à ſa ſurface
étoit-elle plus épaiſſe.

Je mis de cette eau ſeconde
dans une petite phiole avec cinq

grains du cœur de ma pierre ,
& je la plaçai dans mon bain-
marie : à peine fut-elle dans l'eau
de chaux qu'elle se couvrit de
bulles. Le 6 Février , j'en fis détacher, en secouant la phiole, une
couche entiere en deux morceaux
qui avoient l'apparence de deux
grosses écailles blanches. Le 10 ,
à midi , m'étant apperçu que cette
pierre ne donnoit plus aucune
marque de dissolution , je filtrai
l'eau de chaux dans laquelle elle
étoit ; il me resta sur le filtre des
écailles qui n'avoient aucune
consistance, & un sédiment qui ,
étant desséché , s'éleva de dessus
le filtre comme une espece de
membrane : l'ayant pesé avec les
écailles , le tout pesa $2\frac{1}{4}$ grains,
qui étoient la quantité exacte de
ce que la pierre avoit perdu ; car
elle ne pesoit plus que $2\frac{1}{4}$ grains.
La surface de la pierre avoit conservé sa premiere couleur , mais

elle étoit rongée en certains endroits ; ce qui faisoit paroître
cette surface comme si elle eût
été couverte de vésicules qu'on
eut emportées. L'eau de chaux
dans laquelle s'étoit faite cette
dissolution, étoit un peu fœtide ;
de l'alkali fixe que j'y dissolvis,
lui donna une légere odeur d'u-
rine & la rendit opale.

J'avois jusques ici secoué mes
bouteilles pour faire détacher les
écailles & accélérer la dissolution, je voulus voir combien cela
pouvoit y avoir influé ; c'est pourquoi le 30 Janvier, à minuit, je
mis dans une phiole un peu plus
grosse que les précédentes un
morceau de pierre qui pesoit
trente-deux grains avec de l'eau
seconde de chaux d'huitres :
l'ayant placée dans mon bain-
marie, je l'y laissai, sans y toucher jusqu'au 10 Février. Le 6,
je remarquai que cette pierre

étoit couverte d'écailles blanches, qui s'élevoient de toutes
parts, mais qui ne s'en détachoient
pas. Elles se dissolvoient insensiblement & se déposoient, en forme
de sédiment terreux, au fond de la
bouteille. Le 10, l'eau de chaux
où elle étoit, me parut avoir l'o-
deur d'urine échauffée, ayant
ôté la pierre à dix heures du soir,
je la pesai, après en avoir détaché les écailles ; elle ne pesoit
plus que vingt-six grains : les
écailles séchées n'en pesoient que
$4\frac{1}{2}$. L'alkali fixe dissous dans cette
eau de chaux filtrée en précipita
un sédiment blanc si léger, qu'il fut
long-tems à tomber ; & pour peu
qu'on agitât la bouteille, il na-
geoit en forme de flocons.

Le 2 Février, je décantai la
troisieme eau de chaux, j'en filtrai un demi-septier, j'y dissolvis trente grains d'alkali fixe du
tartre, & je n'eus que quatre

grains de poudre blanche.

Le 6 Février, à midi, je décantai la quatrieme eau de chaux; en ayant encore filtré un demi-septier, j'en retirai six grains de poudre blanche, qui furent précipités par trente grains d'alkali du tartre; ce qui me fit connoître que la troisieme eau n'avoit pas assez resté sur la chaux : en effet, elle n'y avoit resté que trente-six heures.

Je mis de cette eau quatrieme dans une petite bouteille avec deux grains de pierre; à six heures du soir, elle commençoit à donner des marques de dissolution, mais elle n'étoit pas entiérement dissoute le dix-huit. Il resta un grain d'écailles sur le filtre, parmi lesquelles il y avoit un petit noyau de pierre encore entier, mais qui s'écrasa entre mes doigts. Cette dissolution sentoit l'urine; l'alkali fixe la rendit opale, mais n'en précipita rien.

Le 12 Février, je décantai la sixieme eau que j'avois mis sur ma chaux le 6, en ayant filtré un demi septier & y ayant diffous trente grains de fel de tartre, il s'en précipita 3 ¼ de poudre blanche.

Je remplis une petite bouteille de cette eau, & j'y mis une pierre qui pefoit cinq grains. Le 27 Février, il reftoit encore un petit noyau de cette pierre qui pefoit ¼ de grains ; les écailles qui s'en étoient détachées, mais qui n'avoient pas été diffoutes, en pefoient autant.

Le 21 Février, un de mes amis ayant fait calciner des écailles d'huitres dans un fourneau de reverbere, me les envoya réduites en poudre dans une bouteille bien bouchée. Dès que je les eus reçues, j'en mis demi-livre dans une terrine de grès avec trois chopines d'eau. Je décantai au bout de vingt-quatre heures cette eau fur laquelle je trouvai une pellicule plus épaiſſe & mieux formée que celle que j'avois trouvée dans toutes les expérien-ces que je viens de rapporter ; la chaux étoit en une maſſe dure, mais plus diviſée que la précé-dente.

Je filtrai un demi-ſeptier de cette eau ; j'y diſſolvis trente grains d'alkali fixe bien pur, j'en retirai en la filtrant onze grains de poudre blanche ; mais comme le lendemain je trouvai une pellicule fur la diſſolution, je crus qu'il y reſtoit un peu de chaux, ce qui me détermina à y diſſoudre douze grains d'alkali fixe, qui en précipiterent quatre grains de poudre blanche, ce qui faiſoit quinze grains en tout.

Ce même jour, à minuit, je rem-plis une petite phiole de cette eau, & j'y mis deux grains de pierre ; le lendemain, à midi, il s'en étoit élevé deux grandes écailles, & il y en avoit une troisieme qui commençoit à s'en détacher. Le 25, à neuf heures du matin, cette pierre étoit entiérement dissoute ; il ne restoit plus que quelques écailles qui paroissoient encore entieres. Ayant filtré l'eau, ce qui resta sur le filtre pesa $\frac{1}{4}$ de grain. L'eau de chaux avoit une forte odeur d'urine gardée, l'alkali fixe n'en précipita rien.

Depuis le 22 jusqu'au 29 Février, je fis passer cinq nouvelles eaux sur ma chaux ; je filtrai un demi-septier de la sixieme ; j'y dissolvis quarante - deux grains d'alkali du tartre ; je n'en retirai, en la filtrant, que dix grains de poudre blanche : $2\frac{1}{2}$ grains de pierre que je mis dans cette eau sixieme ne furent dissous que le 6 Mars, encore restoit-il des écailles qui n'étoient pas entiérement dissoutes.

Quelque tems après ces expériences , je mis dans trois pintes d'eau de pluie filtrée dix
onces de la même chaux d'huitres en poudre que je gardois
dans une bouteille bien bouchée.
Je décantai cette eau au bout de
vingt-quatre heures ; j'en filtrai
une pinte & j'y diſſolvis cent
huit grains d'alkali fixe bien pur,
il en précipita cinquante - ſept
grains de poudre blanche ; je
voulus rediſſoudre de nouvel alkali , mais il ne ſe fit pas de nouvelle précipitation. Je remis ſur
le champ trois nouvelles pintes
d'eau de pluie filtrée ſur ma
chaux ; au bout de vingt-quatre
heures, je la décantai ; j'en filtrai
une pinte : cent huit grains d'alkali fixe bien pur n'en précipiterent que quarante-quatre grains
de terre , de nouvel alkali n'en
précipita rien. Je dois avertir
que j'évaporai cette diſſolution

alkaline, ainſi que les précédentes,
avec toutes les précautions que
j'ai rapportées , & que je n'en
retirai jamais qu'un alkali cauſtique & noirâtre.

Il n'y a aucune de ces expériences que je n'aye répétées un
grand nombre de fois , & j'oſe
aſſurer d'après ce qu'elles m'ont
appris, que l'eau de chaux d'huitres a plus de vertu lithontriptique , & eſt plus chargée de parties de chaux, que l'eau de chaux
de pierre & la premiere eau que
les ſuivantes : c'eſt donc a tort
que M. *Alſton* a prétendu qu'il
n'y avoit pas de différence entr'elles , & qu'on pouvoit s'en
ſervir indifféremment.

Il eſt eſſentiel de bien calciner
les écailles d'huitres , car l'eau
s'impregne d'autant plus de leurs
parties, qu'elles ſont mieux calcinées , ou que leur aggrégation
eſt mieux rompue : nouvelle

preuve de ce que j'ai avancé ci-
deffus (*a*) , que l'eau ne fe char-
geoit des parties de la chaux, que
parce que fes molécules étoient,
pour ainfi dire, réduites à l'unité.
Je confeille auffi, lorfque les huitres font calcinées , de les réduire en poudre avant de les mettre dans l'eau ; car j'ai remarqué
qu'elles s'y diffolvoient difficilement lorfqu'elles étoient entieres,
à moins qu'elles ne fortiffent du
feu & qu'elles ne fuffent toutes
rouges Pour lors il arrive que
les premieres eaux de chaux font
moins chargées & moins efficaces que les fuivantes , comme
on a pu le voir dans les expériences que j'avois faites avec des
écailles d'huitres mal calcinées.
Il m'eft même arrivé une fois que
des écailles d'huitres mal calcinées ne furent entiérement dif-

____

(*a*) Voyez la page lix.

soutes, qu'à la sixieme eau que je passai dessus, encore y en eut-il une grande partie qui ne se dissolvit point. Les eaux devinrent de plus en plus chargées, ensuite leur force alla en diminuant. On peut calciner une grande quantité d'écailles d'huitres à la fois; elles se conservent très-bien, pourvu qu'on les tienne dans une bouteille bien bouchée; j'en ai gardé de cette façon pendant six mois, sans qu'elles eussent perdu de leur vertu.

J'avois vu, en faisant ces expériences, un grand nombre de phénomenes, qui me firent soupçonner que l'eau de chaux ne dissolvoit pas seulement la pierre mais qu'elle la décomposoit. C'est pour vérifier cette conjecture, que je fis les nouvelles expériences que je vais rapporter après que j'aurai parcouru les phénomenes qui y avoient donné lieu.

Peu de tems après qu'on a mis un morceau de pierre de la veſſie dans l'eau de chaux d'huitres ſur-tout , ſi on la tient à un dégré de chaleur égal à celui de la chaleur animale , on le voit tout couvert de bulles qui lui paroiſſent adhé-rentes , il blanchit ; & quelque-fois au bout de cinq ou ſix heu-res, on apperçoit une écaille blan-che qui paroît vouloir ſe déta-cher de toute la ſurface : ſi on ſecoue alors la bouteille avec force , cette écaille ſe détache en entier ou en partie , & tombe au fond de la liqueur. Mais ſoit qu'on faſſe détacher les écailles ou qu'on les laiſſe adhérentes à la pierre , on les voit ſe diſſou-dre peu-à-peu & ne laiſſer qu'une trés-petite quantité de ſediment blanc. A meſure que le nombre des écailles diſſoutes augmente , l'eau de chaux devient louche & prend une odeur urineuſe. En-

fin elle cesse d'agir sur la pierre ;
si on la filtre alors, elle laisse sur
le filtre un sédiment qui, en se
desséchant, prend corps & forme
des especes de lames qui ressem-
blent assez à du papier, mais qui
n'en ont point la solidité, car le
moindre attouchement suffit pour
les réduire en poudre. La dissolution filtrée ne produit aucune altération sur le syrop de violette ;
lorsqu'on y dissout de l'alkali
fixe, il s'en précipite un sediment
purement terreux, mais en si
petite quantité, qu'il ne m'a jamais été possible d'en ramasser
assez pour l'examiner ; j'ai seulement vu qu'il faisoit effervescence
avec les acides.

Ces phénomenes suffisoient sans
doute pour me faire soupçonner
que la portion de terre calcaire,
qui, comme je l'ai dit, constitue
l'essence de l'eau de chaux, avoit
souffert une nouvelle combinai-

son , puisqu'elle ne changeoit
plus la couleur du syrop de violette. Il paroissoit même qu'elle
étoit unie à quelque être avec
lequel elle avoit moins de rapport que l'alkali fixe qui l'en sé-
paroit & la précipitoit sous sa
forme naturelle. Mais quel est
cet être , seroit-ce un acide ?
tout semble l'indiquer. En effet,
il n'y a guéres que cette espece de
sel qui , étant uni à une base calcaire, la quitte pour se joindre à
un alkali fixe.

Cela supposoit donc qu'il devoit y avoir dans la pierre un
acide assez développé, pour que
cette terre pût se combiner avec
lui. Mais existe-t-il en effet un
acide dans la pierre ? S'il y existe ,
quel est-il , & dans quel état s'y
trouve-t-il ?

Van-Helmont qui est peut-être
de tous les Chymistes celui qui
a examiné l'urine avec le plus

de succès, dit que la pierre est composée des mêmes principes que cet excrément (*a*); je vais donc rapporter le tableau qu'il nous a laissé de son analyse, auquel il paroît qu'on n'a pas beaucoup ajouté depuis lui. *Itaque primum meam urinam, vase ligneo asservatam, donec tandem fermentum spontè conciperet, ebulliretque non secùs atque vina, adeo ut auris perciperet ebullitionem, sub cujus finem stillabatur parum aquæ ardentis. De residuo autem collegi salem albissimum acuti & urinacei odoris fœtulenti. Nescio autem an in totâ rerum naturâ sit aliquid subtilius* Loc. cit. §. 2....

(*a*) *Imprimis namque ex duelech* (c'est le nom qu'il donne à la pierre) *dissecto ac solitariè per se stillato, itemque ex rasuris matulæ, tertio item ex urinâ ad spissitudinem eclegmatis distillatâ, idem prorsus oleum eædemque crystalli, stercoris liquidi assurgunt.* Tract. de ’æthia. cap. 3. §. 35. edit. Colon. Agripp. 1644.

Iterum per dies tredecim putrefieri urinam propriam de novo in fimo equi, ut partes dissimilares in separationem vitæ ultimæ tenderent. Distillavi tum cohobando quater juxta præscriptum paracelsi, & reperi frequentes crystallos flavas. §. 4.... In olido urinæ meæ corpore post putrefactionem sub fimo dissectionem istam incepi : ac statim distillando offendi præter præfatum urinæ spiritum bina adhuc salia fixiora nec plura. §. 19.... In fæce urinæ itaque distinxi duo salia, unum quidem marinum, non ita pridem assumptum, & adhuc sospes atque immutatum, alterum verò est ipsius lotii, in nostrâ digestione natum & ex non sale transmutatum. Differt autem à marino, 1°. si per aliquot dies nullius salis marini usus fuerit, non tamen suum sal urinæ deficit. 2°. Sal maris coagulat se in grana punctalis acuminis, sal verò urinæ in talos ac cubos gemmeos

meos concrescit (a). 3°. Sal maris pristinum semper gustum refert etiam è latrinis cum sale petræ consectum ; urinæ autem sal semper sapit urinam. 4°. Sal marinum adhæret vasi ligneo in sui refrigeratione, prout dum separatur à sale petræ ; sal urinæ verò concrescit in liquoris fundo, &c. §. 21 & 22.

L'urine, & par conséquent la pierre, donnent donc, lorsqu'on les analyse, un alkali volatil, du sel marin & un sel particulier qui leur est propre. *Van-Helmont* ne dit point qu'il ait retiré d'huile de l'urine ; cependant en parlant des principes de la pierre, il dit qu'il en a retiré la même huile & les mêmes sels : *Idem oleum,*

______

(*a*) Il me paroît qu'il y a ici une méprise, & que *Van-Helmont* confond les crystaux du sel marin avec ceux du sel de l'urine, à moins qu'il n'y ait une faute d'impression ; ce qui est plus vraisemblable.

eædem cryſtalli (a). Cette con-
tradiction n'eſt qu'apparente, l'urine contient à la vérité de l'huile;
mais elle y eſt en ſi petite quantité, que j'ai ouï dire à M. *Rouelle*,
dont l'autorité eſt plus que ſuffi-
ſante pour conſtater un fait de
cette nature , qu'il n'avoit jamais
pu en obtenir de ſéparée , mais
qu'elle venoit toujours unie à l'alkali volatil.

La plus grande partie de l'alkali volatil que l'urine donne ,
lorſqu'on la diſtille, eſt l'ouvrage
du feu qui en combine les différens principes, & c'eſt pour cela
qu'il ne vient qu'au dégré ſupérieur de l'eau bouillante, lorſque
l'urine ſe décompoſe. Il y a cependant de l'alkali volatil tout
fait dans l'urine , & c'eſt lui qui
part, lorſqu'on y mêle de la chaux
ou de l'alkali fixe.

(a) Voyez la note (a) p. xcv.

Le sel propre de l'urine est, selon l'illustre Chymiste que je
viens de citer, une espece de sel
ammoniacal formé par un acide
particulier à l'animal & par l'alkali volatil que j'ai dit se trouver tout fait dans l'urine , c'est
ce sel qu'on connoît en Chymie
sous le nom de *sel fusible de l'urine* , & qui fournit la principale
matiere du phosphore.

Outre ces principes, l'urine &
la pierre contiennent beaucoup
de principe terreux , & les expériences de M. *Hales* nous ont
appris qu'il entroit une très-grande quantité d'air dans la composition de la pierre. Ainsi on peut
regarder cette concrétion comme
un composé d'une très - grande
quantité de terre & d'air unis à
un peu d'eau , à une quantité
d'huile encore plus petite , & à
un sel ammoniacal formé par l'a-
cide animal & l'alkali volatil.

& peut-être à un peu de sel
marin.

De tous ces principes, il n'y a
que l'huile & le sel ammoniacal
sur lesquels l'eau de chaux puisse
agir. N'agit-elle que sur un seul
de ces principes, ou bien agit-
elle sur tous les deux en même
tems ? Elle a certainement plus
d'affinité avec l'acide du sel ammoniacal qu'avec l'huile, mais
unie à cet acide, elle devient plus
propre à se combiner avec l'huile.
Je crus que je pourrois parvenir
par la voie des expériences, à
découvrir de quelle espece étoit
cette combinaison ; quoique je
n'aye pas pu la porter au dégré
d'évidence & de démonstration
que j'aurois souhaité, j'en ai cependant assez vu pour oser assurer que ce n'est qu'en décompo-
sant le sel ammoniacal de la pierre, que l'eau de chaux parvient à
décomposer cette concrétion.

Je pris trois chopines d'eau de chaux d'huitre, j'y mis une pierre de la veſſie que j'avois ſciée en trois morceaux, afin de multiplier les ſurfaces ; je plaçai le vaſe où elle étoit dans un bain-marie , & je lui donnai un dégré de chaleur un peu ſupérieur à celui de la chaleur animale, afin d'accélérer la diſſolution. Lorſque cette eau de chaux eût diſſous tout ce qu'elle pouvoit prendre de la pierre , (ce que je reconnus par le moyen du ſyrop de violette , dont elle ne changea plus la couleur) je la filtrai ; & ayant mis à part le ſediment qui étoit reſté ſur le filtre pour l'examiner , je diviſai la diſſolution filtrée en deux portions ; j'en évaporai l'une , & je précipitai l'autre avec de l'alkali fixe ; je l'évaporai enſuite , après l'avoir filtrée une ſeconde fois.

1°. Je tentai d'abord de diſſou-

dre une petite portion du fédiment dans de l'eau pure ; elle la
divifa, mais ne la diffolvit pas.
L'acide vitriolique n'agit que foi-
blement fur lui, l'effervefcence
ne fut ni vive, ni de longue
durée. Je mis prefque tout ce que
j'avois de ce fédiment dans un
creufet placé entre des charbons
ardens & qui étoit tout rouge ;
il s'embrafa fur le champ, mais
fans donner de flamme ; ayant
voulu le remuer avec la pointe
d'un couteau, je vis paroître une
petite flamme couleur de citron
qui dura quatre ou cinq minutes.
Ce qui refta dans le creufet après
 emi-heure de calcination, avoit
un goût cauftique & brûlant
comme la chaux la plus vive.
Ayant verfé quelques gouttes
d'huile de vitriol fur ce réfidu,
il fe fit une effervefcence très-
vive : comme je foupçonnois qu'il
pouvoit bien y avoir quelque

matiere faline dans cette efpece de chaux, je verfai deffus de l'eau de pluie diftillée bouillante , & je la laiffai toute la nuit fans la filtrer ; le lendemain matin , je la trouvai couverte d'une pellicule femblable à celle qui fe forme fur l'eau de chaux. Cette eau fit prendre la couleur verte au fyrop de violette ; elle devint opale, en y diffolvant de l'alkali fixe ; évaporée , elle ne laiffa qu'un fédiment terreux ; en un mot, c'étoit une véritable eau de chaux.

Par conféquent le fédiment qui fe dépofe au fond des vaiffeaux dans la diffolution de la pierre par l'eau de chaux , n'eft autre chofe que le principe terreux de la pierre uni à une portion de fon huile , je dis à une portion de fon huile, car je ferai voir ci-après, qu'il en refte avec le fel neutre qui réfulte de la combinaison de l'acide animal avec la terre calcaire de l'eau de chaux. Cette portion d'huile se détruit par la calcination , & la terre reste pure & dans l'état de chaux.

2°. J'évaporai , comme je l'ai déja dit , la premiere portion de ma dissolution filtrée ; il me resta une matiere grasse , jaunâtre , un peu collante , qui avoit un goût salé très-remarquable. J'en pris un petit morceau , & je versai dessus un peu d'huile de vitriol , qui parut d'abord avoir peu d'action ; mais ayant échauffé le mêlange il se fit une effervescence très-vive, accompagnée de beaucoup de vapeurs & d'une odeur extrêmement vive & pénétrante que je ne sçaurois décrire, n'ayant jamais rien senti de semblable ; ce n'étoit pas l'odeur de l'acide sulphureux , ni celle de l'esprit de sel , mais cependant elle leur

étoit analogue ; le mélange devint d'un rouge foncé & noirâtre. L'esprit de sel fit une effervescence très-vive avec cette matiere saline , même sans qu'il fût
besoin de le chauffer ; l'odeur
qui s'en éleva, étoit exactement
la même que celle que j'avois
sentie en y versant de l'huile de
vitriol , le mélange ne se colora
pas. Je n'essayai point les autres
acides , parce que j'avois trop
peu de cette matiere pour pousser mes expériences fort loin. Je
mis ce qui m'en restoit dans une
très - petite quantité d'eau de
pluie , il s'y dissolvit assez rapidement ; cette dissolution filtrée
ne parut pas d'abord changer la
couleur du syrop de violette ;
mais au bout d'un moment, je vis
qu'elle lui avoit fait prendre un
petit œil verdâtre , ce qui lui est
commun avec tous les sels neu-

tres à bafe calcaire (*a*). Je l'évaporai pour tâcher de débarraffer le fel de la matiere graffe à laquelle il paroiffoit uni ; mais je n'y pus parvenir, je le retrouvai tel que je l'y avois mis.

3°. J'évaporai ma diffolution précipitée par l'alkali fixe ; mais comme le fel neutre y devoit être en très-petite quantité , je fus obligé de pouffer l'évaporation jufqu'à ficcité , ce qui confondit tout ; de forte que je ne réuffis pas mieux que dans l'expérience précédente.

Malgré ce peu de fuccès, ces expériences fuffifent cependant pour faire connoître qu'il s'eft formé dans cette diffolution un

---

(*a*) Voyez le *Mém. de M. Neuman fur l'infuffifance du fyrop de violettes, pour connoître la nature des différentes liqueurs. Mifcell. Berol. tom. IV. p. 310.*

fel dont il n'eſt pas difficile de découvrir la nature , ſur-tout ſi l'on ſe ſouvient que la pierre ne peut contenir tout au plus que deux ſels , le ſel marin & le ſel fuſible. On ne peut pas ſuppoſer que le goût ſalé qu'on trouve au réſidu de cette diſſolution évaporée, ſoit produit par un peu de ſel marin qui auroit été diſſous dans la portion aqueuſe de l'eau de chaux : 1°. parce que l'exiſtance de ce ſel marin dans la pierre n'eſt pas démontrée, *Van-Helmont* ne s'expliquant point là-deſſus , & diſant ſeulement qu'il a trouvé dans la pierre le même ſel que dans l'urine , *eædem cryſtalli* , ce qui peut ne s'entendre que du ſel fuſible , d'autant mieux que cet Auteur remarque que le ſel marin eſt étranger à l'urine. 2°. Suppoſé qu'il y eût du ſel marin dans la pierre , & que ce ſel eût paſſé

e vj

dans la diſſolution , il auroit cryſtalliſé dans l'évaporation ce ſel prenant beaucoup d'eau dans ſa cryſtalliſation. 3°. La précipitation qui ſe fait toutes les fois qu'on met de l'alkali fixe dans cette diſſolution , prouve que le ſel neutre qu'elle contient eſt un ſel à baſe calcaire , ce qui ſuffit pour démontrer que l'acide qui le compoſe n'eſt pas celui du ſel marin, puiſque le ſel marin ne peut pas être décompoſé par une terre pure comme celle qui eſt dans l'eau de chaux ; ce qui auroit dû cependant arriver, ſi le ſel neutre qui eſt dans la diſſolution eût été formé par l'acide de ce ſel.

Il faut donc néceſſairement que ce ſel ſoit formé par l'acide du ſel fuſible ; ce qui ſemble le prouver , c'eſt que 1°. le ſel fuſible eſt un ſel ammoniacal ſur lequel on ſçait que toutes les terres calcaires agiſſent puiſſamment.

2°. Pendant tout le tems de la diſſolution de la pierre par l'eau de chaux , on ſent une odeur d'urine qui ne peut être produite que par un alkali volatil chargé d'huile. Cet alkali volatil ne peut venir que de la décompoſition du ſel ammoniacal de la pierre.

Outre ce ſel, le réſidu contient encore une huile qui le met dans un état ſavonneux ; la préſence de cette huile eſt ſuffiſamment démontrée par la nature graſſe & collante de ce réſidu , & par la couleur rouge qu'elle a pris avec l'huile de vitriol , lorſqu'on l'a chauffé (a).

Il paroît donc que l'eau de chaux ne diſſout la pierre de la veſſie , que parce que ſa partie terreuſe décompoſe le ſel ammoniacal qui entre dans la combinaiſon de cette concrétion, & qu'elle s'unit à une portion de ſon huile : le reſte de

---

(a) Voyez ci-deſſus p. cv.

cette huile demeure uni à la terre
propre de la pierre , & se précipite avec elle au fond de la
dissolution : on en peut voir la
preuve dans l'examen que nous
avons fait du sediment , qui tombe au fond de cette dissolution.

Il sembleroit résulter de ce que
nous venons de dire de l'action
de l'eau de chaux , que tout ce
qui est propre à décomposer les
sels ammoniacaux devroit être
capable de dissoudre la pierre ;
l'expérience démontre cependant
que les alkalis fixes , à moins
qu'ils ne soient aiguisés avec la
chaux , n'agissent presque pas
sur elle. C'est un fait dont il me
paroit qu'il est difficile de rendre
raison ; je vais cependant hazar-
der une conjecture qui m'est ve-
nue à ce sujet. Ne seroit-ce point
parce que le principe huileux qui
se trouve dans la pierre, empêche
ces sels de pénétrer jusqu'au sel
ammoniacal ? car on sçait que les

alkalis n'agiffent que difficilement
fur les huiles , à moins qu'ils ne
foient rendus cauftiques par la
chaux , & c'eft pour cela que les
Savonniers aiguifent toujours l'alkali fixe , qui fert de bafe au favon avec de la chaux, pour faire
ce qu'ils appellent leur *eau mere*.

Maintenant qu'on fçait que l'eau
de chaux n'agit fur la pierre que
par fa partie terreufe , on voit
facilement pourquoi les acides ,
les liqueurs fermentées & fpiritueufes dérangent plus ou moins
fon action ; car il y a toujours
dans ces liqueurs un acide plus
ou moins développé avec lequel
la terre de l'eau de chaux fe combine ; ce qui la met dans un état
de fel neutre , & par conféquent
la rend incapable de s'unir à tout
autre acide.

C'eft fans doute par la même
raifon que l'eau de chaux agit
moins efficacement fur les enfans
que fur les adultes ; non-feule-

ment leurs premieres voies sont presque toujours chargées d'acide , mais encore toutes leurs humeurs y tendent plus ou moins ; & s'il est vrai , comme M. *Alston* prétend l'avoir observé, que leurs pierres se dissolvent plus difficilement , lors même qu'elles sont hors du corps , cela peut venir de ce qu'elles contiennent une trop grande quantité de sel, pour que le peu de terre qui est dans l'eau de chaux puisse en décomposer assez pour détruire la composition de la pierre.

J'ai dit que la terre de l'eau de chaux unie à un acide devenoit incapable de contracter une nouvelle union avec un autre acide ; cependant j'ai trouvé dans mes expériences, que le sel qui résulte de la combinaison du vinaigre distillé avec une terre calcaire quelconque, dissolvoit la pierre de la vessie , sinon avec autant de rapidité que l'eau de chaux , du moins avec assez d'efficacité, pour qu'on pût le substituer à sa place dans les cas où le malade seroit dégoûté de cette boisson (*a*) ; je crois même que don-

---

(*a*) M. *Pott*, dans son *Exposition des phé-nomenes qui accompagnent la dissolution de la chaux dans l'acide nitreux*, *Miscell. Berol. tom. 3.* parle d'une teinture connue sous le nom de teinture de M. *Helvetius*, quoiqu'elle eût été décrite par *Cardilucius*, *officin. sanit.* qui n'est autre chose que mon sel dissous dans l'es-prit de vin : voici cette teinture telle qu'il la rapporte d'après *Cardilucius*. *Prenez douze onces de chaux vive & une livre de vinaigre distillé ; faites-les bouillir ensemble dans un pot de fer, ayant soin d'agiter continuellement la matiere ; versez-y une grande quantité d'eau, & faites bouillir une seconde fois, afin que cette eau se charge des sels de la chaux : après avoir laissé précipiter la chaux, filtrez la li-queur claire qui surnage : faites évaporer dou-cement au bain de sable ; lorsque le sel sera bien desséché, mettez-le dans un vaisseau de verre, afin de le faire fondre à un feu léger, jusqu'à ce qu'il commence à brûler :* (il brûle comme de l'esprit de vin, dit M. *Pott*, parce qu'en effet le vinaigre se décompose, & la petite portion d'es-prit de vin qui entre dans la combinaison, se dégage & prend feu.) *Alors on suffoquera la flamme, en couvrant le vase, & on la retirera du feu, ayant soin de remuer jusqu'à ce que le*

né à la dose de quelques gros, ce seroit un très-bon purgatif pour les personnes qui seroient à l'usage de l'eau de chaux : car s'il ne passoit pas jusques dans la vessie, étant entraîné, comme je l'ai déja dit, avec la matiere de la purgation , il dérangeroit moins l'eau de chaux que tout autre purgatif.

L'action de ce sel sur la pierre me paroît être dûe au même principe que celle de l'eau de chaux ; il arrive sans doute dans ce cas-ci une double décomposition. L'acide animal ayant plus de rapport avec la terre calcaire que celui du vinaigre , l'en chasse & prend sa place, abandonnant lui-même l'alkali volatil auquel il étoit uni.

Ce sel n'est peut-être pas le

---

sel soit réfroidi. On retire ce sel, & on verse par-dessus de l'esprit de vin bien rectifié : on en fait une teinture dont la dose est depuis dix jusqu'à vingt gouttes. Baschius, ajoute-t-il, dit qu'elle fait des miracles dans la pierre.

seul de son espece, capable de produire cet effet ; je suis persuadé que si on examinoit tous les sels à base calcaire, on trouveroit qu'ils dissolvent la pierre avec plus ou moins de rapidité : ce seroit même une voie d'analyse qui pourroit nous apprendre quels sont les rapports de l'acide animal comparé avec les autres acides. Mais dans cet examen, il faudroit bien distinguer les effets de l'acide de ceux de sa base : je m'explique, j'ai dit que le sel formé par la combinaison de l'acide du vinaigre avec une terre calcaire dissolvoit la pierre, à raison de sa base terreuse, parce que j'avois éprouvé que l'acide du vinaigre & la terre foliée du tartre n'avoient aucune action sur cette concrétion. Mais tous les acides minéraux dissolvent la pierre par eux-mêmes, sans doute en attaquant le principe terreux qui y domine, & peut-être en

s'uniffant à l'alkali volatil du fel
fufible : car on fçait qu'on peut
décompofer les fels neutres , foit
en préfentant à leur acide une
bafe avec laquelle il ait plus de
rapport qu'avec celle à laquelle
il eft uni , foit en donnant à cette
bafe un acide qui ait plus de rapport avec elle que celui avec lequel elle eft jointe. Comme je
n'ai fait aucune expérience rela-
tive à ces vues , je ne m'étendrai
pas davantage fur ce fujet ; je
ferai remarquer feulement, qu'il
y a un défaut dans celle que
M. *Whytt* rapporte , *n°. 76 de
fon Effai, p. 141* ; car il ne fit pas
attention que la potaffe qu'il ajouta , dit-il , pour abbatre la force
de l'acide du fel marin dût fe
combiner avec cet acide , & que
fa diffolution , outre le fel à bafe
calcaire produit par la combinaifon de la chaux d'huitres avec
l'acide du fel marin , & qui devoit y être en une quantité d'au-

tant plus petite qu'il avoit mis plus de potaſſe, devoit contenir un ſel febrifuge de Sylvius, qui n'a peut-être aucune action ſur la pierre.

L'explication que je viens de donner de la façon dont l'eau de chaux agit ſur la pierre, doit raſſurer ceux qui pourroient craindre que ce menſtrue n'attaquât auſſi les principes du ſang, & même l'eſtomac & la veſſie ; car comme il paroît preſque démontré que ce n'eſt qu'en s'uniſſant aux acides, que ſa partie terreuſe agit, il eſt évident que, puiſque l'acide qui ſe trouve dans le ſang & dans le *gluten* qui fait la plus grande partie des ſolides eſt dans un état de combinaiſon différent de ce qu'il eſt dans la pierre, l'action de l'eau de chaux ne doit pas être la même. La chaux vive à la vérité détruit toutes les parties animales ; mais outre qu'on ne peut pas compa-

rer son action à celle de l'eau de
chaux , je crois avoir observé
que la chaux n'agit sur ces matieres , qu'après qu'elles ont subi
un léger mouvement de putréfaction qui commence à désunir
leurs principes ; ce qui n'arrive
jamais dans le vivant. D'ailleurs
ce n'est, à proprement parler, que
dans la vessie qu'on devroit craindre ces désordres , l'eau de chaux
séjournant trop peu dans les autres parties pour pouvoir agir
sur elles ; mais il est certain
qu'elle n'agira pas même sur ce
viscere, tant qu'elle trouvera de
l'urine , ou une pierre , sur le sel
ammoniacal desquelles elle aura
plus de prise que sur l'acide combiné du gluten animal. Mais ce
qui ne doit laisser aucun doute ,
c'est qu'une infinité de personnes
ont fait un très-long usage de
l'eau de chaux , sans en avoir
éprouvé aucun inconvénient.

On objecte encore contre l'eau

de chaux, que quand même elle auroit la propriété de diſſoudre la pierre hors du corps, il n'eſt pas démontré qu'elle conſerve cette vertu juſques dans la veſſie. On peut répondre à cette objection, 1°. que l'eau de chaux, en qualité de remede aqueux, doit ſe porter naturellement aux reins; 2°. que lorſqu'elle ne rencontre dans l'eſtomac ni dans le ſang aucun acide développé, capable de déranger ſa combinaiſon, elle parvient dans la veſſie telle qu'on l'a priſe, & par conſéquent avec toute ſa vertu; 3°. que M. *Morand* a trouvé que l'urine des perſonnes qui faiſoient uſage des remedes de Mademoiſelle *Stephens*, diſſolvoit la pierre, tandis que celle d'un homme ſain augmentoit ſon poids (*a*). M.

(a) *Examen des remedes de M.lle Stephens. Memoires de l'Académie Royale des Sciences, ann. 1740.*

Newcome a presque dissous un morceau de pierre dans son urine, pendant le tems qu'il faisoit usage de l'eau de chaux pour dissoudre une pierre qu'il avoit dans la vessie (*a*).

M. *Baron* a dit dans les excellentes notes qu'il a ajoutées à la Chymie de Lemery (*b*) , que c'étoit en vain qu'on s'étoit flatté d'avoir trouvé dans le savon, (il en diroit sans doute autant de l'eau de chaux,) un dissolvant de la pierre; que quand bien même ce remede seroit aussi propre à la dissoudre que l'acide nitreux l'est à dissoudre le fer , on ne devroit en rien attendre , 1°. parce que pour qu'une dissolution se fasse, il faut que le corps à dissoudre soit préliminairement pulvérisé

(a) *Essai sur les vertus de l'Eau de chaux*, *pag. 236.*
(b) *Pag. 750 , note* (a)

ou

ou brifé en plufieurs parcelles qui lui faffent préfenter plus de furface au diffolvant ; 2°. parce qu'il eft néceffaire d'agiter un diffolvant pour accélérer fon action , & que la pierre dans la veffie n'éprouve aucune fecouffe; 3°. que chaque efpece de diffolution exige un certain dégré de chaleur ; 4°. enfin que l'urine eft trop fouvent renouvellée pour pouvoir agir.

Il fuffiroit, pour répondre à ces objections qui n'ont de poids que celui qu'elles reçoivent du nom de l'illuftre Auteur qui les propofe , de faire remarquer qu'il donne ici des cas particuliers pour régle générale. Mais j'ai déja dit que j'avois diffous une partie d'une pierre de la veffie dans de l'eau de chaux d'huitres, tenue à un dégré de chaleur égal à celui de l'urine, fans avoir touché au vafe qui la contenoit. J'a-

voue que le renouvellement fréquent de l'urine peut rendre la
diffolution de la pierre plus lente;
mais elle fe diffoudra toujours,
d'autant mieux que la veffie n'eft
prefque jamais fans urine, &
qu'elle y eft expofée à un dégré
de chaleur conftant & toujours
le même. D'ailleurs M. *Newcome*
dont je viens de citer l'expérience, a eu l'attention de ne pas
fecouer le vaiffeau où étoit fa
pierre; il renouvelloit l'urine
deux, & fouvent quatre fois par
jour; le vaiffeau étoit ouvert &
expofé à la température de l'atmofphere dans une faifon où elle
eft plutôt froide que chaude.

Après tout ce que je viens de
rapporter fur la nature de l'eau
de chaux, fon efficacité pour la
diffolution de la pierre & fa maniere d'agir, je crois qu'il n'eft
perfonne qui ne convienne que
c'eft un remede qui mérite au

moins qu'on daigne le tenter. Les obſervations rapportées par MM. *Whytt & Alſton*, & les réflexions que j'ai faites ci-deſſus, ne permettent pas de craindre le moindre inconvénient de l'uſage de ce remede : il y a plus, c'eſt qu'elles nous donnent lieu d'en attendre de bons effets, ſur-tout ſi à l'uſage de l'eau de chaux en boiſſon on joint celui des injections dans la veſſie, ſelon la méthode de M. *Butter*. Je ne m'étendrai pas davantage ſur ce ſujet, M. *Whytt* ayant diſcuté fort au long cette matiere ; mais je dois, avant de finir, dire un mot ſur les deux Traductions que j'offre aujourd'hui au Public.

L'eſſai de M *Whytt* avoit déja paru en partie dans les *Eſſais de Médecine de la Société d'Edimbourg*, dont nous avons une traduction par M. *Demours*. J'ai cru que les raiſons qui avoient déterminé l'Auteur à le faire imprimer séparément, & même à en donner une seconde Edition, pouvoient justifier un Traducteur qui osoit parcourir une carriere qu'un autre avoit déja fournie ; d'ailleurs le grand nombre d'additions que l'Auteur y a faites en font un Ouvrage presque nouveau.

J'avois achevé la Traduction de la Méthode de M. *Butter*, lorsque je la vis paroître dans le *Journal Œconomique*, il me vint d'abord dans l'esprit de la supprimer ; mais comme l'Ouvrage est peu considérable & qu'il est comme une suite de celui de M. *Whytt*, j'ai imaginé qu'on ne seroit pas fâché de trouver ces deux morceaux réunis dans un même Volume. D'ailleurs j'avois fait quelques changemens à la machine de M. Butter, qui m'ont paru devoir en rendre l'usage plus facile. On trouvera ces changemens dans une note qui se trouve à la pag. 260 de l'Ouvrage de cet Auteur ; & pour qu'on pût la distinguer des siennes, je l'ai fait imprimer en caracteres italiques.

Depuis l'impression de cet Ouvrage je me suis rappellé que *Van-Helmont* décrit dans son *Tractatus de Lithiasi* (a) une sonde qui me paroît plus propre pour injecter l'eau de chaux dans la vessie, que tous les tuyaux d'yvoire & d'étain que M. *Butter* propose. Cette sonde est faite avec cette peau déliée qu'on appelle ordinairement du *cannepin* ; il veut qu'on l'induise intérieurement de ceruse broyée avec de l'huile de lin cuite, qu'on la modele ensuite sur un mandrin de fil de laiton, & qu'on y fasse une couture plate, extrêmement fine ; il conseille d'en peindre les

____

(a) *Cap. VII. §. 34.*

dehors avec quelque couleur à l'huile, après avoir eu la précaution de lui donner d'abord une couche de colle pour la rendre plus ferme. Pour s'en servir, il faut substituer un mandrin de baleine à celui de cuivre. Il prétend qu'on peut l'introduire quarante fois par jour, sans causer la moindre douleur. Je suis très-persuadé qu'un malade pourroit la garder très-long-tems dans sa vessie, sans en être incommodé ; ce qui seroit d'un très-grand secours dans beaucoup de cas, & à cet égard elle me paroît préférable aux sondes creuses de M. *Daran* (*a*), qui, étant soutenues intérieurement par un fil de laiton, ont toujours une dureté qui peut en rendre l'usage moins avantageux que leur Auteur ne l'a imaginé.

(a) *Voyez-en la description dans le Recueil d'Observations de Médecine, Septembre 1756.*

ESSAI

SUR LES VERTUS

DE

L'EAU DE CHAUX,

Pour la guérison de la Pierre.

ESSAI

ESSAI
SUR LES VERTUS
DE
L'EAU DE CHAUX,
Pour la guérison de la Pierre.

EN 1739 le Parlement de la Grande-Bretagne accorda à mademoiselle *Stephens*, sur une requête qu'elle avoit présentée à la Chambre des Communes, la somme de 5000 livres sterlings, à condition qu'elle publieroit son remede contre la Pierre, après que son efficacité & sa vertu dissolvante auroient été constatées par les Commissaires, qui furent nommés à cet effet. Mais quoique la vertu de ce remede soit conforme à ce que les Commissaires en ont rapporté ; cependant le volume en est si considérable, & il est dégoutant, qu'il y a bien des gens qui ne peuvent pas en faire usage ; ou s'ils le prennent, c'est avec la plus grande répugnance : d'ailleurs (comme l'a très-bien observé M. *Jurin*) il faut tant de résolution pour le continuer, qu'il s'est trouvé bien des personnes qui, après en avoir pris pendant plusieurs mois sans aucun soulagement, ont mieux aimé se faire tailler que de continuer un remede si dégoutant, & qui avoit augmenté leurs souffrances sans les guérir. (*a*)

M. *Hartley* ayant retranché tout ce qu'il y avoit de superflu & d'inutile dans le remede de Mlle *Stephens*, l'a réduit à deux onces & demie de savon, & à sept scrupules & demi de coquilles d'œufs en poudre (*b*) pour la dose ordinaire de chaque jour. Mais la poudre est si dégoutante, & la quantité de savon est si considérable, que je doute qu'il se trouve beaucoup de gens capables de continuer ce remede ainsi corrigé pendant le tems nécessaire pour qu'il produise ses effets. (*c*)

(a) *D. Jurin's case* p. 4 & 5.
(b) V. son *Supplément to the view of the present evidence.*
(c) M. *Hartley* a publié depuis peu la mê-

Aprés avoir lu les expériences que M. *Hales* publia en 1741 sur ce remede, je fus porté à croire que l'Eau de chaux pouvoit être regardée, comme ayant la propriété de dissoudre la pierre, à aussi juste titre que tous les remedes qu'on avoit employés jusqu'à présent. Car puisqu'il paroît par ces expériences, que le savon ne doit la vertu qu'il a de dissoudre la pierre ni à l'huile, ni à la potasse, mais seulement à la chaux qui entre dans sa composition : & puisque la poudre que Mlle *Stephens* faisoit prendre

---

thode suivante de donner le Savon & la Poudre en forme solide, en faveur des personnes qui ne peuvent pas les prendre en boisson. Prenez de savon d'Alicante huit onces, de chaux-vive un peu éteinte & réduite en poudre une once, de sel de tartre, ou de potasse purifiée, un gros : rapez le savon, & mêlez-le avec la chaux & le sel, puis battez le tout avec un peu d'eau pour en faire une espece de pâte, dont on prendra depuis trois jusqu'à quatre onces par jour. On en sera pour cet effet des pillules, qu'on avallera avec une gorgée d'eau. Dans cette méthode la quantité de savon prise chaque jour est depuis deux onces cinq gros jusqu'à trois onces & demie; celle de la chaux depuis trois gros jusqu'à une demie once, ou à peu-près; & celle de sel de tartre, ou de potasse purifiée, depuis un scrupule jusqu'à près d'un demi gros.

A ij

à ses malades long-tems avant qu'elle ne donnât le savon à grandes doses (*a*) , & sur laquelle elle a toujours le plus compté , n'étoit qu'une espece de chaux ; il paroît assez raisonnable d'attendre de bons effets de l'Eau de chaux , qui a cet avantage , que par son moyen on peut porter avec moins de danger dans le sang la vertu d'une plus grande quantité de chaux : car la chaux qui entre dans le savon est en si petite quantité , en comparaison dés autres ingrédiens qui le composent , qu'il n'en passe que très-peu dans nos humeurs sous cette forme (*b*) ; & on ne donne

---

(*a*) *Hartley supplement to the present view.*

(*b*) En Angleterre on fait le savon avec une lessive de potasse & de chaux , qu'on fait bouillir avec de la graisse & de l'huile jusqu'à ce qu'il ait acquis la consistence qui lui est nécessaire ; & c'est d'après la supposition que le savon d'Alicante est fait de cette maniere , que M. *Hales* a fait ses expériences. Car ayant trouvé qu'une lessive de potasse & de chaux vive , qui est extrêmement corrosive & brûlante , dissolvoit la Pierre beaucoup plus promptement qu'aucun autre menstrue , à la réserve de l'esprit de nitre , il étoit naturel d'en conclure que le savon , dont cette lessive fait la plus grande partie , devoit avoir aussi la même vertu dissolvante. Mais j'ai appris qu'à Alicante on n'employe , au lieu de chaux vive ,

chaque jour que quelques scrupules de la poudre déja à demi éteinte, & par conséquent fort affoiblie, ayant été exposée deux mois à l'air. D'ailleurs, si on ne prend pas une assez grande quantité de liquide avec cette poudre, elle peut faire beaucoup de mal ; & je suis persuadé qu'elle a causé à beaucoup de gens des chaleurs & des douleurs d'estomac : mais si on la délaye suffisamment, surtout avec du vin blanc, du cidre, ou quelqu'autre liqueur acide, comme le prescrivoit Mlle *Stephens*, elle ne peut gueres avoir plus d'effet qu'une eau de chaux foible. Si à tout cela on ajoute (ce que l'expérience démontre) que l'Eau de chaux

---

que de l'eau de chaux qu'on fait bouillir avec le sel alkali de la soude, & de l'huile d'olives, dans de grandes chaudieres qui contiennent plusieurs tonneaux, jusqu'à ce que le savon ait acquis assez de consistence ; alors on le verse sur une table, & avant qu'il ne soit tout-à-fait durci, on le coupe en pains. Voyez aussi le *Dictionnaire des Drogues de Lemery* p. 485. *Le savon est une composition faite avec l'huile d'olives la plus grossiere, de l'amidon, de l'eau de chaux, & de la lessive tirée des cendres du kali.* Il dit ensuite qu'on n'employe l'amidon, que pour donner plus de blancheur au savon, & pour qu'il s'épaississe plutôt.

A iij

diſſout la Pierre hors de la veſſie ; ne
peut-on pas eſpérer raiſonnablement que,
lorſqu'on la prendra en aſſez grande quantité, & qu'on ne l'affoiblira par l'uſage
d'aucune autre boiſſon, l'urine ſera tellement impregnée de ſa vertu, qu'elle
deviendra capable de diſſoudre la Pierre?

Mais comme les raiſonnemens, qui ne
ſont pas fondés ſur l'expérience, ne ſuffiſent pas pour nous aſſurer de la vertu
d'un remede, je ſaiſis la premiere occaſion qui ſe préſenta d'eſſayer l'eau de
chaux. Voici une obſervation qui fera
connoître quel fut le ſuccès de mon en-
trepriſe.

M. *David Millar* Maître de Penſion
à *Kirkaldy*, âgé d'environ ſoixante ans,
avoit été tourmenté depuis 1704 par des
pierres, qui deſcendoient des reins dans
la veſſie. Il étoit ſujet à des accès de colique néphrétique, qui le prenoient une
ou deux fois par an, quelquefois ces accès ne revenoient qu'une fois en deux
ou trois ans : ils duroient deux, trois,
quatre & même juſqu'à huit ou quatorze
jours. Il avoit toujours rendu une ou pluſieurs pierres quelques jours après l'accès
juſqu'au mois de Juin de l'année 1740,
qu'après en avoir éprouvé un très-vio-
lent qui dura deux jours, la pierre deſ-

cendit dans sa vessie, sans en pouvoir sortir; quoiqu'il employât les moyens, dont il se servoit ordinairement pour la faire passer; comme de se promener, de monter à cheval, de sauter, de boire copieusement des liqueurs les plus propres à en faciliter la sortie : tout fut inutile.

Après cette attaque, & pendant les six mois qui la suivirent, ses urines ne sortoient plus comme auparavant; le cours en étoit souvent interrompu; cependant ce symptome n'étoit pas accompagné de grandes douleurs; il n'en ressentoit qu'en rendant les deux ou trois dernieres gouttes. Il crut ensuite s'appercevoir que sa Pierre augmentoit, & qu'elle étoit devenue plus pesante. Depuis le mois de Mars 1741, il ne put plus faire un ou deux miles soit en se promenant, soit à cheval, que ses urines ne fussent teintes d'un peu de sang; & au commencement de Janvier suivant il cessa de pouvoir les garder; elles couloient involontairement toutes les huit ou les dix minutes, ce qui étoit accompagné des plus grandes douleurs. Il avoit cependant des intervalles d'un jour ou deux pendant lesquels il ne souffroit pas, c'étoit lorsqu'il s'étoit tenu chaudement & qu'il avoit sué.

Il avoit d'abord pris du lait coupé avec

de l'eau pure. Au mois de Mai 1741 il
commença à faire ufage du favon à
la dofe de demi once chaque jour ; il
l'augmenta à la fin de Juillet & en prit
une once ; il alla même jufqu'à une once
& demié au commencement de Septembre. Cela ne lui procura aucun foulagement fenfible, fes douleurs continuoient,
fon urine étoit toujours teinte de fang, &
il ne la retenoit pas mieux qu'auparavant.

Je lui confeillai à la fin de Seprembre
de boire avec fon favon de l'Eau de
chaux, commençant par une chopine, &
augmentant par dégrés jufqu'à trois ; je
lui défendis en même tems de prendre
d'autre boiffon que ce qui feroit néceffaire
pour étancher fa foif.

Quatre ou cinq jours après qu'il eut
commencé à faire ufage de l'Eau de chaux,
il retint plus aifément fes urines : depuis
ce tems-là elles furent moins teintes de
fang, & il fentoit moins de douleurs en
les rendant, lorfqu'il avoit fait de l'exercice ; tellement que le 13 Novembre,
quoiqu'il eût fait fix milles à pied affez
vite, cela ne l'empêcha pas de garder fon
urine neuf ou dix heures ; il la rendit
même fans prefque aucune douleur, &
fans qu'il y eût de fang mêlé.

Le 15 Novembre ayant eu envie de

pisser en se mettant au lit, il sentit une
pierre qui entroit dans le commencement
de l'urethre, & qui le bouchoit, ce qu'elle
fit toute la nuit. Il dormit peu, essaya souvent de rendre son urine ; mais il ne put
jamais en rendre qu'une petite quantité, &
encore la rendit-il goutte à goutte. Le lendemain matin pendant qu'il s'habilloit, ayant
senti une forte envie de pisser, il fit de
grands efforts pour en venir à bout ; en
effet il rendit une pierre lisse & polie, de
la grosseur d'une feve ordinaire, & de
couleur blanchâtre : au lieu que toutes
celles qu'il avoit rendues précédemment,
étoient de couleur brune & raboteuses. Il
parut évidemment qu'elle faisoit partie
d'une plus grosse.

Le 17 Novembre il fit plus de deux
milles à pied sans ressentir la moindre douleur, & sans qu'il y eût une goutte de
sang dans son urine.

Le 18 il sentit, après avoir uriné, quelque chose au col de sa vessie, qui lui cau-
sa une petite douleur sourde. Il crut que
c'étoit une seconde pierre.

Depuis ce jour jusqu'au commencement
de Décembre, il se trouva très-bien,
n'ayant été obligé d'uriner que trois ou
quatre fois par jour ; d'ailleurs ses urines
n'étoient pas teintes de sang, & il ne sen-

toit pas en les rendant, les mêmes douleurs qu'auparavant. Il lui arriva feulement deux ou trois fois que fes urines
s'arrêterent tout à coup pendant qu'il les
rendoit ; & il crut une fois fentir qu'une
pierre entroit dans le commencement de
l'urethre, mais peu de tems après elle re-
tomba dans la veffie. Lorfqu'il trébuchoit,
ou qu'il defcendoit un efcalier, il fentoit
quelque chofe de lourd, qui pefoit fur la
partie inférieure de la veffie. Pendant tout
ce tems, fes urines dépoferent une très-
grande quantité de fédiment blanc & d'é-
cailles brunes ; mais il fut fi fouvent obligé de fortir pour fes affaires, qu'il ne lui
fut pas poffible de faire aucune obfervation fuivie.

Le Jeudi 3 Décembre la pierre qu'il
avoit toujours foupçonnée dans fa veffie,
entra fur le foir dans le commencement
de l'urethre, & y refta fixée jufqu'au Lundi matin. Pendant tout ce tems fes urines
furent fupprimées, ne venant que goutte
à goutte, ou par un très-petit filet ; encore ne les rendoit-il jamais fans beaucoup
de fouffrances & de douleurs. Il éprouva
fouvent le même accident jufqu'à la fin
de Décembre. Cette pierre reftoit au
paffage quelquefois la moitié d'une journée, quelquefois tout un jour & une nuit ;

enfuite elle retomboit dans la veffie. Mais pendant tout ce tems, il ne reffentit aucune de ces douleurs aiguës qu'il avoit coutume de fentir, avant de faire ufage de l'Eau de chaux, toutes les fois qu'il rendoit fes urines, & fur-tout après en avoir rendu les dernieres gouttes : au lieu que pour lors il pouvoit les garder la moitié d'un jour, & il les rendoit fans peine. Pour peu qu'il marchât après avoir uriné, il fentoit d'une façon bien marquée le poids & la preffion de la pierre ; mais lorfqu'il y avoit une certaine quantité d'urine dans fa veffie, cette preffion étoit moins fenfible. Il terminoit une des Lettres qu'il m'écrivit dans ce tems-là par ces mots : *Comme j'ai joui jufqu'à préfent d'une affez bonne fanté, & que je fuis maintenant fans douleur, ce que je n'avois pas ofé efpérer ; j'ai tout lieu de penfer que ma pierre fe diffout, & que fa furface a été polie : je continue à prendre tous les jours du favon & de l'Eau de chaux ; j'en bois même à mes repas au lieu d'autre boiffon, & je crois que mon urine en a un peu le goût.*

Le Lundi 4 Janvier il s'apperçut fur le foir qu'une pierre étoit entrée dans le commencement de l'urethre, ce qui l'empêcha de rendre fes urines ; mais elle fortit

le lendemain matin après qu'il eut bien
dormi. Elle étoit plus grosse que celle qu'il
avoit rendue auparavant, & faisoit évidemment partie de la même pierre.

Après qu'il eut rendu cette pierre, son
urethre fut pendant quelques jours sensible
& douloureux, ce qui l'obligeoit de rendre ses urines plus fréquemment qu'à son
ordinaire : mais cette douleur se dissipa
bientôt ; & depuis ce tems-là, pour me
servir de ses propres termes, il a été
exempt de douleurs & de tous les symptomes de la gravelle, se portant aussi bien
à cet égard qu'il ait jamais fait. Il est très-
persuadé que l'Eau de chaux lui a fait
plus de bien que tout ce dont il avoit fait
usage auparavant ; c'est à elle qu'il attribue tous les bons effets que nous avons
rapportés cy-dessus.

Comme on a accusé quelquefois les Auteurs de supposer des observations pour
soutenir des théories qu'ils vouloient établir, ou pour relever la vertu de certains
remèdes ; j'ai cru qu'il ne seroit pas inutile
de rapporter ici une attestation de M. Vil-
lar, qui certifie la vérité de tout ce que
j'ai avancé cy-dessus.

à Kirkaldy le 1. Juin 1742.

J'ai lu l'histoire de ma maladie rédigée

par *M. Whytt*, *je certifie pour l'avantage du Public*, *qu'il n'y a rien que de très-conforme à la vérité*; & que maintenant *je suis aussi exempt des symptomes de la gravelle*, *que je l'aie jamais été de ma vie*.

DA. MILLAR.

On doit remarquer, 1° qu'il paroît évidemment par la figure de la premiere pierre, qu'elle faisoit partie d'une plus grosse, qui avoit resté dans la vessie environ dix-sept mois, mais qui alors avoit été rompue & en quelque sorte dissoute. Comme on ne peut assigner d'autre cause de cet effet que le savon & l'Eau de chaux, il est naturel de l'attribuer à leur efficacité. Que le côté par où la pierre avoit été rompue avoit ses bords si tranchans, tandis que tout le reste étoit poli & arrondi, & il paroissoit si évidemment dans son milieu un noyau rouge, qu'on ne peut pas douter qu'elle n'ait fait partie d'une autre pierre. Mais la seconde pierre ne laisse aucun lieu d'en douter, tant sa nature étoit semblable à celle de la premiere, tant elles s'ajustoient bien ensemble, excepté par un petit coin qui avoit été rompu, de sorte qu'elles ne sembloient faire qu'une seule pierre. Il n'est pas aussi sûr que tout ce qui manquoit ait paſſé en fragmens qu'on n'a pas obſervés, ou en floccons enniérement diſſous & ſous la forme d'un ſédiment blanc. D'ailleurs comme il n'eſt pas deſcendu de pierre de ſes reins depuis le mois de Juin 1740; ſi l'on nie que ces pierres fuſſent les fragmens d'une ſeule pierre, on ſera obligé de ſuppoſer qu'elles ont reſté dix-huit mois dans la veſſie ſans acquérir un plus grand volume, & ſans chercher à ſortir. L'une ni l'autre de ces ſuppoſitions n'eſt vraiſemblable.

2° Il paroît par la ſurface de ces pierres qu'elles étoient dans un état de diſſolution; car on y voit des fibres longitudinales, ſemblables à des racines qui paroiſſent avoir été rompues en certains endroits, & l'on voit les traces qu'elles ont faites, & qui y ſont toujours reſtées. L'Eau de chaux & le ſavon ayant eu plus de tems pour agir ſur la ſeconde que ſur la premiere, on y trouve plus de ſignes de diſſolution. Elle paroît évidemment décompoſée en pluſieurs endroits, & en quelques autres elle eſt rongée ſi profondément, qu'on diſtingue les couches intérieures. D'ailleurs la couleur blanche de ces pierres dénote qu'elles étoient actuellement en diſſolution; car, comme l'a obſervé M. *Hales*, & comme cela pa-

roîtra plus évidemment par les expériences suivantes, toutes les pierres de la vessie deviennent blanches en se dissolvant.

3° Il paroît que le savon seul n'a pas
eu beaucoup de part à cet effet, car,
quoique depuis la fin de Juillet jusqu'au 8
de Septembre, le malade en eût pris une
once par jour, & que depuis ce tems il
en eût pris une once & demie, il n'en
reçut pas un grand soulagement ; ce qui
venoit sans doute de ce qu'il n'en prenoit pas une aussi grande dose que quelques autres personnes qui s'en sont bien
trouvées. (*a*)

4° Il sembleroit que l'Eau de chaux a
eu une efficacité particuliere pour appaiser
les symptomes, & vraisemblablement
pour dissoudre la pierre dans la vessie ;
puisque cinq jours après que M. *Millar*
eut commencé à en prendre, il fut en
état de retenir ses urines mieux qu'il n'a-
voit fait depuis huit ou neuf mois. Les
douleurs qu'il ressentoit en les rendant,
diminuerent, & ses urines furent moins
teintes de sang : de façon que le 13 Novembre, quoiqu'il eût fait six milles à

(*a*) La dose ordinaire de Mlle *Stephens* étoit
de deux onces & demie.

pied affez vîte, il n'y eut pas de fang
dans fes urines, il n'y en a pas eu depuis :
& le 16, c'eft-à-dire, fix femaines après
qu'il eut commencé à en faire ufage, il
rendit la premiere pierre. Ce n'eft donc
pas fans fondement que je fuppofe que
l'Eau de chaux peut avoir plus contribué
à la diffolution de cette pierre que le favon, puifque l'expérience démontre qu'elle
a plus de vertu pour la diffoudre hors de
la veffie. *Voyez les Expériences de la
IIIe Sect. comparées avec le nº 70, & la
Table que j'ai inférée à la fin de cet Effai.*

Il n'eft pas difficile d'expliquer pourquoi l'Eau de chaux, qui eft adftringente
& fortifiante, a plutôt remédié à l'incon-
tinence d'urine, qu'aux douleurs & à l'hémorragie, qui accompagnoient toujours
les moindres mouvemens que faifoit le
malade. Car, comme ces deux derniers
fymptomes étoient l'effet des inégalités,
dont la furface de la pierre étoit hériffée,
& qui bleffoient & déchiroient les vaiffeaux fanguins de la membrane interne de
la veffie ; ils n'ont dû ceffer que lorfque
ces inégalités ont été ufées & diffoutes ;
auffi la premiere pierre étoit-elle liffe &
polie, lorfqu'il l'a rendue. D'ailleurs, lorfque la pierre a une fois commencé à fe

diſſoudre, ſa ſurface ſe trouve couverte d'une mucoſité blanchâtre, ou d'écailles diſſoutes, qui ſe détachent & ſont emportées les unes après les autres. *Voyez les Expériences.*

5° Il ne faut pas oublier de faire remarquer que, quoique le remede de Mlle *Stephens* cauſe preſque toujours des douleurs & des ardeurs d'urine pendant quelques ſemaines & même pendant quelques mois, après qu'on a commencé à le prendre (*a*): cependant le ſavon, de la maniere dont M. *Millar* l'a pris, ne lui a jamais cauſé rien de ſemblable; & l'Eau de chaux produiſit un effet ſi oppoſé, qu'en peu de jours elle diminua une partie des ſymptomes, & détruiſit l'autre. Comme les douleurs & l'ardeur d'urine qui accompagnent l'uſage de ce remede, ſont produites principalement par le ſel alkali, qui entre en grande quantité dans le ſavon; il y a apparence que M. *Millar* n'en fut exempt que parce que dans le commencement il le prit à petites doſes, qu'il augmenta enſuite peu à peu; & qu'il n'en prit ja

----

(*a*) Voyez le *View of the preſent evidence* de M. *Hartley*, & D. *Kirpatrick's caſe*, écrit par lui-même.

mais une auſſi grande quantité que celle qui eſt preſcrite par Mlle *Stephens*.

Ayant éprouvé que ſon eſtomac ne pouvoit pas ſoutenir le ſavon en décoction, il le prenoit le matin en ſubſtance, ſe contentant de le couper par tranches. De cette façon il s'en accommoda très-bien, il trouva ſeulement qu'il lui donnoit quelquefois de légeres ardeurs d'eſtomac. L'Eau de chaux & le ſavon, bien loin de produire aucun mauvais effet ſur ſa ſanté, le rendirent plus léger & plus diſpos, & le délivrerent d'une eſpece d'abattement d'eſprits, auquel il étoit fort ſujet.

M. *Millar* n'ayant eu aucun des ſymptomes de la pierre, depuis 1742 que cet *Eſſai* parut pour la premiere fois, juſqu'en 1751 qu'il mourut ; quoique dans ce long intervalle de tems il n'eût fait aucun remede ; il n'eſt pas douteux que la pierre, qui l'avoit ſi fort incommodé, n'eût entiérement été expulſée par l'uſage de l'Eau de chaux & du ſavon : car s'il en étoit reſté la moindre partie, elle auroit acquis néceſſairement dans un ſi long eſpace de tems un volume ſuffiſant, pour produire les mêmes ſymptomes qu'auparavant. Il eſt bon de remarquer que ces remedes non ſeulement le guérirent de la pierre qu'il avoit dans la veſſie ; mais encore le mirent le reste de sa vie presque à l'abri des accès de colique néphrétique, auxquels il avoit été sujet pendant un grand nombre d'années.

Ce succès de l'Eau de chaux m'engagea à faire les Expériences suivantes, dans la vue de découvrir sa nature & ses vertus.

SECTION PREMIERE.

Expériences sur la Chaux vive.

1° DE l'eau-de-vie de grain versée sur un morceau de chaux peu de tems après qu'elle eut été calcinée, fut entiérement absorbée sans ébullition sensible ; il s'éleva seulement quelques bulles d'air de la surface de la pierre. Ce morceau de chaux ne s'éteignit qu'après avoir resté plusieurs heures dans cette liqueur.

Je mis un morceau de chaux dans une bouteille, où il y avoit de l'esprit de vin rectifié, & je la bouchai exactement ; au bout de huit jours la chaux paroissoit à peine commencer à s'éteindre.

2° La chaux absorbe un peu plus de

vinaigre ; il en sort un plus grand nombre
de bulles d'air , & il se fait d'abord un petit sifflement , mais qui cesse bientôt. Si
la chaux ne fait que de sortir du feu , il
s'en dissout très-peu , à moins qu'on ne
l'y laisse plusieurs heures.

L'eau, soit chaude , soit froide , versée
sur de la chaux qui a été quelque tems
dans ces esprits , ou dans le vinaigre , n'y
cause aucune ébullition , & il n'en sort que
quelques petites bulles d'air dans le commencement. Celle qui a été dans le vinaigre , est plus long-tems à se dissoudre.

3° L'huile pénetre la chaux sans ébullition ni chaleur. S'il y a quelques fentes
dans la pierre , il en sort quelquefois un
petit nombre de bulles d'air. Si après cela
on met cette chaux dans de l'eau bouïl-
lante , il s'éleve de sa surface plusieurs
gouttes d'huile en forme de bulles , & au
bout de quelques heures elle commence
à se dissoudre en une substance molle ,
grasse & argilleuse.

Il est assez vraisemblable que l'huile
pénétrant dans les pores vuides de la
chaux , où elle empatte peut-être les parties du feu qui y sont enfermées , détruit
par ce moyen la propriété qu'elle a de
faire effervescence avec l'eau ; d'un autre

côté la nature de l'huile est si fort changée par la chaux , qu'elle devient miscible à l'eau. (*a*) *

4° Lorsqu'on met un morceau de chaux dans du vin rouge , il se fait sur le champ une grande effervescence , mais la chaux est à peine dissoute au bout de vingt-quatre heures.

Ayant mis un morceau de chaux dans de bonne aile , il en sortit beaucoup de bulles d'air avec quelque espece de bruit , mais cela fut bientôt passé. Au bout de vingt-quatre heures il y avoit un tiers de la pierre qui n'avoit pas été dissout.

La petite biere produisit à-peu-près le même effet ; l'ébullition fut seulement plus grande & dura plus long-tems.

(a) *Oleum solum calci miscetur , quando utrumque aquas odit.* Plin. Hist. natur. lib. 24. c. 1.

Calx aquâ accenditur , eademque oleo restinguitur. Idem lib. 33. c. 5.

Si oleum rosarum vel liliorum alborum , vel lini probè agitetur in mortario cum aquâ calcis ambo coalescunt in modum butyri. Etmuller Oper. vol. 2. p. 799.

* Il n'est rien de moins démontré que l'existence des parties du feu dans les pores de la chaux. La chaux ne rend l'huile miscible avec l'eau , que parce qu'elle se combine avec elle , & en fait une espece de savon.

Si l'on verse de l'eau, soit chaude, soit froide, sur un morceau de chaux qui ait été quelque tems dans de l'aile, ou de la petite biere, il ne se fait point d'effervescence, & elle ne la dissout qu'avec peine.

5° Voici les différens dégrés de chaleur produits par le mélange de ces différentes liqueurs avec la chaux en poudre.

Ayant versé des esprits ardens sur de la chaux, le thermometre descendit en deux ou trois minutes de 54° à 53°.

Avec le vinaigre il monta en cinq minutes de 52° à 68°, ensuite il commença à redescendre.

Avec le vin rouge il monta en six minutes de 51° à 56°.

Avec de bonne aile, de 48° à 57° en dix minutes de tems.

Avec l'eau froide, il monta en vingt-deux minutes de 48° à 112°, alors il commença à redescendre. (*a*)

6° J'ai fait l'Eau de chaux, dont je me suis servi dans les Expériences suivantes, en versant sur de la chaux peu de tems après qu'elle avoit été calcinée, dix fois son poids d'eau bouillante. Il se fait d'a-

---

(*a*) L'expérience fut faite avec un très-petit morceau de chaux, sans cela il seroit monté bien plus haut.

bord une forte ébullition, qui dure même long-tems ; lorsqu'elle est finie, la chaux tombe au fonds, & l'eau devient claire au-dessus, on la filtre. La proportion de huit à un, ordonnée dans le *Dispensaire d'Edimbourg*, est trop petite, surtout si la chaux est bien calcinée, & qu'elle soit nouvelle. Je n'ai pas remarqué une grande différence dans la force des Eaux de chaux faites selon ces différentes proportions.

Si l'on verse de l'Eau froide sur la chaux vive, elle produit bientôt une chaleur & une ébullition considérables, cette eau a la même vertu que la précédente.

7° Si l'on met de la chaux vive dans de l'urine nouvelle, il s'en éleve sur le champ une vapeur forte, qui frappe les narines à-peu-près comme l'alkali volatil, qu'on retire du sel ammoniac.

SECTION II.

Expériences faites sur l'urine avec l'Eau de chaux.

COMME les pierres des reins & de la veſſie ſont produites par l'urine, & qu'elles ne croiſſent que par l'application conſtante & ſucceſſive des nouvelles parties que ce fluide leur fournit ; j'ai cru qu'il ne ſeroit pas inutile, avant de faire des Expériences ſur ces pierres, d'examiner les effets de l'Eau de chaux ſur l'urine & ſur ſon ſédiment.

8° Si l'on verſe deux onces d'Eau de chaux ſur autant d'urine fraiche, ſur le champ le mélange devient blanc & paroît trouble ; bientôt après il tombe au fond un ſédiment blanc & léger ; la liqueur qui eſt au-deſſus devient parfaitement tranſparente, & d'une légere couleur de citron (*a*), ſans faire de pellicule, ni dépoſer de croute ſur les parois du vaiſſeau.

(*a*) Cette couleur, ainſi que la quantité du ſédiment, varient ſelon la qualité de l'urine.

9*

9°. J'ai laiſſé pendant deux fois vingt-quatre heures de l'urine récente dans un vaiſſeau de verre ; elle dépoſa au fond un ſédiment d'un rouge-brun, & fit ſur ſes parois une croute de la même nature. Je décantai l'urine, ne laiſſant que le ſédiment & la croute, enſuite je remplis le vaiſſeau d'eau de chaux : le ſédiment quitta le fond, & perdit ſa couleur ; le mêlange ſe troubla & devint blanc ; la croute qui étoit ſur les parois du vaſe, diſparut très-vîte, & en peu de tems il tomba au fond une grande quantité d'un ſédiment blanc & léger qui, quoiqu'on l'y eût laiſſé trente heures, ne s'attacha point au fond & ne fit point de croute ſur les parois du vaiſſeau.

Ayant décanté la liqueur claire, je verſai ſur ce ſédiment un peu de vinaigre blanc, & auſſi-tôt il diſparut, la liqueur devint claire & ſemblable à du vin d'Eſpagne ; au bout de quelques heures elle dépoſa un ſédiment noirâtre.

A Nous voyons par cette expérience, que l'Eau de chaux eſt non ſeulement capable d'empêcher l'urine de ſe décompoſer en ces principes qu'on imagine donner naiſſance à la pierre, mais encore de changer & de détruire la nature de ces principes lorſqu'ils en ont été ſéparés.

B

D'où l'on peut conclure avec assez de fondement, que non seulement elle peut prévenir la formation de la pierre dans le corps humain, mais encore la dissoudre lorsqu'elle est formée. Dailleurs quand on conviendroit que cette eau perd une grande partie de sa vertu dissolvante, avant d'arriver à la vessie ; néanmoins en détruisant la qualité pétrifiante de l'urine, elle empêcheroit les accroissemens de la pierre, dont la surface seroit nécessairement usée avec le tems par l'urine qui la laveroit sans cesse, & par les frottemens des membranes de la vessie, puisque nous voyons tous les jours que les rochers les plus durs sont percés par l'eau la plus ordinaire :

Quid magis est saxo durum ? quid mollius undâ ?
Dura tamen molli saxa cavantur aquâ.
Ovid.

Mais les expériences qu'on a faites sur l'urine de quelques personnes qui avoient pris le remède de Mademoiselle *Stéphens* pendant long-tems, démontrent complettement que la chaux communique sa vertu dissolvante à l'urine. M. *Morand* a trouvé qu'une pierre très-dure avoit perdu en dix jours de tems une partie de son poids, & avoit eu sa surface rongée par l'urine d'une personne qui avoit pris pendant plus d'un mois le remede de Mademoiselle *Stephens* (a). M. *Kirpatrick* a, si je ne me trompe, fait la même expérience avec son urine, & a eu le même succès (b).

B Ces expériences nous font voir la raison pourquoi les pierres que M. *Millar* rendit, depuis qu'il eut commencé à faire usage de l'eau de chaux, étoient blanches (c); au lieu que celles qu'il avoit vuidées auparavant dans l'espace de trente ans, étoient brunes. Il est vraisemblable que la grande quantité de sédiment que dépose l'urine des personnes qui font usage du remede de Mademoiselle *Stephens*, est l'effet de l'eau de chaux qui y entre; puisque nous voyons que l'eau de chaux produit un semblable sédiment dans l'urine hors de la vessie, & que pendant tout le

------

(a) Mém. de l'Acad. des Sciences, année 1740.

(b) *Kirkpatrick's case Writen by himself.*

(c) M. *Hay* dit dans l'histoire de sa maladie insérée à la fin d'un Essai intitulé, *Deformity*, que pendant tout le tems qu'il a pris du savon & de l'eau de chaux, il n'a vu aucun vestige de sable rouge dans ses urines; au lieu qu'elles en charrioient dès qu'il en discontinuoit l'usage, ne fût-ce que pendant quelques jours.

tems que M. *Millar* a fait ufage de l'eau de chaux, fon urine en a dépofé une très-grande quantité. Il eft vrai que la quantité de ce fédiment eft augmentée par celui que le remede détache continuellement de la furface de la pierre.

Ces expériences expliquent auffi pourquoi l'urine de M. *Jurin* étoit trouble & blanche, lorfqu'il la rendoit, fur-tout après qu'il avoit pris de grandes dofes de la leffive qui entre dans la compofition du favon, & dépofoit enfuite un fédiment *calcaire*, pour me fervir de fes termes (*a*) ; fédiment qui paroît avoir été produit par les changemens que l'eau de chaux a faits fur l'urine, malgré l'opinion où l'on eft qu'il eft fourni en grande partie par le remede lui-même (*b*). La pierre qu'on a tirée du corps du nommé *J. Greig* mort d'une paffion iliaque en Décembre 1741 dans l'Hôpital Royal d'Edimbourg, fait voir que non feulement l'eau de chaux change la couleur de l'urine, mais encore celle de la furface de la pierre ; car elle avoit fa furface prefque toute blanche & un peu rongée, tandis qu'intérieu-

---

(*a*) *Jurin's cafe* p. 12.
(*b*) *Hales Experiment.* p. 12.

rement elle étoit de couleur de fable , ce qu'on ne peut attribuer qu'à l'eau de chaux dont il avoit fait ufage pendant huit jours, à la dofe d'une chopine par jour. Il eft bon de remarquer que cet homme ayant difcontinué cet ufage huit ou dix jours avant fa mort , il y avoit en quelques endroits de fa pierre une croute brune qui commençoit à fe former fur la furface blanche.

10 Le 15 Avril je mis dans une petite bouteille un fcrupule d'écailles d'huîtres réduites en chaux & dix gros d'urine fraiche : je mis dans une autre la même quantité d'urine & de fel de tartre ; ces deux mêlanges jetterent d'abord des vapeurs qui porterent au nez, & qui reffembloient à celles du fel ammoniac. Je mis dans une troifieme bouteille parties égales d'urine & d'eau de chaux , qui donnerent une odeur extrêmement foible de la même efpece que celle des mêlanges précédens , & dans une quatrieme de l'urine feule. Ayant bouché ces quatre bouteilles , je les laiffai en cet état jufqu'au 16 Mai ; l'urine qui étoit mêlée avec la chaux , avoit une odeur infupportable qu'il feroit difficile de bien exprimer ; celle de l'urine que j'avois mêlée avec l'eau de chaux , étoit de la même

espece, mais moins forte; l'urine mêlée avec le sel de tartre avoit l'odeur de vieux piffat, & n'affectoit pas l'odorat auffi défagréablement que les deux pre- mieres. L'urine que j'avois laiffée toute feule, avoit la même odeur, mais moins forte.

Il paroit par cette expérience que la chaux, l'eau de chaux & les alkalis fixes non feulement volatilifent le fel de l'uri- ne, mais encore corrompent fon huile; la chaux & fon eau produifent ce der- nier effet d'une façon beaucoup plus mar- quée que les alkalis.

SECTION III.

Expériences faites avec l'Eau de chaux sur la Pierre de la vessie.

J'AI fait toutes les expériences suivantes sur deux pierres différentes.

La premiere que je nommerai A, pour abréger, m'avoit été donnée par M. *Monro*, Professeur d'Anatomie de cette ville ; elle étoit d'une substance compacte, très-dure & de couleur grise.

La seconde B est celle que j'ai dit plus haut avoir été tirée de la vessie de *J. Greig:* elle paroissoit aussi dure que la premiere, & étoit capable de recevoir un beau poli. Elle pesoit une once & demie ; sa pesanteur spécifique étoit à celle de l'eau comme 1704 à 1000, ou à-peu-près comme 17 à 10 ; sa couleur étoit à-peu-près la même que celle de la précédente.

11 Un morceau de la pierre A pesant vingt-trois grains, ayant été mis dans de l'eau de chaux de pierre & tenu à une chaleur modérée, fut entiérement dissous en un peu plus de trente jours.

Un morceau de la pierre B, du poids

de dix grains, après cinquante-sept heures
de digestion dans la même eau de chaux,
perdit deux grains de son poids.

12 De l'eau de chaux de pierre, que
j'avois faite en éteignant de la chaux vive
dans de l'eau bouillante, dissolvit un morceau de la pierre A, qui pesoit cinq grains,
dans l'espace d'environ sept jours.

13 Un morceau de la pierre A pesant
six grains, ne perdit rien de son poids en
dix-sept jours d'infusion à froid dans l'eau
de chaux au mois de Février ; sa surface
n'avoit pas même été ramollie, quoiqu'elle
parût avoir été un peu attaquée, au lieu
qu'un morceau de la pierre B, qui pesoit
douze grains, en perdit deux & demi par
une infusion de six jours vers la fin du mois
de Mai.

Cette expérience & celles qui sont rapportées aux n° 20 & 57, peuvent nous
faire connoître pourquoi M. *Lobb* a cru
trouver que l'eau de chaux n'avoit pas la
vertu de dissoudre la pierre (*a*) ; car si
la chaux dont il s'est servi pour faire son
eau étoit vieille (*b*), & s'il a fait son ex-

(a) *Treatise of dissolvents of the stone* p. 326.
(b) Il est très-vraisemblable qu'en effet sa
chaux étoit vieille, puisqu'il faisoit son eau de
chaux avec de la chaux vive, & qu'il dit dans
le paragraphe suivant qu'elle étoit un peu éteinte.

périence en hiver dans un vaiſſeau mal bouché, il n'eſt pas étonnant que même après trois mois d'infuſion à froid, il n'y eût pas la moindre apparence de diſſolution.

Il eſt ſurprenant que, quoique tous les Chymiſtes ayent penſé qu'on pouvoit extraire de la chaux un puiſſant remede contre la pierre, il n'y en ait eu aucun de tous ceux dont les Ouvrages me ſont tombés entre les mains, qui ait ſeulement ſoupçonné que l'eau de chaux qu'ils recommandent dans pluſieurs maladies, pût être de quelque ſecours contre la pierre ou la gravelle, dans leſquelles ſa vertu ſe fait le plus remarquer. On peut même aſſurer, malgré les éloges magnifiques que beaucoup d'Auteurs de Chymie ont donné à leur eſprit de chaux, & aux autres préparations qu'ils faiſoient avec la chaux ; qu'aucune de ces préparations n'eſt capable d'extraire plus parfaitement ſes vertus, ni de les porter plus ſûrement dans le ſang que l'eau de chaux.

Après m'être ainſi aſſuré de la propriété que l'eau de chaux avoit de diſſoudre la pierre de la veſſie, je crus devoir examiner ſi la chaux des coquilles avoit la même vertu, ou ſi cette vertu y étoit à un dégré plus ou moins grand.

B v

14 Un morceau de la pierre A , qui pesoit neuf grains, fut dissous en dix-sept jours de digestion à chaud dans l'eau de chaux faites avec des coquilles d'œuf calcinées ; & je suis persuadé que la dissolution auroit été plus prompte , si on eût apporté plus de soin à calciner les coquilles.

15 Un fragment de la pierre A de six grains fut réduit à deux grains en deux jours de digestion à chaud dans de l'eau de chaux faite avec des écailles d'huîtres , & au bout de trois jours il n'en restoit pas un grain.

16 Un morceau de la pierre B du poids de huit grains , ayant été mis en digestion à chaud dans de l'eau de chaux d'huîtres , eut $3\frac{1}{2}$ grains de sa substance de dissous au bout de trente-six heures.

17 Ayant calciné des coquilles de petoncle qui avoient resté long-tems exposées à l'air , je mis un morceau de la pierre B , qui pesoit huit grains , dans l'eau de chaux faite avec ces coquilles ; au bout de trente-six heures de digestion à chaud , elle avoit perdu près de trois grains & demi.

L'eau de chaux , sur-tout celle qu'on fait avec les coquilles , dissout la pierre en en détachant des écailles blanches , lesquelles, si on les laisse dans l'eau & qu'on secoue le vase de tems en tems, se changent en une espece de mucilage blanc, assez semblable au sédiment du n° 9, mais qui étant séché a l'apparence de craie en poudre ; ce qui démontre encore mieux que le sédiment blanc qui se dépose dans l'urine de ceux qui font usage de l'eau de chaux, ne vient pas de la chaux, mais plutôt des parties de la pierre, & des parties les plus grossieres de l'urine, ainsi changées par l'eau de chaux (*a*).

18 Dans le mois de Février un morceau de la pierre A qui pesoit six grains, fut fort amolli, & presque décomposé par une infusion à froid de dix-sept jours dans de l'eau de chaux faite avec des écailles d'huitres ; mais le 19 Mai ayant fait infuser à froid un fragment de la pierre B du poids d'onze grains dans la même eau de chaux, il perdit en trois jours plus de cinq grains, & en huit jours il fut réduit à un noyeau qui ne pesoit plus que trois grains.

Il est bon de faire remarquer ici qu'à moins que la pierre ne soit petite, & que la quantité de l'eau de chaux dans la-

____

(*a*) Voyez cy-dessus n° 9.

quelle elle infuse ne soit très-grande , il est nécessaire de renouveller de tems en tems l'eau de chaux , parce que sa vertu s'affoiblit à proportion de la quantité de la pierre qui a été dissoute ; & , autant que je l'ai pu observer , il ne faut pas un demi-gros de pierre réduite en poudre pour détruire la vertu de deux onces de l'eau de chaux la plus forte.

Ces expériences font voir que l'eau de chaux faite avec les écailles d'huitres & les coquilles de pétoncle est plus efficace pour dissoudre la pierre , que celle qu'on fait avec la chaux ordinaire , c'est-à-dire , avec la pierre à chaux calcinée. Cette derniere non seulement n'a pas autant de vertu lithontriptique , mais encore elle est moins homogene & moins sûre , pouvant être impregnée de parties métalliques & minérales que le feu peut n'avoir pas détruit entiérement.

Quoique , comme je l'ai déja dit , je n'aye pas trouvé que jusqu'à présent on ait fait usage de l'eau de chaux dans la gravelle , ni pour dissoudre la pierre dans la vessie , cependant depuis que j'ai publié cet Ouvrage pour la premiere fois , j'ai trouvé un passage dans une Lettre d'*Olaus Borrichius* à *Thomas Bartholin* , par lequel il paroît que cet Auteur n'igno-

roit pas que l'eau de chaux de coquilles
a la vertu de diffoudre la pierre hors de
la veffie ; voici fes propres termes : *Conf-
tat autoritate Bafilii Valentini aliorum-
que nihil in calculo profligando utilius
fpiritu calcis vivæ, mihique iterum, ite-
rumque compertum aquam calcis vivæ
oftreorum mytilorumque folvere calculos
ordinariè ab ægris exfectos in mucilagi-
nem, fi aliquot dierum leni fotu in ca-
lido fimul detineantur* (a).

19 Voulant connoître la proportion la
plus avantageufe pour faire l'eau de chaux
avec la chaux des coquilles, je mis vingt-
une onces d'eau bouillante fur trois onces
d'écailles d'huitres qui venoient d'être calcinées, & qu'on avoit réduit en une poudre groffiere ; il fe fit d'abord une grande
efferveſcence qui dura très-long-tems. Un
morceau de la pierre B de trente-un grains,
ayant été trente-fix heures dans cette eau
de chaux à un dégré de chaleur moyen
entre celui du corps humain & celui qui
fait fondre la cire, perdit fept grains de
fon poids.

Ayant enfuite mis vingt-cinq onces

(a) *Barthol. Epiſt. Cent. IV. Epiſt.* 76.

d'eau bouillante ſur deux onces & demie
de la même chaux, l'effervefcence ne fut
pas ſi forte que la précédente ; il ſe fit
feulement un certain bruit dans le fond
du vaiſſeau, & l'on apperçut une légere
agitation dans la liqueur, ſemblable à celle
qui ſe fait dans l'eau avant qu'elle commence à bouillir. Un morceau de la pierre
B qui peſoit trente-un grains, ayant reſté
trente ſix heures dans cette eau de chaux
au même dégré de chaleur que le précédent, ne perdit que cinq grains de ſon
poids.

Par conſéquent la proportion la plus
avantageuſe pour faire l'eau de chaux avec
des écailles d'huitres ou des coquilles de
pétoncle, eſt de mettre ſept ou tout au
plus huit livres d'eau ſur une livre de coquilles calcinées (a). On ne doit pas craindre que l'eau de chaux faite de cette maniere ſoit trop forte ; car j'en ai fait prendre juſqu'à deux pintes par jour à un homme, & une pinte à un enfant de huit ans,

---

(a) Il vaut mieux faire cette opération dans
un vaiſſeau de terre, que dans un vaiſſeau de
bois ou de cuivre ; le premier lui donneroit un
mauvais goût, & le dernier la rendroit peut-
être dangereuſe.

sans qu'il en soit resulté aucun inconvénient (*b*).

On peut calciner les coquilles à quelque feu que ce soit, pourvu qu'il soit assez considérable : les coquilles d'huitres & celles des pétoncles ne donnent pas tant de peine que les coquilles d'œufs ; on connoît qu'elles sont calcinées, lorsqu'elles sont friables & parfaitement blanches ; si elles sont noirâtres, ou même qu'elles soient grises, il faut les remettre au feu.

Il ne sera pas inutile de remarquer que, s'il y a encore quelque partie des coquilles qui soit bleuâtre ou qui ne soit pas bien calcinée, l'eau qu'on verse dessus prend un goût sulphureux très-désagréable.

(*b*) De nouvelles expériences m'ont convaincu qu'il n'étoit pas nécessaire d'employer tant de précision pour la quantité d'eau qu'on met sur la chaux vive, puisqu'il n'y a que très-peu de différence dans la force des eaux de chaux qu'on fait en mettant huit, dix ou douze parties d'eau sur une de chaux en poudre, pourvu qu'on laisse à l'eau le tems de s'imprégner des vertus de la chaux ; c'est sans doute pour avoir négligé cette circonstance, qu'il s'est trouvé tant de différence entre les vertus dissolvantes des deux dernieres eaux de chaux dont nous venons de parler.

Lorsqu'on verſe de l'eau froide ſur de la chaux de coquilles, il ſe fait une légere efferveſcence, & le mêlange s'échauffe peu. L'eau de chaux qu'on fait de cette maniere, n'eſt pas moins efficace pour diſſoudre la pierre, que celle qu'on fait avec de l'eau bouillante ; mais elle eſt plus âpre & plus déſagréable au goût, la premiere ayant une molleſſe & une douceur que n'a pas la derniere.

Il faut laiſſer ſur les coquilles l'eau, ſoit chaude, ſoit froide, pendant neuf ou dix heures, & même plus long-tems, ſi l'on emploie plus de huit livres d'eau par livre de chaux.

Les perſonnes qui, avant de lire cet Ouvrage, auront eu occaſion de conſulter *la Chymie* ou *la Pharmacopée univerſelle* de M. *Lemery*, ſeront peut-être étonnés de voir que j'ordonne trois ou quatre chopines d'eau de chaux par jour, tandis que ce ſçavant Chymiſte en fixe la doſe depuis une once juſqu'à quatre, diſant qu'elle excite la ſoif & qu'elle peut bruler l'eſtomac. Il conſeille, pour prévenir ces accidens, de la mêler avec du ſirop de violettes, & de préférer l'eau de chaux ſeconde à la premiere. Son autorité a peut-être été la cauſe de la circonſpection avec laquelle la plûpart des

Médecins ont prescrit ce remede : j'avoue
que la premiere fois que je l'ordonnai
pour la pierre, je n'osai pas passer une
chopine par jour ; mais comme des expériences répétées m'ont appris qu'on pouvoit en donner de très-grandes doses sans
avoir rien à craindre, j'imagine que les
soupçons de M. *Lemery* sur les mauvais
effets de ce remede pris à grandes doses
ou sans correctif, sont moins fondés sur
l'expérience, que sur une fausse théorie.
La chaux est très-corrosive, & on a cru
qu'elle agissoit par le feu dont elle étoit
impregnée ; il étoit naturel de penser que
l'eau de chaux impregnée de ce même
feu pouvoit avoir les mêmes effets, quoiqu'en un moindre dégré.

20 Je fis infuser dans de l'eau de chaux
faite avec des écailles d'huitres qui avoient
resté trente-cinq jours à l'air après avoir
été calcinées, un morceau de la pierre B
du poids de sept grains ; l'ayant laissé pendant quatre jours à un dégré de chaleur
modérée, il n'y en eut que trois grains de
dissous : au lieu qu'un autre morceau de la
même pierre qui pesoit huit grains, ayant
resté pendant trois jours & douze heures
dans une eau de chaux faite avec des coquilles qui venoient d'être calcinées, per-

dit environ six grains. J'ai même observé que, lorsque les coquilles ont été seulement quinze ou vingt heures hors du feu, elles ne font pas une si grande effervescence avec l'eau, & n'ont pas tant de vertu pour dissoudre la pierre, que lorsqu'on les éteint toutes chaudes.

J'ai fait des expériences sur différentes especes de pierre, mais je n'en ai point trouvé qui ait pu résister à l'eau de chaux d'écailles d'huitres ou de coquilles de pétoncle, quoiqu'il y en eût parmi, qui étant très-dures & de couleur brune, se dissolvirent plus lentement que les pierres A & B.

On m'avoit envoyé quelques petites pierres qui avoient la figure de pepins de raisin, & qui étoient parfaitement unies & marbrées, comme un caillou poli, dont leur écorce avoit la dureté : l'eau de chaux n'y pût faire aucune impression ; mais si ces pierres venoient des conduits urinaires, comme on me l'avoit dit, elles étoient d'un tissu entiérement différent de celui de toutes les pierres de vessie que j'ai vues jusqu'à présent ; & comme elles avoient toutes la même grosseur & la même figure, il paroit assez vraisemblable qu'elles s'étoient engendrées dans quelque cavité particuliere. On trouve dans les *Tranfactions Philofophiques* (a) l'hiftoire d'une femme Suiffe qui rendit par l'anus un grand nombre de pierres femblables à des pierres à fufil. J'ai vu rendre par la même voie une concrétion qui étoit auffi longue, mais moins groffe qu'un œuf de poule, & dont l'écorce étoit auffi polie que celle d'un caillou, quoiqu'intérieurement elle fût d'une confiftance fpongieufe & fongueufe. On lit dans les mêmes *Tranfactions* qu'on avoit trouvé une coquille dans le rein d'une Dame qui avoit été fort fujette à des vomiffemens violens (*b*) : il y a très-grande apparence que l'eau de chaux n'auroit pas pu la diffoudre. *Bartholin* parle de quelques pierres qui avoient la dureté de la pierre à fufil, qu'il dit avoir été tirées de la veffie (*c*) ; ce dont *Olaus Borrichius* paroît douter (*d*). Mais comme ces concrétions font auffi différentes par leur nature des calculs ordinaires, que les pierres à fufil & les coquilles le font des pier-

---

(*a*) Lowthorp's abridgement. vol. 3. p. 167.
(*b*) Ibid. p. 162.
(*c*) *Epift.* 45. *Cent. IV.*
(*d*) *Barthol. Epift.* 76. *Cent. IV.*

res de taille, & que d'ailleurs elles font extrêmement rares, on peut toujours regarder l'eau de chaux, fur-tout celle qui eft faite avec les écailles d'huitres & les coquilles de pétoncle, comme un diffolvant général pour toutes les concrétions pierreufes.

Comme on a penfé que les concrétions pierreufes de l'urine avoient quelque analogie avec la croute tartareufe que le vin dépofe fur les parois des tonneaux, il ne fera pas inutile de faire remarquer que l'eau de chaux diffout très-promptement le tartre; mais l'acidité du tartre a bientôt détruit la vertu diffolvante de l'eau de chaux, il faut en remettre fouvent de nouvelle.

21 M. *Hales* m'ayant écrit (en Mai 1751) qu'il avoit trouvé que l'eau de chaux faite avec les écailles d'huitres (en prenant une livre de chaux pour un gallon d'eau) acquéroit un goût plus piquant, & devenoit plus propre à diffoudre la pierre, en la verfant fur de nouvelles coquilles calcinées encore rouges; je fis les expériences fuivantes pour m'affurer avec précifion des dégrés de force des différentes eaux de chaux.

[a] Le 6 Juin à neuf heures du foir, je mis fur une livre d'écailles d'huitres calcinées

sortant du feu sept livres d'eau bouillante.

[b] Le lendemain à huit heures du soir, je pris deux livres de cette eau de chaux, & je les versai sur une demi-livre d'écailles d'huitres encore chaudes ; au bout de treize heures, je décantai & filtrai quatorze onces de chacune de ces eaux.

[c] En même tems je filtrai la même quantité d'eau de chaux faite en versant sept livres d'eau bouillante sur une livre d'écailles d'huitres calcinées, sur lesquelles on avoit déja fait passer trois eaux en $4\frac{1}{2}$ jours de tems. Il y avoit quarante-huit heures que cette eau étoit sur les écailles.

[d] Je filtrai aussi quatorze onces d'eau de chaux faite en versant sept livres d'eau bouillante sur une livre de chaux de pierre, quelques heures après qu'on l'eut retirée du feu.

Pour trouver les pesanteurs spécifiques de ces différentes eaux de chaux, dont j'appellerai la premiere A, la seconde B, la troisieme C, & la quatrieme D, je pesai avec mon Collégue M. *Stuart*, Professeur de Philosophie Naturelle, une grande phiole de verre pleine de sable, & scellée hermétiquement d'abord dans l'air, en-suite dans l'eau de fontaine, dont je m'é-

tois servi pour faire mes différentes eaux
de chaux ; elle y perdit 3704 grains de
son poids. Je la pesai ensuite dans l'eau,
que j'ai appellée B ; elle y perdit 3727
grains : elle en perdit 3720 dans celle
que je nomme A , 3710 dans l'eau C,
& 3713 dans l'eau D. Il paroît par cette
expérience que la pesanteur spécifique de
l'eau de chaux B étoit à celle de l'eau de
fontaine à-peu-près comme 169 à 168,
celle de A à-peu-près comme 232 à 231,
celle de C à peu-près comme 617 à 616,
& celle de D à-peu-près comme 411 à
410. Une autre fois je trouvai que la pesanteur spécifique d'une eau de chaux que
j'avois faite avec des écailles d'huitres,
sur lesquelles j'avois fait passer en un an
de tems au moins cent fois leur poids
d'eau , étoit à celle de l'eau de fontaine
à-peu-près comme 926 à 925.

Il est bon d'observer que les eaux que
nous avons appellées A & B, avoient été
faites avec des écailles d'huitres qui avoient
été ensevelies vraisemblablement depuis
plus de cent ans dans des décombres de
la partie méridionale du château d'Edimbourg ; parce que , si je me fusse servi
d'écailles d'huitres nouvellement pêchées,
le sel qu'elles conservent même après leur
calcination, auroit vraisemblablement aug-

menté la pesanteur spécifique de l'eau qu'on y auroit versée, ce qui auroit rendu les expériences moins exactes.

La force de ces différentes eaux se distinguoit à leur goût, aussi-bien qu'à leur pesanteur spécifique. A & B avoient le même goût, mais celui de B étoit plus piquant ; C étoit moins piquante que les deux premieres, & laissoit dans la bouche un goût douceâtre, semblable à celui de la racine de réglisse ; le goût de D ne différoit pas beaucoup de celui de C.

Je mis trois morceaux d'une pierre de vessie très-dure, pesant chacun dix grains, dans trois différentes phioles ; j'en remplis une de l'eau de chaux A, la seconde de l'eau B, & la troisieme de l'eau C : après les avoir laissées quatre-vingt-treize heures exposées au même dégré de chaleur, je trouvai que la pierre qui avoit été dans la double eau de chaux B, avoit perdu deux grains de son poids ; que celle qui avoit été dans l'eau A, avoit perdu un peu plus d'un grain & demi, & celle qui avoit été dans l'eau C un grain.

Il s'ensuit de-là que l'eau n'acquiert pas précisément le même dégré de force, soit qu'on en verse cinq ou six cent parties sur une partie de chaux ; mais qu'à proprement parler, l'eau de chaux est plus ou moins forte selon qu'on met plus ou moins de chaux ; qu'à proportion égale l'eau qu'on verse fur des coquilles immédiatement après qu'elles ont été calcinées, s'impregne plus fortement, que lorfqu'on la verfe fur une chaux qui a déja fervi à plufieurs infufions ; & que l'eau de chaux faite avec des coquilles calcinées encore chaudes, devient plus forte, fi on la verfe une feconde fois fur des coquilles nouvellement calcinées. Il eft cependant bon de remarquer que cette double eau de chaux, fi on la laiffe pendant quelques jours fur les coquilles, perd une partie de fon piquant & de fa force ; au lieu qu'une eau de chaux foible prend continuellement de nouvelles vertus de la chaux, capables de réparer ce qu'elle perd par le contact de l'air.

Nous voyons encore que la chaux de pierre n'impregne pas l'eau fi fortement que la chaux de coquilles. Je ne déciderai point fi c'eft à caufe de la plus grande fubtilité de cette derniere, qui fait qu'elle s'unit plus aifément à l'eau & s'y tient mieux fufpendue, ou fi cela ne vient pas de quelqu'autre caufe. Quoi qu'il en foit, la pefanteur fpécifique, plus grande dans l'eau de chaux de coquilles que dans l'eau de chaux ordinaire, peut fervir à

rendre

rendre raison pourquoi elle a plus de force pour dissoudre la pierre.

Quoiqu'il paroisse par ces expériences, que les coquilles qui viennent d'être calcinées, fournissent une eau de chaux beaucoup plus forte que celles qui ont resté exposées à l'air pendant un tems considérable, & que la premiere eau de chaux **a** plus de vertu que les suivantes, néanmoins il n'est pas vrai que la chaux soit privée de toutes ses vertus par des infusions répétées, ni que la troisieme & la quatrieme eau soient insipides, comme on l'a avancé (*a*). Il est bien vrai que les

---

(a) *Mém. de l'Acad. Royale des Sciences, ann. 1700.* On avoit cru assez communément que non seulement la premiere & la seconde eau de chaux étoient les plus fortes, mais encore que la troisieme, la quatrieme & les suivantes, étoient presque insipides & sans vertus. Mais M. *Alston* nous a appris depuis peu que la chaux vive continue de communiquer ses vertus à l'eau beaucoup plus long-tems qu'on ne l'avoit imaginé : il assure en même tems, que la derniere eau est aussi fortement impregnée des vertus de la chaux, que la premiere. *Transact. Philos. vol. 47. pag. 266. Diss. sur la chaux vive, &c. pag. 258. & suiv. de l'édit. franç.* Mais ici, comme dans beaucoup d'autres cas, ni l'une ni l'autre de ces opinions n'est entièrement vraie ; car quoique la chaux com-

coquilles qui viennent d'être calcinées, communiquent plus promptement & plus de vertu à l'eau, que celles qui ont été éteintes jusqu'à un certain point en restant long-tems à l'air, & que lorsqu'on verse à différentes reprises de l'eau sur la chaux, cette chaux lui communique plus lentement & moins de sa vertu à chaque fois qu'on y verse de nouvelle eau (*a*) ;

---

munique ses vertus à l'eau plus long-tems qu'on ne l'avoit pensé, avant d'en faire l'expérience, cependant il est très-certain qu'à mesure qu'on met de nouvelle eau sur la chaux, l'eau de chaux qu'on en retire est de plus foible en plus foible, & que la premiere eau contient plus de chaux, est plus forte, plus piquante & plus désagréable au goût que la dixieme, la douzieme, ou les suivantes. La découverte que ce Sçavant revendique à juste titre (*Diff. sur la chaux vive, édit. franç. pag.* 401.) est donc en partie réelle, en partie imaginaire ; & si je n'ai pas parlé de cette découverte dans la premiere édition de mon Ouvrage, c'est pour n'être pas obligé de critiquer un ami avec qui je ne voulois pas avoir de dispute.

(*a*) Les coquilles calcinées, immédiatement après qu'on les a retirées du feu, communiquent en moins de vingt-quatre heures à sept ou huit fois leur poids d'eau toute la vertu qu'elles peuvent leur donner ; mais après qu'on y a passé dix ou douze eaux, il faut plusieurs jours pour que l'eau qu'on y met, ait acquis toute la vertu que la chaux peut lui communiquer.

cependant bien loin que quelques infufions foient en état d'enlever à la chaux
toutes fes vertus, une pierre à chaux réduite en poudre, après avoir été expofée
pendant quatre mois à l'air, confervoit
encore une partie de fa vertu, quoiqu'en
deux mois de tems on y eût fait paffer
deux cent foixante fois fon poids d'eau ;
& de l'eau de chaux que j'avois faite avec
des écailles d'huitres, fur lefquelles j'a-
vois mis en quarante-huit jours deux cent
foixante-dix fois leur poids d'eau, s'eft
trouvée par expérience avoir encore beaucoup de force pour diffoudre la pierre.

Cela nous fait voir pourquoi la chaux,
dont on fe fert depuis le tems des Ro-
mains (a), comme d'un engrais, conferve
pendant plufieurs années la faculté d'en-
graiffer la terre.

Il s'enfuit encore des expériences &
des obfervations précédentes, que les gens
attaqués de la pierre peuvent ufer avec
avantage non feulement de la premiere
eau de chaux, mais encore de plufieurs
de celles qu'on fait enfuite ; & peut-être
faudroit-il leur confeiller de commencer

____

(a) Hedui & Pictones calce uberrimos fe-
cère agros ; quæ fanè & oleis & vitibus utilif-
fima reperitur. *Pline, Hift. natur. liv.* 17. c. 8.

par la troisieme ou la quatrieme , & d'en prendre pendant quelques jours , avant d'en venir à la premiere , dont le goût est plus piquant & plus désagréable.

M. *Alston* mon illustre Confrere , n'étant pas satisfait des expériences que je viens de rapporter sur la force des différentes eaux de chaux , ni des conséquences que j'ai cru pouvoir en déduire , a voulu dans la premiere édition de sa *Dissertation sur la chaux vive* en diminuer la force par des raisons tirées principalement de l'imperfection de la balance hydrostatique , & de la nature qu'il suppose à la chaux & à son eau. J'aurois peut-être gardé le silence sur toute cette dispute , si quelques-unes de ses expériences qui ne s'accordoient pas avec les miennes, ne m'eussent fait craindre de m'être trompé dans ce que j'avois avancé d'abord. Je crus donc devoir en faire de nouvelles (*a*) qui ont donné lieu à plusieurs remarques (*b*) dont M. *Alston* a été aussi peu satisfait que des premieres : car il prétend toujours que , jusqu'à ce que la chaux soit

____

(*a*) Voyez *Edimbourg Physical Essays. vol. 1. art. 13.*

(*b*) *Dissertation on the quick-lime,* seconde édit. *pag. 38.*

entiérement épuisée, elle continue d'im-
pregner l'eau aussi fortement que lorsqu'elle vient de sortir du feu ; que l'eau
de chaux faite avec les coquilles n'est
pas plus forte que celle qu'on fait avec
la pierre, & qu'il n'est pas possible d'a-
jouter à la force de l'eau de chaux, en
la faisant passer sur de nouvelle chaux.

Je n'entreprendrai point de répondre
à toutes les objections que M. *Alston* a
faites contre mes expériences, ni a toutes les raisons qu'il apporte en faveur de
son opinion : ce seroit une tache peu agréable, & qui m'obligeroit d'entrer dans des
discussions peu amusantes pour le Lecteur ;
je me contenterai donc de rapporter un
petit nombre d'expériences simples & ai-
sées, capables de décider la question.

I. [1] Le 20 Juin 1754, je mis sur
quatre onces de chaux d'huitres réduite
en poudre grossiere un peu plus de huit
fois leur poids d'eau : au bout de vingt-
quatre heures, je filtrai au travers d'un
papier gris douze onces & un gros (poids
averdupois) de cette eau de chaux, j'y
ajoutai trente grains de sel de tartre ; il
s'en précipita une poudre blanche, que je
retirai en filtrant une seconde fois cette
eau : ayant bien séché cette poudre, elle
se trouva peser treize grains.

C iij

[2] Après cela dans l'espace de sept jours, je mis sur la même chaux d'huîtres une seconde, troisieme, quatrieme, cinquieme & sixieme fois, la même quantité d'eau ; après que la sixieme eau eut resté trente-six heures sur la chaux, je la filtrai : je mis trente grains de sel de tartre dans douze onces & un gros de cette eau de chaux ; la poudre blanche qui s'en précipita ayant été bien séchée, pesa dix grains.

[3] Depuis ce tems-là, c'est-à-dire, depuis le 28 Juin jusqu'au 6 Juillet, je mis sur la même chaux la même quantité d'eau une septieme, huitieme, neuvieme & dixieme fois. La dixieme eau ayant été filtrée, après avoir resté trois jours sur la chaux, & en ayant mêlé douze onces & un gros avec trente grains de sel de tartre, elle donna $8\frac{1}{7}$ grains de poudre blanche.

[4] Depuis le 6 Juillet jusqu'au 7 Août, je fis passer sur la même chaux sept nouvelles eaux ; j'y laissai la derniere, qui étoit la dix-septieme, sept jours entiers : après quoi j'en filtrai douze onces & un gros, dans lesquelles je mis trente grains de sel de tartre ; ils précipiterent sept grains de poudre blanche.

II. [1] Le 3 Juillet, je mis sur quatre

onces de chaux de pierre, environ vingt heures après qu'elle eut été tirée du four, près de neuf fois son poids d'eau ; au bout de vingt-quatre heures, je décantai & je filtrai cette eau de chaux : j'en pris douze onces & un gros, sur lesquelles je mis trente grains de sel de tartre, qui ne firent précipiter que dix grains de poudre blanche.

[2] Dans l'espace de vingt-un jours, je mis sur cette même chaux neuf nouvelles eaux ; j'y laissai la derniere, qui étoit la dixieme, trois jours, après lesquels je la filtrai : douze onces & un gros de cette eau de chaux, dans lesquelles j'avois fait dissoudre trente grains de sel de tartre, donnerent $8 \frac{1}{3}$ grains de poudre blanche.

[3] Ensuite dans l'espace de quarante-un jours, je fis passer sur la même chaux sept nouvelles eaux ; je ne filtrai la derniere, qui étoit la dix-septieme, qu'après qu'elle eut resté sept jours entiers sur la chaux : trente grains de sel de tartre précipiterent $7 \frac{1}{2}$ grains de poudre blanche de douze onces & un gros de cette eau.

III. [1] Toutes ces eaux ont été faites dans des vaisseaux de terre vernissés, sans qu'on prît la précaution de les couvrir ; ce qui est la maniere ordinaire de faire

l'eau de chaux, & celle que M. *Alston* (*a*)
& moi avons toujours suivie. Mais pour
connoître quelle différence il y auroit
dans la force de l'eau de chaux, si l'on
faisoit infuser la chaux dans des vaisseaux fermés, je mis trois onces de chaux
d'écailles d'huitres dans une bouteille de
verre, & je versai par-dessus vingt-sept
onces d'eau ; ayant bien bouché la bouteille, j'y laissai le mélange pendant sept
jours, ayant soin cependant de la secouer
une fois chaque jour : douze onces & un
gros de cette eau de chaux filtrée, dans
lesquelles j'avois fait dissoudre trente grains
de sel de tartre, me donnerent $15\frac{1}{2}$ grains
de poudre blanche.

[2] En même tems je mis dans une
autre bouteille trois onces de chaux de
pierre avec vingt-sept onces d'eau ; après
sept jours d'infusion, douze onces & un
gros de cette eau de chaux, dans lesquelles j'avois mis trente grains de sel de
tartre, donnerent $11\frac{1}{4}$ grains de poudre
blanche.

(*a*) Les expériences que M. *Alston* rapporte
dans sa *Dissertation sur la chaux*, pag. 258.
& suiv. de l'édit. franç. & qui l'ont conduit à
penser qu'il n'y avoit point de différence entre
la première & la vingtieme eau de chaux, ont
toutes été faites dans des vaisseaux ouverts.

[3] Je mis aussi dans une bouteille de crystal la chaux d'huitres sur laquelle j'avois déja fait passer dix-sept eaux , & j'y ajoutai huit fois son poids d'eau : ayant bien bouché la bouteille , je la laissai infuser pendant sept jours , au bout desquels je filtrai l'eau , & je trouvai que douze onces & un gros de cette eau, dans laquelle j'avois fait dissoudre trente grains de sel de tartre , me donnerent $9\frac{1}{7}$ grains de poudre blanche.

La même quantité d'une dix-huitieme eau de chaux faite en infusant la chaux de pierre (II) dans une bouteille bouchée , donna $9\frac{1}{7}$ grains de poudre blanche.

[4] Je fis infuser pendant sept jours dans une bouteille bien bouchée vingt grains de chaux de pierre dans vingt-cinq onces ou six cent fois leur poids d'eau ; en ayant filtré douze onces & un gros , elles me donnerent , en y dissolvant trente grains de sel de tartre, près de neuf grains de poudre blanche.

La même quantité de chaux de pierre & d'eau , ayant infusé pendant le même tems dans un vaisseau ouvert, douze onces & un gros de cette eau de chaux , sur lesquelles je mis la même quantité de sel de tartre que dans les expériences précédentes , ne me donnerent que $3\frac{1}{4}$ grains de poudre blanche.

[5] Vingt grains de chaux d'écailles d'huîtres , ayant infufé dans une bouteille bien bouchée dans fix cent fois leur poids d'eau , donnerent après fept jours une eau de chaux, dont douze onces & un gros me fournirent $8\frac{1}{2}$ grains de poudre blanche , qui furent précipités par trente grains de fel de tartre.

[6] Trente grains de chaux d'écailles d'huîtres , ayant été en infufion pendant fept jours dans quatre cent fois leur poids d'eau dans une bouteille bien bouchée , donnerent une eau de chaux , dont douze onces & un gros fournirent dix grains de poudre blanche.

La même proportion d'eau & de chaux d'huîtres , ayant refté pendant fix jours dans un vaiffeau ouvert , douze onces & un gros de cette eau de chaux me donnerent quatre grains de poudre blanche.

Puifque la quantité de poudre calcaire qui fe précipite , lorfqu'on diffout du fel de tartre dans de l'eau de chaux, doit être proportionnée à la force de l'eau de chaux, foit qu'on fuppofe que cette poudre vienne du fel ou de l'eau , ou de toutes les deux enſemble (*a*), il s'enſuit des expériences précédentes :

1° Que la chaux communique plus de vertu aux premieres eaux, qu'aux ſuivantes ; & quoique la différence qui ſe trouve entre la premiere eau & la ſeconde, ſoit ſi petite, que nos ſens ne puiſſent pas la découvrir, cependant la ſixieme eſt ſenſiblement plus foible que la premiere, la dixieme que la ſixieme, & la dix-ſeptieme que la dixieme ; mais il eſt bon d'obſerver que ce décroiſſement dans la force des différentes eaux eſt plus grand dans l'eau de chaux d'huîtres, que dans celle de chaux de pierre.

2° Il paroît que lorſqu'on met quatre cent parties d'eau ſur une partie de chaux d'huîtres, ou ſix cent parties d'eau ſur une partie de chaux de pierre (*b*), ces chaux communiquent moins de vertu à l'eau, que lorſque la proportion de l'eau à la chaux eſt comme huit ou neuf à un ; & cela eſt vrai, ſoit que l'infuſion ſe faſſe dans des vaiſſeaux ouverts ou fermés.

(*a*) On fera voir dans la Section IX, que cette poudre vient preſqu'entiérement de l'eau de chaux.

(*b*) *Alſton Diſſertation on the quick-lime, pag. 6.* de la ſeconde édit.

3.º Quoique la chaux d'écailles d'huîtres n'ait pas communiqué tant de vertu à
six cent fois son poids d'eau, que la chaux
de pierre, (ce qui venoit peut-être de ce
qu'elle n'avoit pas été parfaitement calcinée ;) & quoique la chaux de pierre ait
imprégné l'eau plus fortement que la chaux
d'écailles d'huitres après la seizieme ou la
dix-septieme infusion, il est cependant
vrai de dire que la chaux d'écailles d'huitres communique d'abord beaucoup plus
de vertu à l'eau, que la chaux de pierre ;
& il paroit que c'est la raison pour laquelle
elle est plus affoiblie par les dix premieres
infusions, que la chaux de pierre.

M. *Alston* révoque en doute que l'eau
de chaux faite avec la chaux d'écailles
d'huitres, soit plus efficace que celle qu'on
fait avec la chaux ordinaire ; mais dans
un très-grand nombre d'expériences que
j'ai faites sur des pierres de la vessie, j'ai
toujours trouvé que cette eau de chaux
& celle des coquilles de petoncle étoient
des dissolvans beaucoup plus puissans que
l'eau de chaux de pierre. L'ingénieux
M. *Home*, mon ami, a observé que l'eau
de chaux de coquilles brûloit le linge
beaucoup plutôt que l'eau de chaux de
pierre, & MM. *Duhamel* & *Grosse* ont
découvert, il y a environ vingt ans, que

l'eau de chaux d'huitres diſſolvoit une beaucoup plus grande quantité de tartre, que l'eau de chaux de pierre (*a*).

4° Bien loin que, comme l'imagine M. *Alſton* (*b*), la chaux impregne l'eau d'autant de ſes parties les plus fines qu'elle en peut recevoir, auſſi long-tems qu'elle conſerve quelque vertu, la chaux vive ne donne pas même à la premiere eau, lorſqu'on la fait dans un vaiſſeau ouvert, toutes les parties dont elle peut ſe charger puiſqu'on peut la rendre ſenſiblement plus forte, en la faiſant dans une bouteille bouchée ; & c'eſt une choſe bien remarquable que la différence qui ſe trouve entre la quantité de poudre blanche que fournit la premiere eau de chaux d'huitres faite dans un vaiſſeau ouvert & celle que donne la dix-ſeptieme eau faite de la même maniere, & la différence qu'il y a entre la quantité de la même poudre fournie par la premiere de ces eaux faites dans un vaiſſeau fermé & celle que donne la dix-huitieme ; il eſt remarqua-

---

(*a*) *Mém. de l'Acad. Royale des Sciences*, *ann. 1732.*

(*b*) *Diſſ. ſur la chaux vive, pag. 422. de l'édit. franç.*

ble , dis-je , que ces différences foient à-
peu-près les mêmes , c'eſt-à-dire , d'environ fix grains. Mais lorſque je mettois
une très-petite quantité de chaux dans une
très-grande quantité d'eau , il ſe trouvoit
une différence beaucoup plus grande entre
les infuſions faites dans des vaiſſeaux ouverts , & celles qu'on faiſoit dans des vaiſſeaux fermés , parce que pendant les ſept
jours que duroit l'infuſion , l'eau qui étoit
dans les vaiſſeaux ouverts , perdoit une
très-grande partie de ſa vertu que la chaux
ne pouvoit pas ſuppléer ; au lieu que dans
les vaiſſeaux fermés , l'eau recevoit toujours quelque choſe de la chaux , & durant tout ce tems elle ne perdoit que peu
de choſe ou rien du tout.

5° Si l'eau de chaux faite dans un vaiſſeau ouvert eſt plus foible que celle qui
a été faite dans un vaiſſeau fermé , pourquoi une eau de chaux ſimple ne pourroit-
elle pas acquérir une nouvelle force , en
y ajoutant de nouvelle chaux , puiſqu'il
eſt démontré qu'elle peut recevoir de la
chaux plus de vertu qu'elle n'en a ? Il eſt
cependant vraiſemblable que lorſque l'eau
de chaux a été faite dans des vaiſſeaux
fermés, de nouvelle chaux n'augmenteroit
pas tant ſa force , que celle d'une eau de

chaux faite dans des vaisseaux ouverts (*a*).

6° Les expériences que j'ai rapportées ci-dessus (pag. 45), & celles que j'ai données dans le *Phisical and Litterary Essays* (*b*), paroissent démontrer que l'eau de chaux faite dans des vaisseaux ouverts acquiert plus de force, lorsqu'on

---

(*a*) J'ai fait infuser dans une bouteille bien bouchée trois onces de chaux d'écailles d'huitres dans vingt-sept onces d'eau ; au bout de douze heures, j'y ajoutai six onces de nouvelle chaux sortant du feu ; je filtrai l'eau au bout de deux jours : douze onces & un gros de cette eau de chaux, sur lesquelles je mis trente grains de sel de tartre, donnerent près de seize grains de poudre blanche ; mais comme l'eau sentoit encore beaucoup la chaux, j'y ajoutai quinze autres grains de sel de tartre, & j'eus encore par la filtration un grain de poudre calcaire ; de sorte que cette eau de chaux double donna dix-sept grains de sédiment terreux. Qu'on ne dise pas que ce grain de poudre blanche fourni par l'addition de quinze grains de sel de tartre, venoit de ce sel, puisque lorsqu'on fait dissoudre une égale quantité de ce sel dans de l'eau commune, la précipitation qui se fait pour-lors, ne va pas à ⅒ de grain. Je ne sçais si cette eau de chaux double n'auroit pas encore acquis plus de force, si elle étoit restée plus long-tems sur la chaux, n'ayant pas eu le tems de répéter l'expérience.

(*b*) *Vol. 1. art. 13.*

y ajoute de nouvelle chaux : M. *Alston*
avoue même qu'ayant pesé une eau de
chaux qui avoit passé quatre fois sur de
nouvelle chaux (mais qui cependant, vu
la petite quantité de chaux employée chaque fois relativement à l'eau , ne devoit
pas être si forte que notre double eau de
chaux B , pag. 45 ,) dans une bouteille
qui contenoit 8940 grains d'eau de chaux
simple , il trouva que son poids étoit de
8947 grains (*a*) ; mais quoiqu'il soit
enfin convaincu par la force de ses propres expériences , que l'eau de chaux
double peut être plus pesante que la simple , cependant il ne veut pas convenir
que le petit excès de pesanteur de son
eau de chaux quadruple venoit de ce
qu'elle contenoit plus de chaux que l'eau
de chaux simple ; il aime mieux l'attribuer à quelque substance hétérogene qui
y étoit en dissolution , & il croit avoir
démontré sa prétention , parce qu'il a
trouvé que cette même bouteille remplie
de son eau de chaux quadruple, après qu'elle
s'étoit dépouillée de toute la chaux qu'elle
contenoit, & qu'elle ne faisoit plus de pel-

(a) *Dissertation on quick-lime* , seconde édit.
pag. 61.

licule, pefoit quatre grains de plus que
lorfqu'elle étoit remplie d'eau commune.

Cette expérience, fuppofé qu'on ne pût
rien objecter contre, n'explique que la
moitié de la différence qui fe trouve entre
le poids de fon eau de chaux fimple &
celui de fon eau de chaux quadruple; mais
fi on examine la chofe de plus près, on
verra qu'on n'y doit pas faire beaucoup
de fondement : car outre que, fi l'on eût
pefé l'eau de chaux fimple, après qu'elle
auroit été ainfi dépouillée de fa chaux, on
n'eût peut-être pas trouvé moins de différence entr'elle & l'eau commune, qu'entre celle-ci & l'eau quadruple. M. *Alfton*
étoit-il fûr que cette derniere étoit entiérement fans vertu ? J'ai trouvé que douze
onces d'une forte eau de chaux, après
avoir refté dix-neuf jours expofées à
l'air, donnerent, en y mêlant huit grains
de tartre, un grain & demi de matiere calcaire, quoique trente grains de
ce même fel diffous dans de l'eau commune ne fourniffent qu'un fixieme de ce
fédiment. N'eft-il donc pas plus que vraifemblable que les quatre grains de différence qui fe font trouvés entre l'eau quadruple & l'eau commune, venoient en
partie, finon entiérement, d'un refte de
chaux qu'elle contenoit encore, & dont

elle n'avoit pas été tout-à-fait dépouillée ;
sur-tout cette eau n'ayant été exposée à
l'air que dix jours (*a*) ? D'ailleurs lorsque la différence n'est que de quelques
grains, on ne peut pas s'en rapporter à la
machine dont M. *Alston* s'est servi ; &
la mettre en opposition avec la balance
hydrostatique, c'est prétendre qu'il est
possible de décrire un cercle sans compas
aussi exactement qu'avec cet instrument.

J'ajouterai que non seulement l'eau de
chaux double a paru plus forte que la simple à M. *Hales*, qui en a jugé par le goût
& par ses effets sur la pierre ; mais encore
je m'en suis convaincu par son poids, son
mélange avec le vin rouge, &c. & M.
Home a trouvé que l'eau de chaux devenoit plus dure, lorsqu'on la faisoit pas-

---

(*a*) Cela peut servir à rendre raison pourquoi M. *Alston* n'a pas trouvé une plus grande
quantité de croûtes dans l'eau de chaux double, que dans l'eau de chaux simple, & prouve
qu'on ne sçauroit déterminer exactement la force
de l'eau de chaux par la quantité de croûtes
qu'elle dépose, à moins qu'on ne fît évaporer
l'eau, ou qu'on ne la laissât en expérience jusqu'à ce que le sel de tartre n'en précipitât pas
plus de sédiment que de l'eau commune : méthodes que M. *Alston* n'a pas suivies dans ses
expériences.

ser une seconde & une troisieme fois sur la chaux vive : de sorte que si je me suis trompé, en pensant qu'on peut augmenter la force de l'eau de chaux en la mettant sur de nouvelle chaux, je serai au moins excusable, en ce que je ne suis pas le seul qui sois tombé dans cette erreur.

J'aurois pu rapporter un plus grand nombre d'expériences en faveur de ce que j'ai avancé d'abord sur la force des différentes eaux de chaux ; mais je n'ai voulu faire usage que de celles qui ne présentoient aucun équivoque, ou dont le dégré de force ne pouvoit être sujet à aucune dispute.

TABLE de la force des différentes Eaux de chaux dressée sur les Expériences précédentes.

EAU DE CHAUX D'ECAILLES D'HUITRES

FAITE

Dans des Vaisseaux ouverts.		*Dans des Vaisseaux fermés.*	
INFUSIONS.	FORCE.	INFUSIONS.	FORCE.
Premiere . . .	13	Premiere . . .	15 $\frac{1}{2}$
Sixieme . . .	10	Dix-huitieme . .	9 $\frac{2}{3}$
Dixieme . . .	8 $\frac{1}{2}$	400 parties d'eau	
Dix-septieme . . .	7	sur une de chaux	10
400 parties d'eau		600 parties d'eau	
sur une de chaux	7	sur une de chaux	8 $\frac{1}{2}$

EAU DE CHAUX DE PIERRE
FAITE

Dans des Vaisseaux ouverts.		*Dans des Vaisseaux fermés.*	
INFUSIONS.	FORCE.	INFUSIONS.	FORCE.
Premiere . . .	10	Premiere . . .	11 $\frac{1}{4}$
Dixieme . . .	8 $\frac{1}{2}$	Dix-huitieme . .	9 $\frac{1}{4}$
Dix-septieme . . .	7 $\frac{1}{2}$	600 parties d'eau	
600 parties d'eau		sur une de chaux	9
sur une de chaux	3 $\frac{3}{4}$		

SECTION IV.

Expériences faites avec l'Eau de chaux & quelques liqueurs animales.

LES expériences précédentes ayant pleinement démontré que l'eau de chaux a la vertu de dissoudre la pierre de la vessie, il nous reste à examiner quels sont les changemens que cette eau doit éprouver en se mêlant à nos humeurs, & par conséquent jusqu'à quel point on peut espérer qu'elle porte sa vertu jusques dans la vessie.

22. J'ai mis infuser un morceau de la pierre B,

qui pesoit trois grains, dans un mêlange
d'une partie de salive & de deux parties & demie d'eau de chaux faite avec
les écailles d'huitres ; au bout de quelques heures, sa surface commença de paroître blanche, & en secouant la bouteille, il s'en détacha des écailles blanches : au bout de deux jours de digestion à chaud, elle fut réduite à un grain
& demi.

23 J'en mis un autre morceau du même
poids dans une once de bile cystique &
trois onces d'eau de chaux d'huitres ;
l'ayant laissé pendant quarante-deux heures à une chaleur modérée, il y en eut
près d'un grain & demi qui fût dissous en
écailles blanches & fort minces.

[23] Un morceau de la pierre B pesant cinq grains, ayant été mis dans une
partie de sérosité de sang humain & $3\frac{1}{2}$
parties de la même eau de chaux, fut
réduit à trois grains après trente-huit heures de digestion à chaud & seize d'infusion à froid.

24 Je mis un morceau de pierre B, pesant aussi cinq grains, dans un mêlange
d'une once d'urine récente & trois onces
d'eau de chaux d'huitres : l'ayant tenu pendant trois jours en digestion au même
dégré de chaleur que le précédent, sa

furface devint toute blanche ; il y en eut un grain de diffous , & le refte fut un peu ramolli & rendu friable.

Puifqu'il paroît par ces expériences, que nos humeurs n'ont rien qui détruife la qualité diffolvante de l'eau de chaux, nous croyons pouvoir en conclure qu'elle portera fa vertu jufques dans la veffie, & qu'avec le tems elle pourra diffoudre la pierre.

SECTION V.

Expériences faites avec l'Eau de chaux, les liqueurs fermentées & fpiritueufes.

APRÈS avoir démontré qu'il étoit vraifemblable que nos fluides ne détruifent pas la vertu diffolvante de l'eau de chaux , nous allons tâcher de découvrir jufqu'à quel point les boiffons , dont on fait le plus d'ufage dans ce pays , peuvent l'affecter.

25 Le vin rouge détruit le goût d'une quantité double d'eau de chaux : fa couleur, bien loin d'être affoiblie par ce mêlange, en eft au contraire exaltée, & il a

le goût qu'ont le vin & l'eau mêlés ensemble ; mais si on y ajoute un peu plus
d'eau de chaux, il devient noirâtre, de
couleur de poudre à canon, & l'on commence à sentir un peu l'eau de chaux.
La quantité de l'eau de chaux nécessaire
pour produire dans le vin ce changement
de couleur, est proportionnée à sa force :
il m'est arrivé une seule fois qu'ayant éteint
de la chaux vive avec de l'eau de chaux
bouillante, l'eau de chaux que j'eus par
ce moyen, changea la couleur du vin
rouge en noir, en l'y mêlant dans la proportion d'un & demi à un.

Je pris deux morceaux de la pierre A,
qui pesoient chacun vingt-trois grains ; j'en
mis un dans de l'eau de chaux, que je
tins en digestion à une chaleur modérée ;
en cinq jours de tems, il perdit près de
cinq grains de son poids qui furent dissous ; l'autre, que j'avois mis dans une
partie de vin rouge & deux parties de la
même eau de chaux que je tins au même
dégré de chaleur, ne perdit rien de son
poids en quinze jours de tems ; sa surface
ne fut pas même ramollie.

26 Une once d'eau de chaux mêlée
avec une égale quantité de bonne aile
nouvelle, puisqu'il n'y avoit pas quinze
jours qu'elle étoit en bouteille, perdit son

goût : cette eau affoiblit le goût de dre-
che ordinaire à cette espece de biere, beaucoup plus que n'auroit fait la même quantité d'eau commune. Un morceau de la
pierre A de dix grains , après avoir été
treize jours dans ce mêlange à une chaleur modérée, ne perdit rien de son poids,
& ne donna pas la moindre apparence de
diffolution.

La petite biere produifit le même effet,
mais dans un moindre dégré.

27 Le vinaigre ne fait point effervefcence avec l'eau de chaux , & une once
fuffit pour détruire le goût de dix ou douze
onces d'eaux de chaux. Un fragment de
la pierre A qui pefoit quatre grains , ayant
refté huit jours dans un mêlange de ces
deux liqueurs à une chaleur de digeftion ,
ne perdit rien de son poids , & ue fut pas
même ramollie.

Il paroît donc qu'il eft effentiel , lorfqu'on veut faire ufage de l'eau de chaux ,
de s'abftenir non feulement d'acides, mais
encore de vin, d'aile, & autant que j'ai pu
l'obferver, de toute liqueur fermentée. Par
conféquent Mademoifelle *Stephens* , en
ordonnant de prendre fa poudre dans une
taffe de vin blanc , de cidre, ou de punch
léger , en affoiblilfoit beaucoup la vertu ,
& la rendoit bien moins efficace (quoique

que moins nuisible à l'estomac,) qu'elle n'eût été sans cela.

28 Une cuillerée d'eau-de-vie de sucre mêlée avec la même quantité d'eau de chaux, fit une liqueur qui avoit une belle couleur de citron, le goût & l'odeur de la chaux ; un peu de vinaigre qu'on y ajouta, changea subitement sa couleur, & détruisit le goût de chaux.

De l'eau-de-vie de sucre, dans laquelle on avoit fait infuser assez d'écorce de citron pour lui donner une couleur jaune, ayant été mêlée avec une égale quantité d'eau de chaux, prit une couleur beaucoup plus foncée ; mais aussi-tôt après, la liqueur devint trouble ; ce qui fut sans doute produit par l'action de l'eau de chaux sur l'huile qui se trouve dans l'écorce du citron, & qui avoit donné sa couleur jaune à cette eau-de-vie.

29 Parties égales d'eau-de-vie de France & d'eau de chaux produisent une liqueur plus haute en couleur, que l'eau-de-vie qu'on a employée, & qui a le goût de la chaux : au bout d'une heure ou deux, il tombe au fond du vase un sédiment brun (sur-tout lorsque l'eau-de-vie est fort colorée,) & la liqueur qui surnage prend la couleur de citron, & n'a plus le goût de chaux ; mais elle le reprend, lorsqu'on agite le sédiment.

D

La même chose arrive à l'eau-de-vie de grain & à celle de sucre, lorsqu'on les mêle avec l'eau de chaux, & le sédiment qu'elles déposent, est plus ou moins coloré, selon que ces eaux-de-vie le sont elles-mêmes : ce qui nous prouve que quoiqu'elles ne détruisent pas le goût de l'eau de chaux, cependant elles précipitent en très-peu de tems la chaux qui, en tombant, entraîne avec elle au fond du vase les parties qui leur donnoient la couleur.

30 Ayant fait infuser un morceau de la pierre B de deux grains dans une partie d'eau-de-vie de grain & deux parties d'eau de chaux faite avec les écailles d'huitres, sa surface devint blanche ; en trente-cinq heures de digestion à chaud, il y en eut environ le tiers d'un grain de dissous.

Nous pouvons conclure de ces expériences, que si les personnes qui font usage de l'eau de chaux, ne peuvent pas se borner aux boissons purement aqueuses, il est plus sûr de leur permettre un punch léger sans acides, que le vin, l'aile, ou quelqu'autre liqueur fermentée.

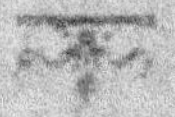

SECTION VI.

Expériences faites avec l'Eau de chaux, quelques viandes, le lait, le miel & le sucre.

31 JE mis un morceau de la pierre B, qui pesoit six grains, dans un mêlange d'une partie de bouillon au mouton & deux parties d'eau de chaux d'écailles d'huitres ; il fut réduit à trois grains, après trois jours de digestion à chaud.

32 Dans le même tems je mêlai demi-once d'une sorte décoction de morue fraiche & une once & demie d'eau de chaux faite avec les écailles d'huitres ; j'y mis un fragment de la pierre B du poids de quatre grains, qui perdit trois grains en $3\frac{1}{2}$ jours de digestion au même dégré de chaleur que le précédent.

D'où l'on peut conclure, qu'on peut permettre cette espece d'aliment à ceux qui prennent l'eau de chaux.

33 Un fragment de la pierre B du poids de cinq grains, ayant été mis dans un mélange d'une once de lait & de quatre onces d'eau de chaux faite avec les

écailles d'huitres , après quarante-deux
heures de digestion à une chaleur un peu
plus grande que celle du corps humain ,
eut une partie de sa substance dissoute sous
l'apparence d'écailles blanches ; la plus
grande partie étoit tellement ramollie ,
qu'on l'écrasoit facilement entre les doigts.

34 Ayant dissous deux gros de miel
dans trois onces d'eau de chaux faite avec
les écailles d'huitres , j'y mis en digestion
un morceau de la pierre B , qui pesoit cinq
grains ; après l'avoir laissé cinquante-six
heures à une chaleur modérée , il n'avoit
perdu qu'un grain , & le reste étoit aussi
dur qu'auparavant.

35 Je mis un morceau de la pierre B ,
qui pesoit cinq grains , dans trois onces
d'eau de chaux faite avec les écailles d'huitres , dans lesquelles j'avois fait dissoudre
deux gros de sucre blanc ; il fut réduit
à trois grains en quarante-huit heures de
digestion , & ce qui restoit ne paroissoit
plus si dur.

Ces expériences nous font voir que le
miel détruit en grande partie la vertu dissolvante de l'eau de chaux , au lieu que
le sucre ne l'affoiblit que très-légérement.
Il paroît que le miel & l'eau de chaux
souffrent une très grande altération, quand
on les mêle ensemble ; car il s'en élève

une odeur très-désagréable, & que c'est
cette altération qui affoiblit la vertu de
l'eau de chaux : cet affoiblissement peut
encore être l'effet de la partie balsami-
que du miel, qui emporte & embarrasse
les parties actives de l'eau de chaux.

SECTION VII.

Expériences faites avec l'Eau de chaux & différens fruits, herbes, ou racines.

AFIN de me mettre en état de prescrire aux personnes attaquées de la
pierre le régime le moins capable d'affoiblir la vertu de l'eau de chaux, après les
expériences que je viens de rapporter sur la
chair des animaux, je crus devoir examiner
quels effets certaines substances végétales
produiroient sur ce fluide.

36 Je mis infuser un morceau de la
pierre B, pesant six grains, dans une demi-
once de suc de fraises & deux onces &
demie d'eau de chaux faite avec les écailles d'huitres ; après quatre jours de digestion à chaud & sept d'infusion à froid, il
n'avoit rien perdu de son poids, & on n'y

D iij

remarquoit pas la moindre apparence de diffolution.

37 Je mis à digérer un morceau de la pierre B, qui pefoit fix grains, dans une demi-once de fuc de cerifes & trois onces d'eau de chaux faite avec des écailles d'huitres ; au bout de fix jours, fa furface ne parut point amollie, & il n'avoit rien perdu de fon poids.

38 Un morceau de la pierre B, du poids de fix grains, ayant été mis dans un mélange fait d'une once d'une forte décoction de raifins fecs & trois onces d'eau de chaux d'écailles d'huitres, n'éprouva pas la moindre altération en trois jours de digeftion à chaud.

Nous pouvons conclure de ces expériences, que les perfonnes qui font ufage de l'eau de chaux pour la pierre, doivent s'abftenir de tous les fruits qui ont quelque acidité ou quelque âpreté, foit frais, comme des grofeilles, des fraifes, des cerifes, des pommes, des poires, des prunes, des pêches, &c. ou fecs, comme des raifins, des pruneaux, des raifins de Corinthe, &c.

39 Je fis infufer un morceau de la pierre B, qui pefoit cinq grains, dans une once de décoction d'afperges & deux onces de la même eau de chaux ; au bout

de quelques heures, sa surface commença à devenir blanche, & en trente-six heures de digestion à chaud, il avoit perdu un grain de son poids qui s'en étoit détaché en forme d'écailles blanches. Comme les parties grossieres des asperges tombent toujours au fond du vase, il est nécessaire de tenir la pierre suspendue par un fil dans le milieu du mélange ; sans cela la dissolution ne réussit pas aussi-bien.

Les artichaux paroissent détruire la vertu de l'eau de chaux un peu plus que les asperges.

40 Un morceau de la pierre B, qui pesoit neuf grains, ayant été tenu pendant quatre jours en digestion dans une once de décoction de gros navets & deux onces d'eau de chaux d'huitres, perdit plus d'un grain.

41 Un morceau de la pierre B, pesant trois grains, ayant été mis dans une décoction de persil & dans de l'eau de chaux, dans la même proportion que le mélange précédent, fut réduit à un grain & un quart en trois jours de digestion à chaud, le reste en ayant été détaché sous la forme d'écailles.

42 Un morceau de la pierre B, de sept grains, perdit un grain de son poids en trente-six heures de digestion à chaud dans

un mélange fait avec une once de décoction d'oignon & deux onces d'eau de chaux d'huitres.

43 Le suc de laitue mêlé à l'eau de chaux, en détruit la vertu beaucoup plus que toutes les plantes précédentes.

44 Un morceau de la pierre B, du poids de neuf grains, en deux jours & dix-huit heures de digestion à chaud dans une once d'une forte décoction de racine d'*Althea* & deux onces d'eau de chaux d'huitres, perdit un grain de sa substance qui fut dissous, le reste étoit mol & friable.

45 Je mis un morceau de la pierre B, pesant quatorze grains, dans de l'eau de chaux dans laquelle on avoit fait infuser des baies de geniévre ; au bout de deux jours & demi, il eut perdu plus de deux grains qui avoient été dissous.

Le thé, soit verd, soit bohé, infusé de la même maniere, ne diminue pas beaucoup la vertu de l'eau de chaux.

J'aurois pu éprouver les effets d'un plus grand nombre de substances végétales sur l'eau de chaux, si je n'eus pas craint de trop grossir cet Ouvrage ; mais ce petit nombre d'expériences suffit pour nous faire connoître que les personnes attaquées de la pierre, qui voudront faire usage de l'eau de chaux, peuvent manger, sans rien crain-

dre, des artichaux, des asperges, des épinards, des laitues, de la chicorée, du persil, du pourpier, des oignons, des poireaux, du céleri, des navets, des carottes, des patates, des raves, des pois
verds (*a*).

SECTION VIII.

*Expériences faites avec l'Eau de
chaux & plusieurs autres
remedes.*

46 A Y A N T dissous un gros de tartre
soluble dans une once & demie
d'eau de chaux, j'y fis infuser quatre grains
de la pierre B, qui ne perdirent rien de
leur poids en cinq jours de digestion à
chaud, mais qui devinrent un peu plus
friables.

(*a*) On a observé que le suc & la décoction
d'oignons, de poireaux & de céleri, étoient
capables de dissoudre les pierres tendres de la
vessie ; par conséquent on doit les préférer dans
le régime qu'on préferira aux personnes attaquées de la pierre. Voyez l'Hæmast. de M. Hales. *Rusy's Experiments on Mrs. Stephen's
Medicines.*

47 Je fis digérer quatre grains de la même pierre dans une diffolution de nitre dans l'eau de chaux, fuivant les mêmes proportions que ci-deffus ; il y en eut près d'un grain de diffous en cinq jours & demi.

48 Je mis un morceau de la pierre B, pefant fept grains, dans trois onces d'eau de chaux d'huitres, auxquelles j'avois ajouté un gros de fel cathartique amer : au bout de près de quatre jours, la pierre avoit à peine perdu quelque chofe de fon poids ; mais fa furface externe étoit plus molle & comme rongée.

49 Dans le même tems je mis un morceau de la pierre B, de fix grains, dans deux onces d'eau de chaux d'huitres, dans laquelle j'avois diffous deux fcrupules de fel de Glauber ; après l'avoir tenue quatre jours à un dégré de chaleur modérée, fa furface étoit plus ramollie que celle de la pierre de la derniere expérience ; mais il n'avoit rien perdu de fon poids.

50 Trois onces d'eau de chaux d'huitres, dans laquelle j'avois fait diffoudre un gros de fel marin, diffolvirent en trois ou quatre jours de digeftion un grain d'un morceau de la pierre B, qui en pefoit fix, lorfqu'on l'y mit.

L'eau de chaux ne diffout que très-difficilement la plûpart de ces sels, dont une partie tombe au fond, lorsque la liqueur a été quelque tems en repos ; ce qui m'engagea à suspendre la pierre dans le milieu de la phiole avec un fil.

Nous voyons par-là que les sels, même les sels neutres, détruisent une grande partie de la vertu de l'eau de chaux.

51 Je mis un morceau de la pierre B, qui pesoit quatre grains, dans une dissolution de sept grains d'aloës dans deux onces d'eau de chaux d'huitres ; au bout de trente-six heures de digestion, il fut réduit à environ trois grains.

52 Je fis infuser pendant douze heures dix grains de rhubarbe en poudre dans trois onces d'eau de chaux d'huitres ; ensuite j'y mis un morceau de la pierre B, qui pesoit six grains : après trente-deux heures de digestion à chaud, il y en eut deux grains de dissous.

Il est bon d'observer que l'eau de chaux mêlée avec de la rhubarbe en poudre, acquiert sur le champ une couleur rouge foncée, comme si on y avoit fait infuser de la cochenille ; la même chose arrive, lorsqu'on mêle une infusion de rhubarbe avec du vieux pissat, ou de la potasse. Nous voyons par-là pourquoi l'urine d'une personne qui a pris de la rhubarbe, acquiert

une couleur de sang , pour peu qu'elle sé-
journe dans un pot incrusté d'un sédiment
d'urine long-tems gardée ; phénomene qui
a sans doute dérouté bien des gens qui
n'en connoissoient pas la véritable cause.

53 Ayant fait infuser de la même maniere dix grains de poudre de jalap dans
trois onces d'eau de chaux d'huitres , j'y
mis un morceau de la pierre B , du poids
de six grains, qui en trente-deux heures de
digestion à chaud fut réduite à cinq grains.

54 Quatre grains & demi de la pierre B,
ayant digéré à chaud pendant trente-quatre
heures dans une infusion d'un demi-gros
de séné dans trois onces d'eau de chaux
faite avec les écailles d'huitres , furent réduits à trois grains.

55 Ayant dissous deux scrupules de
manne dans deux onces d'eau de chaux
d'huitres , j'y mis un morceau de la pierre
B , qui pesoit $4\frac{1}{2}$ grains ; l'ayant tenu
trente-quatre heures à une chaleur modérée , il s'en dissolvit plus d'un grain.

Il résulte de ces expériences , que si
l'on a besoin de purger pendant l'usage
de l'eau de chaux , ce qui peut arriver ,
sur-tout si l'on n'y joint point de savon ,
car l'eau de chaux constipe , il faut préférer quelques uns de ces derniers purgatifs aux sels dont nous avons parlé au commencement de cette Section.

SECTION IX.

Expériences sur les changemens qu'éprouve l'Eau de chaux, lorsqu'on la fait bouillir, & qu'on la laisse exposée à l'air, avec de nouvelles Observations sur sa nature & sur les différentes maladies dans lesquelles on peut l'employer.

APRÈS avoir fait un grand nombre d'expériences sur l'eau de chaux & différentes substances mêlées ensemble, je crus devoir examiner quels changemens éprouveroit cette eau, en la faisant bouillir & en la laissant exposée à l'air, & faire de nouvelles recherches sur sa nature & ses vertus.

56 Douze onces d'eau de chaux que je réduisis à quatre par une ébullition rapide, perdirent quelque chose de leur vertu : car au lieu qu'avant de la faire bouillir, deux parties de cette eau de chaux suffisoient pour donner une couleur noire à une partie de vin rouge, il

en fallut deux & demi aprés l'ébullition ;
& M. *Langrish* nous apprend qu'ayant
retiré par la distillation une chopine d'eau
de chaux de deux pintes qu'il en avoit
mises dans son alambic, il trouva que l'eau
qui avoit passé dans le récipient , & celle
qui étoit restée dans l'alambic , avoient
perdu de leur vertu (*a*).

La vapeur qui s'éleve de l'eau , tandis
qu'elle fait effervescence avec la chaux ,
n'est qu'une eau insipide & sans odeur ,
qui n'a aucune des vertus de la chaux (*b*).

57 On peut garder pendant long-tems
de l'eau de chaux dans une bouteille bien
bouchée, sans qu'elle perde rien de sa vertu,
ni qu'elle éprouve aucun changement ;
mais en ayant exposé quatre onces dans un
vaisseau ouvert, il commença bientôt à s'y
former une pellicule , & elle déposa un
sédiment de la même nature : au bout de
trois jours, elle avoit perdu la plus grande
partie de son goût brûlant , elle cessa
de colorer en noir le vin rouge ; & au
bout de cinq qu'elle avoit presqu'entiérement perdu son goût de chaux , elle ne
produisit plus aucun changement sur le sy-

(*a*) *Physical Experiments on brutes* , p. 12,
13 & 16.
(*b*) *Ibid.* p. 13 & 14.

rop de violettes, & ne put plus diſſoudre la pierre. Cela arrive auſſi promptement lorſque l'air eſt froid, que lorſqu'il eſt chaud, & dépend en grande partie de la largeur ou de la petiteſſe du vaiſ-ſeau ; car le tems dans lequel l'eau de chaux ainſi expoſée perd ſa vertu, eſt plus ou moins long, ſelon la proportion de la ſurface à la quantité du fluide.

Puiſque l'eau de chaux ainſi expoſée à l'air continue à changer la couleur du ſyrop de violettes, deux jours après qu'elle a ceſſé de produire aucun effet ſur le vin rouge, il paroît que ce dernier eſt la pierre de touche la plus ſûre pour juger de ſa bonté.

La pellicule qui ſe forme ſur l'eau de chaux, lorſqu'elle eſt expoſée à l'air, eſt d'abord très-mince, & préſente les cou-leurs de l'arc-en-ciel ou des bulles de ſa-von : ces couleurs changent par dégré, juſqu'à ce qu'enfin par l'appoſition de nou-velles particules, la croûte devient aſſez épaiſſe pour réfléchir également tous les rayons de la lumiere, & paroître blanche.

Si l'on mêle cette pellicule avec du ſyrop de violettes, qu'on les batte bien enſemble, & qu'enſuite on y ajoute de l'eau, le mélange, après avoir été un mo-

ment en repos, devient verd ; les parties
de cette pellicule ont été si fort divisées
& si intimement unies avec l'eau, pendant qu'elle a resté sur la chaux, qu'elles
sont absolument invisibles, & lui restent
unies d'une façon inséparable, aussi long-
tems qu'on la garde dans un vaisseau fermé.
Il n'est pas aisé d'expliquer pourquoi ces
parties commencent à se séparer de l'eau
& à s'unir ensemble, lorsque l'eau reste
exposée à l'air. N'est-ce point parce que
dans l'ébullition ses parties sont plus exposées à l'action de l'air, que l'eau de
chaux devient plus foible, quand on la
fait bouillir, plutôt que parce qu'elle est
dépouillée de quelque partie volatile que
le feu fait évaporer ? & n'est-ce point
parce que ses parties présentent une plus
grade surface à l'air contenu dans l'alembic & le récipient, en s'élevant en vapeurs, que l'eau de chaux perd quelque
chose de sa vertu, lorsqu'on la distille dans
des vaisseaux fermés ? Cela n'est-il pas
prouvé en quelque sorte par l'observation
de M. *Blacks*, qui a remarqué que quoique la *magnesie blanche* qui contient une
très-grande quantité d'air, détruise la vertu
de la chaux vive & de son eau, cependant
dant lorsqu'elle a été une fois dépouillée

de son air par la calcination, elle ne produit plus cet effet (a)?

Nous ferons observer à ce sujet la grande analogie qu'il y a entre quelques eaux minérales & l'eau de chaux. On observe que les eaux martiales, lorsqu'elles restent exposées à l'air, déposent un ochre jaune, & perdent leur vertu; l'eau de chaux exposée de la même maniere, se couvre d'une pellicule, & n'a plus de force. L'eau de chaux perd une grande partie de sa vertu, lorsqu'on la fait bouillir dans des vaisseaux ouverts, ou qu'on la distille dans des vaisseaux fermés; ce qui arrive aussi aux eaux minérales, mais d'une façon plus remarquable.

C'est une opinion généralement reçue, que tandis que l'esprit martial (car c'est ainsi qu'on appelle le principe subtil qui s'évapore des eaux martiales, lorsqu'elles demeurent exposées à l'air,) reste dans les eaux ferrugineuses, leurs parties métalliques demeurent invisibles; mais qu'aussitôt que cet esprit s'est envolé, ces parties commencent à s'unir, & à se laisser voir sous la forme d'un ochre jaune. N'est-il

---

(a) *Dissert. inauguralis de magnesiâ albâ*, p. 31, 32, 33 & 37.

pas vraisemblable que lorsque l'eau de chaux reste exposée à l'air, elle perd quelque matiere active & volatile qui empêchoit la réunion de ses parties, & de laquelle dépendoit la plus grande partie de ses vertus ? Ou plutôt l'air ne peut-il pas détruire de quelqu'autre maniere la vertu de l'eau de chaux ?

La matiere calcaire qui se sépare de l'eau de chaux, lorsqu'elle a été exposée à l'air, ne peut plus se dissoudre dans l'eau, ou s'unir intimement avec ses parties, mais tombe toujours au fond sous la forme d'une poudre blanche, insipide & sans goût. Je soupçonne que c'est pour cela qu'on l'a regardée comme une chaux éteinte extrêmement divisée, quoique les expériences suivantes démontrent qu'elle differe de la chaux, soit vive, soit éteinte.

1° Les coquilles calcinées font, en sortant du feu, une petite effervescence avec le vinaigre, & répandent une odeur sulfureuse très-désagréable.

2° Les coquilles calcinées, après avoir resté dans l'eau jusqu'à ce qu'elles soient parfaitement éteintes, étant séchées & mises en poudre, ne font aucune effervescence avec le vinaigre.

3° La matiere calcaire qu'on retire de l'eau de chaux après une forte évaporation, étant mêlée avec le vinaigre, fait une grande effervescence qui dure un tems considérable.

4° Je mis un peu de cette matiere dans une cuiller d'argent, & je l'exposai pendant quinze minutes à un feu très-vif ; mais après qu'elle fut refroidie, elle fit la même effervescence avec le vinaigre.

5° Je mis deux fois de l'eau bouillante fur cette matiere calcaire, pour voir fi par des lavages répétés elle perdroit quelque chofe ; mais après en avoir féparé l'eau & féché un peu la poudre, elle fit effervefcence avec le vinaigre, comme auparavant.

Par conféquent l'effervefcence que cette matiere calcaire de l'eau de chaux fait avec les acides, n'eft produite ni par un fel alkali volatil, ni par un alkali fixe ; car le feu auroit chaffé l'alkali volatil, & s'il y avoit eu un alkali fixe, ou même un alkali volatil, ils auroient été diffous par les lavages répétés.

6° La craie en poudre fait une grande & longue effervefcence avec le vinaigre, comme la pellicule de l'eau de chaux, & elle fait cette effervefcence même après qu'on y a paffé plufieurs eaux, ou qu'on l'a expofée à un feu vif.

Il paroît donc que la matiere calcaire

que donne l'eau de chaux, est un véritable *alkali terreux* semblable à la craie, & que l'effervescence qu'elle fait avec les acides, ne vient que de cette cause.

7° Quoique la chaux vive ne fasse qu'une légere effervescence avec le vinaigre, & que la chaux éteinte n'en fasse aucune, au lieu que la matiere calcaire de l'eau de chaux en fait une forte & de longue durée ; cependant ces trois substances en font une très-violente, lorsqu'on les mêle avec des acides plus forts, comme l'esprit de nître & l'esprit de sel. De-là on peut conclure qu'elles contiennent toutes une grande quantité d'alkali terreux, mais qui est plus fort dans la pellicule de l'eau de chaux.

58 Une partie de vinaigre mêlée à dix parties d'eau de chaux, empêche qu'il ne s'y forme de pellicule ; mais si l'on fait évaporer le mêlange à une chaleur modérée, il dépose un sédiment noir, dont la plus grande partie paroît venir du vinaigre.

59 On a généralement cru qu'il n'étoit pas possible de retirer aucun sel de l'eau de chaux ; je n'ai jamais pu m'en procurer par la voie de l'évaporation : la pellicule qui s'y forme, a plutôt l'air d'une chaux extrêmement divisée, ou d'une terre absorbante, que d'un sel. Si l'on objecte

que, le fel de l'eau de chaux étant d'une nature volatile, il n'eſt pas poſſible de le retirer par l'évaporation ; il fuffit de répondre que dans ce cas on devroit au moins le retirer par la voie de la diſtillation dans les vaiſſeaux fermés, que d'ailleurs il affecteroit l'odorat. Mais bien loin que cela ſoit ainſi, la vapeur qui s'éleve, pendant qu'elle fait efferveſcence avec la chaux vive, n'a aucune des vertus de la chaux, & differe à peine de l'eau ordinaire. Cependant ayant mêlé une partie de vinaigre blanc ſur dix ou douze parties d'eau de chaux, j'apperçus au bout de quelques jours des concrétions ſalines qui s'étoient attachées aux parois du vaſe : elles avoient le goût du ſel marin, quoiqu'elles fuſſent un peu plus douces ; elles devoient ſans doute leur origine au ſel acide du vinaigre rendu neutre par l'eau de chaux. Ayant mis un morceau de la pierre B dans une eau de chaux faite avec des coquilles qui avoient reſté expoſées à l'air pendant quinze heures, depuis qu'on les avoit retirées du feu, je fus très-ſurpris au bout de trois ou quatre jours d'obſerver un nombre prodigieux de cryſtalliſations pointues, ſemblables à des aiguilles fines, d'environ $\frac{1}{6}$ de pouce de long ; elles s'élevoient de ſa ſurface, & lui donnoient la forme d'un hériſſon. Je fuis porté à croire que ces cryftaux ne venoient pas de l'eau de chaux, mais du fel marin, dont les écailles d'huitres contiennent une très-grande quantité, même après qu'elles ont été calcinées (a). J'ai vu depuis beaucoup de ces cryftallifations, quoique moins nombreufes, qui avoient été produites par l'eau de chaux faite avec des huitres nouvellement pêchées; mais je ne me fouviens pas d'en avoir vu, lorfque j'ai fait mon eau avec la chaux de pierre, ou celle des coquilles, qui ayant refté long-tems expofée à l'air, avoient perdu tout le fel marin qu'elles contenoient. On dit, à la vérité, que M. *Lewenhoeck* avoit découvert avec fes microfcopes un grand nombre de molécules falines dans l'eau de chaux (b). Je ne déciderai pas fi fon imagination n'a pas un peu contribué à cette découverte, ou bien s'il n'avoit pas befoin de trouver de la reffemblance entre cette eau, celle qu'on fait avec des pierres de la veffie calcinées, & la matiere topheufe qui fuinte quelquefois des articulations des goutteux; ou enfin s'il y a en effet de telles parties

---

(a) Voyez le n° 67.
(b) Mufgrave, *de Arthritide*, c. 9. §. 4.

falines. Car quoique, conmme je l'ai dit, ç'ait été une opinion généralement reçue parmi les plus grands Chymiftes, qu'on ne pouvoit retirer aucun fel de la chaux, cependant M. *Dufay* a prétendu en avoir obtenu de l'eau de chaux, & a donné fon procédé dans le plus grand détail (*a*) ; mais puifque ce fel eft un fel neutre, il ne paroît pas qu'il puiffe avoir de grandes vertus : d'ailleurs M. *Dufay* ayant re-marqué qu'à moins qu'on ne jette la pierre à chaux toute rouge dans l'eau, qu'on ne la faffe bouillir, & qu'on ne dé-cante l'eau toute bouillante pour la faire évaporer, elle ne donne point de fel, ou du moins en donne très-peu ; nous pou-vons en conclure que la vertu de l'eau de chaux ne réfide pas dans ce fel. D'un autre côté, la fubftance calcaire qu'elle dé-pofe, lorfqu'on la fait évaporer, n'ayant pas une grande efficacité, & ne pa-roiffant pas différer d'une terte alkaline abforbante, la vertu diffolvante de l'eau de chaux ne peut venir que d'un principe actif & pénétrant, dont l'eau eft impreg-née par la chaux, & auquel on doit at-tribuer en partie l'augmentation de fa pe-

____

(a) *Mém. de l'Acad. des Sciences*, *1724.*

fanteur fpécifique, mais qui, lorſque l'eau de chaux reſte expoſée à l'air, s'évapore bientôt, & la laiſſe ſans vertu.

60 Quoique l'eau de chaux change en verd la couleur bleue du ſyrop de violettes, & donne par l'évaporation une terre alkaline abſorbante, qui fait efferveſcence avec les acides & en change la nature, néanmoins comme l'eau de chaux ne fait point efferveſcence avec le vinaigre, ni avec l'eſprit de vitriol, il paroît qu'elle participe peu de la nature alkaline : on ne peut pas même dire que la vertu de la chaux dépende d'un alkali ; car l'efferveſcence qu'elle fait avec le vinaigre, eſt beaucoup moins conſidérable que celle qu'elle fait avec la petite biere, & ni l'une ni l'autre ne l'éteignent que très-difficilement ; au lieu que l'eau qui n'eſt ni acide ni alkaline, produit, quand on la verſe deſſus, une grande efferveſcence & beaucoup de chaleur, & la diſſout très-promptement. La grande efferveſcence que la chaux fait avec des acides plus forts, comme l'eſprit de vitriol, de nitre & de ſel, eſt produite par un alkali terreux qu'elle contient, & qui ſe trouve auſſi dans la chaux éteinte, la pellicule de l'eau de chaux & les autres terres abſorbantes, & non pas par un ſel alkali particulier.

ticulier. L'activité & la qualité corrosive de la chaux vive ne vient pas de sa nature alkaline, puisque la matiere calcaire de l'eau de chaux, qui est insipide & qui n'a rien du goût de la chaux, fait une plus grande effervescence avec le vinaigre, que la chaux elle-même; & puisque M. *Homberg* a remarqué que la chaux éteinte demande autant d'esprit de nître ou d'esprit de sel pour être saturée, que la chaux vive (*a*).

L'eau de chaux ne rend pas alkaline l'urine de ceux qui en font usage; car celle de M. *Millar* ne faisoit aucune effervescence avec le vinaigre, & ne verdissoit point le syrop de violettes, quoiqu'il prétendît qu'elle avoit le goût de l'eau de chaux. La chaux elle-même ne fait pas prendre la nature alkaline aux humeurs auxquelles on la mêle. Il est vrai que lorsqu'on verse de l'eau de chaux sur l'urine, il s'en éleve une vapeur piquante & ignée, qui n'est pas, à proprement parler, alkaline, puisqu'étant mêlée avec les acides, elle ne fait point d'effervescence, quoique ces sels diminuent beaucoup sa volatilité & sa nature ignée. On n'a pu

----

(*a*) *Mém. de l'Acad. Royale des Sciences*, ann. *1700*.

E

par aucun moyen retirer de ces vapeurs le plus petit atome d'alkali, ou de quelqu'autre sel (a).

Il est évident, par ce que nous venons de dire, que la forte odeur alkaline que répand l'urine des personnes qui ont pris le remede de Mademoiselle *Stephens*, ne vient pas tant de la chaux qui y entre, que du sel alkali ou de la potasse qui fait la plus grande partie du savon; & il paroît que la vertu dissolvante de cette urine ne dépend pas, comme l'ont pensé M. *Kirckpatrick* & les Académiciens François (b), de sa nature alkaline, puisque l'urine de M. *Millar* avoit cette vertu, sans être alkaline, & puisque M. *Hales* a fait voir que la potasse, qui est presque le seul alkali qui entre dans ce remede, n'a pas beaucoup d'efficacité pour dissoudre la pierre (c).

Malgré le rapport apparent qu'on croit appercevoir entre la chaux vive & les alkalis fixes, elle en differe à beaucoup d'égards : il y a même des expériences qui semblent indiquer qu'elle tient un peu de l'acide; ce qui a fait imaginer à quel-

---

(a) Boerhaave, *Chymia*, vol. 2. *process.* 97.
(b) Kirkpatrick's-case, & *Mém. de l'Acad. des Sciences*, ann. 1739 & 1740.
(c) Voyez le n° 61.

ques Chymiftes, que la chaux contenoit un acide & un alkali fixe ; & c'eft au conflit de ces deux fels, qu'ils ont attribué l'effervefcence & la chaleur qui accompagne fa diffolution dans l'eau (*a*). Il n'eft pas étonnant, difent-ils, qu'on ne retire aucun fel de la chaux, en la diffolvant dans l'eau, parce que fes deux fels oppofés agiffant l'un fur l'autre, fe détruifent & fe changent en une troifieme fubftance qui, comme tous les magifteres, eft infipide & infoluble (*b*).

L'eau de chaux dans laquelle on fait diffoudre du fel de tartre, devient fur le champ trouble & blanchâtre ; & au bout de quelque tems, il s'en précipite une poudre blanche & infipide, qui n'eft pas un tartre vitriolé, comme on l'a imaginé (*c*), mais qui reffemble beaucoup

---

(a) *Mayow Oper. cap. 14. de æftu calcis vivæ.*

(b) *Idem, ibid.*

(c) *Macquer*, *Elémens de Chymie théorique*, *pag. 67.* Il paroît que l'Auteur n'a pas entendu ce que M. *Macquer* rapporte dans l'endroit cité. Il dit que fi l'on verfe de l'alkali fixe fur de l'eau de chaux, le fel féléniteux qu'il fuppofe y être contenu, fe décompofe, l'alkali fixe s'unit à l'acide vitriolique, & forme avec lui un tartre vitriolé qui refte en diffolution dans

aux écailles d'huitres ou aux coquilles d'œufs préparées , & à la pellicule qui se forme sur l'eau de chaux (*a*) : car c'est

---

la liqueur , tandis que la terre absorbante se précipite sous la forme d'une poudre insipide : ainsi ce n'est pas cette poudre insipide qui est un tartre vitriolé ; ce sel reste dans la liqueur , & on peut l'en retirer par l'évaporation & la crystallisation. Au reste M. *Macquer* ne rapporte cette expérience, que d'après M. *Malouin* qui en doit seul être le garant.

(*a*) J'ai dit [*Edimburg Physical Essays*, vol. 1 , art. 13 ,] que la précipitation qui se fait, lorsqu'on dissout du sel de tartre dans de l'eau de chaux , est dûe presque entièrement à l'eau de chaux , & non pas au sel. Cela a donné lieu à quelques remarques de la part de M. *Alston*, (*Dissert. on quick-lime*, seconde édit. pag. 64,) qui ayant avancé dans la premiere édition de la *Dissertation sur la chaux vive*, que ce précipité venoit principalement du sel alkali, s'est cru obligé de réfuter une proposition qui s'accordoit si peu avec ses opinions. Mais afin de mettre les Lecteurs en état de juger combien les fondemens sur lesquels il m'attaque, sont foibles, je vais rapporter en peu de mots les raisons qui me font penser que la poudre précipitée dans le mélange du sel de tartre avec l'eau de chaux, n'est autre chose que la terre calcaire qui étoit contenue dans l'eau.

1° La matiere calcaire qui se précipite, lorsqu'on mêle du sel de tartre avec de l'eau de chaux, est proportionnée à la quantité & à la

une terre alkaline abſorbante, qui fait une forte effervescence avec le vinaigre & l'eſprit de vitriol, mais qui ne ſe diſſout

---

force de l'eau de chaux , & non pas à celle du ſel.

2° La leſſive alkaline qu'on emploie dans la fabrique du ſavon , produit une précipitation ſemblable à celle qu'occaſionne le ſel de tartre , ou ſa diſſolution dans l'eau commune : il n'eſt pas vraiſemblable que le ſel contenu dans cette leſſive qui a déja ſoutenu l'action de la chaux vive ſans ſe décompoſer , ſoit décompoſé par l'eau de chaux , dont l'action eſt beaucoup plus ſoible.

3° Si la poudre blanche qui ſe précipite, lorſqu'on mêle du ſel de tartre avec de l'eau de chaux , venoit du ſel , une diſſolution de ce ſel dans l'eau commune deviendroit néceſſairement trouble & laiteuſe , & il s'y feroit une précipitation beaucoup plus grande , en y plongeant un morceau d'écaille d'huitres calcinée , qu'en y mêlant de l'eau de chaux ; ce qui n'arrive cependant point : car ayant fait diſſoudre un gros & demi de ſel de tartre dans un peu plus de deux onces d'eau commune , & ayant filtré la diſſolution au travers d'un papier gris , j'y mis trois ou quatre morceaux d'écailles d'huitres calcinées , qui peſoient deux gros : il ſe fit d'abord une eſpece de ſifflement , & il s'éleva un très-grand nombre de bulles d'air ; mais la liqueur reſta auſſi claire & auſſi transparente qu'auparavant ; elle ne devint pas laiteuſe pendant les quatre jours qu'elle reſta ſur la chaux, & la pré-

pas dans ce dernier. Si l'on met trente grains de sel de tartre sur douze onces d'eau de chaux, le mêlange conserve le

---

cipitation qui se fit, étoit à peine sensible ; je dis à peine sensible, parce qu'il n'étoit pas aisé de distinguer une petite précipitation saline de la chaux en poudre fournie par les coquilles, dont il s'étoit déposé une petite quantité au fond du vase.

4° Mais supposant que la chaux précipite $\frac{1}{31}$ du sel de tartre ou de la potasse, dont on verse la dissolution sur la chaux pour faire la lessive qui sert à faire le savon, comme le montrent les expériences de M. *Alston*, (*Dissert. on quick-lime*, pag. 1,) supposant même que l'eau de chaux est capable de précipiter la même quantité de ces sels ; cependant dans le précipité produit par le mêlange de trente grains de sel de tartre avec douze onces d'eau de chaux d'huîtres, il n'y auroit que $1\frac{1}{4}$ grain du précipité qui fût fourni par le sel, tandis que la matiere calcaire contenue dans l'eau de chaux en fourniroit plus d'onze ; mais si l'eau de chaux ne peut pas précipiter autant de ces sels que la chaux vive, la quantité de la poudre précipitée, fournie par le sel de tartre, doit être beaucoup plus petite, & vraisemblablement elle ne seroit pas de $\frac{1}{10}$ de grain plus grande que la partie de ce sel qui se décompose & se précipite en forme de terre, lorsqu'on le dissout dans l'eau commune.

5° Lorsqu'on laisse tomber deux ou trois

goût de la chaux & de l'alkali, après
que la poudre blanche, dont nous venons
de parler, s'est précipitée ; mais si l'eau
de chaux est très-forte , ou si l'on en
ajoute de nouvelle , le mélange conserve

---

gouttes d'eau de chaux dans une dissolution de
potasse ou de sel de tartre , ces dissolutions deviennent d'abord blanches ; mais cette blancheur disparoît bientôt après , parce qu'une aussi
petite quantité d'eau de chaux donne trop peu de
matiere calcaire, pour qu'elle soit visible , lorsqu'elle est dispersée dans toute la dissolution.
Si une once d'eau de chaux mêlée avec le sel
de tartre, ne donne qu'un grain de matiere calcaire, une goutte n'en donnera pas — partie
de grain ; ce qui est trop peu considérable pour
être visible , lorsqu'il tombe au fond du vase en
forme de poudre. Mais d'un autre côté, si on verse
quelques gouttes d'une dissolution de sel de tartre ou de potasse dans un vaisseau de verre rempli d'eau de chaux , elle devient sur le champ
trouble & laiteuse ; & il s'en précipite une poudre blanche , parce qu'il faut très-peu de cette
dissolution pour séparer de l'eau beaucoup de
cette matiere calcaire.

Bien loin donc que ces expériences indiquent
que la précipitation dont nous parlons , vienne
pour la plus grande partie du sel alkali, (*Dissert.
on quick-lime*, pag. 18, 19, édit. franç. pag. 305,)
elles démontrent le contraire, si on les considere
sous leur juste point de vue , & par conséquent
renversent l'opinion qu'on vouloit leur faire
prouver.

E iiij

beaucoup plus du goût de la chaux, que de celui de l'alkali.

On attribue à la terre alkaline, qui est dans la chaux, la destruction des acides par l'eau de chaux ; mais à quel principe attribuer la précipitation qui arrive, lorsqu'on mêle un alkali fixe avec l'eau de chaux ? Cela prouveroit-il qu'il y a un acide dans cette eau ; que cet acide est uni intimement avec une terre alkaline qu'il tient suspendue dans l'eau ; que lorsqu'il est fortement attiré, il abandonne sa terre qui se précipite sous la forme d'une poudre blanche ? Est-ce cet acide qu'on doit regarder comme la cause des grands changemens qu'éprouve le sel ammoniac, lorsqu'on le distille avec la chaux, comme de ne pas faire d'effervescence avec les acides ? Est-il vraisemblable que certaines pierres & les coquilles des poissons ne sont changées en chaux vive par la calcination, que parce qu'en conséquence de leur nature alkaline terreuse, elles sont propres à s'unir avec cet acide ? Et peut-on conclure des expériences précédentes, que les qualités actives de l'eau de chaux sont dûes à une terre alkaline, exaltée peut-être par le feu, & unie à un esprit acide très-subtil ? Il y auroit de la précipitation à répondre affirmative-

ment à ces questions : car les expériences suivantes démontrent que, quoique les
alkalis fixes troublent l'eau de chaux &
y causent une précipitation, cependant
ils ne perdent pas leur qualité alkaline.

Ayant mis quarante grains de sel de
tartre dans vingt onces d'une forte eau de
chaux ordinaire, je décantai au bout de
quelques heures la liqueur claire ; &
l'ayant réduite à $3\frac{1}{2}$ onces par l'ébullition, je la mêlai avec du vinaigre & avec
de l'esprit de vitriol : elle fit une forte
effervescence avec l'un & l'autre. D'ailleurs s'il y avoit un acide dans la chaux,
la vertu corrosive de la potasse pourroit-
elle être si fort augmentée, en en versant
la dissolution sur la chaux vive ? Sa vertu
alkaline ne devroit-elle pas au contraire
être beaucoup altérée, ou même détruite
par ce moyen ?

M. *Geoffroy* pense qu'il y a dans la
chaux un sel alkali fixe, formé par l'acide
alumineux, vitriolique ou nitreux de la
pierre, & par l'acide du bois ou des charbons (*a*). Il imagine que, comme dans
le verre l'alkali fixe est uni intimement

______

(*a*) *Mém. de l'Acad. Royale des Sciences*,
ann. 1720.

E v

au fable & aux cailloux , de même ce
fel eft fi étroitement lié avec les parties
terreufes de la chaux , que l'eau n'eft pas
capable de l'en féparer. Mais fi cela eft ,
on ne peut pas dire que l'eau de chaux
doive fa vertu à ce fel , ni par conféquent la chaux, puifque fes vertus font les
mêmes , quoique beaucoup plus fortes.
Si l'on dit que l'eau de chaux contient
quelques-unes des parties les plus fines de
la chaux , auxquelles elle doit fa vertu ,
nous répondrons que , comme la matiere
calcaire qui fe trouve dans l'eau de chaux ,
eft une terre purement alkaline , il faut
que ce prétendu fel l'ait abandonnée ; il
n'eft donc pas fi inféparablement uni aux
parties terreufes de la chaux , qu'on le
fuppofe. D'ailleurs comme la chaux vive,
après qu'elle a été entiérement rendue
infipide par les lavages répétés , reprend
fes premieres propriétés par une nouvelle
calcination (*a*) , il s'enfuit évidemment
qu'il n'eft pas befoin de fel particulier dans
les coquilles , les pierres ou la craie, pour

(a) *Mém. de l'Acad. Royale des Sciences ,
ann. 1700. Macquer , Elém. de Chym. théor.
pag. 66.*

qu'elles foient changées en chaux vive
par la calcination.

Il y a plus ; c'eft que fi l'on impregne
les pierres à chaux, avant la calcination,
de quelque fel alkali, acide, ou neutre,
elles n'acquierent pas les qualités de chaux
vive par la plus forte calcination (*a*).
Nous voyons par-là pourquoi la chaux
dont les vertus ont été extraites par une
leffive alkaline bien chargée, ne peut plus
reprendre fes propriétés de chaux vive,
à quelque feu qu'on l'expofe.

Puifque nous n'avons aucune raifon
d'attribuer les vertus de la chaux, ou de
l'eau de chaux, à quelque fel acide ou
alkali, on peut nous demander quelle eft
la nature de la chaux, & d'où lui viennent fes propriétés ? A quoi je réponds
que c'eft une terre alkaline que la calcination rend âcre, pénétrante & ignée,
& que comme les fels des végétaux font
convertis par l'action du feu en alkalis
fixes, de même la matiere terreufe des
coquilles & de certaines pierres eft changée par la calcination en une fubftance
active & ignée, laquelle, quoiqu'elle ref-

(a) *Macquer, Elém. de Chym. théor. pag.* 68,
& *fuiv.*

E vj

semble à ces sels en plusieurs choses, en differe cependant par plusieurs autres, & est d'une nature particuliere & distincte de tout autre être.

Je ne déciderai point si les propriétés actives de la chaux dépendent de l'élément du feu qui lui est uni, & qui est comme concentré dans sa matiere terreuse, ou si on ne doit pas plutôt les attribuer à quelque nouveau changement fait dans cette matiere par l'action du feu ; je ferai seulement remarquer que, comme les corps des animaux & les végétaux attirent une grande quantité d'air qui perd son élasticité, en s'unissant à leurs plus petites parties (*a*), il semble qu'on pourroit dire que les parties du feu sont reçues dans la chaux & dans les coquilles pendant le tems de leur calcination, & qu'elles y restent fixées & sans action, jusqu'à ce qu'elles soient mises en liberté par la dissolution des parties de la chaux que produit l'eau (*b*), ou les autres menstrues qu'on y verse.

(a) *Hales*, *Statique des végétaux*, vol. 1. chap. 6.

(b) C'étoit le sentiment de *Willis*, qui expliquoit par-là l'effervescence qui arrive, lorsqu'on verse de l'eau sur la chaux vive ; mais

Puisque la différence qui se trouve entre
la pesanteur spécifique de l'eau de chaux
& celle de l'eau commune, excede de
beaucoup le poids des croûtes qui se forment sur l'eau de chaux, ou de la poudre calcaire qui s'en sépare, en y mêlant
du sel de tartre, il y a apparence que la
chaux communique à l'eau quelqu'autre
chose que cette matiere terreuse. Cela
me paroît démontré par l'observation que
j'ai faite, qu'après avoir précipité seize
grains de cette matiere terreuse, de douze
onces d'une eau de chaux double, en y
ajoutant trente grains de sel de tartre,
cette eau sentoit la chaux aussi fortement
qu'avant la précipitation ; cependant une
nouvelle quantité de sel de tartre ne peut
précipiter de cette eau qu'un grain de la

autant que nous pouvons en juger, il paroît que
cette effervescence vient en très-grande partie
de l'expulsion de toute l'humidité de la pierre
à chaux & des coquilles par la calcination :
car on remarque une effervescence semblable,
lorsqu'on verse de l'eau bouillante sur du caffé en
poudre, immédiatement après qu'il a été grillé.
On ne peut pas dire que cette effervescence
soit l'effet d'un feu concentré ; il en est de même
de l'effervescence violente & de la grande chaleur qui sont produites dans le mélange de l'eau
& de l'huile de vitriol bien concentrée.

partie terreuse de la chaux, qui étoit vraisemblablement tout ce qu'elle en contenoit. Mais puisque la matiere calcaire de l'eau de chaux est parfaitement insipide, & n'a d'autre vertu que celle qu'ont toutes les terres absorbantes, il s'ensuit que non seulement le goût particulier de l'eau de chaux, mais encore ses vertus les plus remarquables, & en particulier celle de dissoudre la pierre, sont dûs à quelque principe actif qui est fortement attiré par le sel alkali, & qui se sépare par ce moyen de la matiere calcaire à laquelle il étoit auparavant intimement uni. Ce principe subtil de l'eau de chaux se combine si fortement avec l'alkali fixe, qu'il ne s'en sépare ni ne change en aucune maniere de nature, quoiqu'on l'expose à l'air ; ce qui lui arrive cependant dans l'eau de chaux, lorsqu'elle reste pendant quelques jours dans un vaisseau ouvert, qui présente une large ouverture.

Puisque les sels alkalis, en s'unissant aux parties les plus subtiles de l'eau de chaux, précipitent très-promptement ses parties terreuses, n'est-il pas très-vraisemblable qu'une dissolution de ces sels versée sur de la chaux vive, attire puissamment ses principes les plus subtils avec lesquels elle s'unit, sans se charger d'au-

cune de ses parties terreuses ? Cela n'est-
il pas confirmé par les expériences de
M. *Alston*, qui nous apprennent que de
la chaux vive, sur laquelle on avoit versé
une dissolution de potasse, augmenta de
poids, au lieu de perdre quelque chose (*a*)?
Il a observé en outre, que la chaux dont
on s'étoit servi pour faire une lessive pour
la fabrique du savon, ne communiquoit
que peu ou même point de vertu à l'eau(*b*).
Il ne faut cependant pas croire que cela
arrive, parce qu'elle est tellement fixée
par l'alkali, qu'elle ne peut plus communiquer sa vertu à l'eau, mais parce que
la dissolution alkaline a presque entiérement dépouillé les parties terreuses de la
chaux du principe actif, auquel elle doit
son goût particulier, son acrimonie & la
vertu qu'elle a de dissoudre la pierre.

L'explication que nous venons de donner de l'action des sels alkalis sur la chaux,
peut nous faire comprendre pourquoi la
lessive qu'on emploie dans la composition
du savon, ou la lessive de potasse & de
chaux vive, a plus d'efficacité pour dis-

____

(*a*) *Diss. sur la chaux vive, pag. 502. de
l'édit. franç.* Il dit seulement qu'elle ne perdit
rien de son poids.

(*b*) *Ibid. pag. 303 de l'édit. franç.*

foudre la pierre, que l'eau de chaux : car
au lieu que cette derniere ne contient que
la petite portion du principe actif de la
chaux, qui est unie à la petite quantité de
matiere terreuse dont l'eau a pu se charger, la premiere contient beaucoup plus
de ce principe actif séparé de la partie
terreuse de la chaux, & uni à un sel acri-
monieux. Elle nous fait aussi connoître
pourquoi la pierre à cautere est plus corrosive que la chaux elle-même. Dans la
chaux vive, ce principe actif est uni à une
terre insipide ; dans la pierre à cautere,
il est combiné avec un sel caustique &
brûlant.

Mais si c'est ainsi qu'est composée la
lessive dont on se sert pour faire le savon,
on est en droit d'en conclure qu'il n'y
entre pas de matiere terreuse : en effet
la quantité en est si petite, que M. *Geoffroy* ne fait mention d'aucune matiere
calcaire dans l'Analyse qu'il a donnée du
savon (*a*). Cependant M. *Hales* ayant
dissous trois cent vingt grains de pierre
à cautere, ou de sel concret de la lessive
dont on fait le savon, dans de l'eau chaude,
& ayant filtré la dissolution au travers

(a) *Mém. de l'Acad. Royale des Sciences,*
ann. 1739.

d'un papier gris, il trouva onze grains
d'une matiere terreuse, c'est-à-dire, — de
la pierre à cautere qu'il avoit employée (*a*);
ce qui est environ quatre fois plus que
n'en auroient fourni trois cent vingt grains
de potasse bien purifiée, si on l'avoit traitée
de la même maniere. Mais comme la
grande vertu de trois cent vingt grains
de pierre à cautere ne peut pas dépendre d'une si petite quantité de chaux
vive unie au sel alkali qui la compose,
il paroît presque démontré que ce sel
doit recevoir quelqu'autre chose de la
chaux ; & n'est-il pas assez vraisemblable que même cette petite quantité
de terre pouvoit venir ou de quelques
impuretés de la lessive dont M. *Hales*
se servit, des vaisseaux, ou même du sel
alkali (*b*) que l'action de la chaux vive

(*a*) *Experiments on Mrs. Stephen's Medicines*, pag. 8.

(*b*) J'ai fait évaporer dans une terrine de
grès à un feu très-doux plus de quatre onces
d'une lessive de potasse purifiée & de chaux,
que j'avois gardée pendant deux ans & demi
dans une bouteille bien bouchée ; j'en retirai
deux cent trente-quatre grains d'un sel blanc
concret, que je dissolvis dans six onces d'eau
froide. Je filtrai la dissolution au travers d'un
papier gris ; la matiere terreuse que j'en retirai,

pouvoit avoir décomposé ? Ce que l'expérience semble confirmer : car lorsqu'on
fait dissoudre dans l'eau parties égales de

n'excédoit pas celle que j'aurois obtenue de la
même quantité d'alkali purifié, si je l'avois traité
de la même maniere. N'étant pas encore satisfait de cette expérience, je mis quatorze onces
d'eau sur trois onces de potasse ordinaire, &
quatre onces de chaux d'écailles d'huitres, qui
avoit été quinze jours dans l'eau : ayant re-
mué le mélange à plusieurs reprises, je décantai une partie de la lessive claire, après l'avoir
laissée pendant dix heures sur la chaux ; l'ayant
fait évaporer, comme ci-dessus, je dissolvis cent
vingt-quatre grains de sel concret, que j'en avois
retiré, dans de l'eau bouillante, & je filtrai la
dissolution. La matiere qui resta sur le filtre,
m'ayant paru douce & huileuse au toucher,
je la lavai avec de l'eau froide, & je filtrai
cette eau ; il resta à peine alors $1\frac{1}{4}$ grain de
matiere terreuse, c'est-à-dire, très-peu au-delà
de ce que m'en auroit fourni un alkali bien
purifié.

Dans une autre occasion, je fis évaporer
dans un vaisseau de terre vernissé, dont le ver-
nis étoit brun, un peu de la lessive de potasse &
de chaux d'huitres, dont j'ai parlé au commencement de cette note ; j'en retirai 174 grains
d'un sel très-brun, lequel ayant été dissous dans
de l'eau froide, & la dissolution filtrée, laissa sur
le papier six grains d'un sédiment terreux.

Ces expériences semblent démontrer, contre
ce que quelques personnes ont pensé, (*M. Als-*

chaux vive & de potaſſe, il ſe décompoſe $\frac{1}{17}$ de cette derniere de plus, que lorſqu'on la diſſout dans l'eau commune (*a*).

Après tout, puiſque la chaux privée de ſes vertus, & que les croûtes calcaires qui ſe forment ſur l'eau de chaux, peuvent par une nouvelle calcination reprendre la nature & les propriétés de la chaux vive, n'eſt-il pas vraiſemblable que ce que la pierre à chaux, la craie & les coquilles reçoivent du feu, eſt ce principe actif qui donne à la chaux & à l'eau de chaux leur goût particulier & leurs vertus les plus eſſentielles ; principe qui eſt fortement attiré par les ſels alkalis, qui ne peuvent pas s'unir à la partie terreuſe de la chaux.

61. Les Médecins ayant cru trouver beaucoup de rapport entre la goutte & la gravelle, il ſeroit peut-être utile d'é-

---

ton, *Diſſ. ſeconde édit. pag. 19, 72,*) que la leſſive qui entre dans la compoſition du ſavon, lorſqu'elle eſt pure, ne contient que très-peu ou plutôt point du tout de la partie terreuſe de la chaux, & que lorſqu'elle a donné une plus grande quantité de matiere calcaire, cette matiere venoit peut-être du vaiſſeau dont on s'étoit ſervi pour l'évaporation.

(a) *Diſſert. on quick-lime*, pag. 17.

prouver les effets de l'eau de chaux dans
la premiere de ces maladies. M. *Cheyne*
ayant assuré que les concrétions pierreuses
qui surviennent dans la goutte & les graviers des reins, avoient les mêmes qualités essentielles & donnoient les mêmes
principes dans l'analyse chymique (a),
je me procurai quelques-unes de ces
concrétions, & je les fis infuser dans l'eau
de chaux : comme elles étoient plus légeres que l'eau, elles nagerent d'abord ;
mais après avoir jetté une grande quantité de bulles d'air, elles tomberent au
fond, & au bout d'un jour ou deux, elles
devinrent molles comme du beurre. Mais
ayant fait infuser ensuite une de ces concrétions dans de l'eau commune, je trouvai qu'elle produisoit les mêmes effets que
l'eau de chaux ; ainsi quelque vraisemblable qu'il paroisse que l'eau de chaux
peut être de quelque utilité aux goutteux,
par le rapport qu'on croit trouver entre
leur maladie & la gravelle, on ne peut
rien déduire de ces expériences. Quoi
qu'il en soit, l'eau de chaux peut être regardée comme un remede altérant pro-

---

(a) *Cheyne on the Gout*, pag. 72, quatrieme édit.

pre dans plusieurs maladies chroniques,
avec autant de fondement qu'un grand
nombre d'autres substances. On peut la
prendre à grandes doses, & il faut en
continuer long-tems l'usage. Ses parties
sont si subtiles, qu'elles peuvent pénétrer
au moins par-tout où l'eau pénetre (*a*),
& par conséquent passer dans les plus petits vaisseaux du corps humain. Il paroît
qu'elle exalte les sels & les huiles du
sang & de l'urine, & qu'elle agit sur les
solides comme astringente : elle doit
donc convenir dans les cas où le sang
est aqueux, lent, visqueux & privé d'a-
ction, & dans ceux où les solides sont
affoiblis ou relâchés. Ses vertus sont très-
marquées dans les fleurs blanches & le
diabethès, & on peut compter sur elle beaucoup plus que sur tout autre remede dans
les écrouelles. C'est un excellent remede
dans les diarrhées & dans les dyssenteries
produites par les acides des premieres
voies, dans les excoriations ou les ulceres des intestins. Ses qualités, pénétrante,
dissolvante (*b*) & détersive, doivent la

____

(*a*) Voyez le n° 57.

(*b*) On a observé que la colle de poisson
perdoit sa qualité collante, en la dissolvant &
la faisant bouillir dans de l'eau de chaux, &
qu'en recevant dans une tasse à moitié pleine

rendre propre contre les rhumatifmes
chroniques, la fciatique & les autres obf-
tructions des petits vaiffeaux. On m'a dit
qu'elle avoit eu de très-bons effets dans
la fiévre lente nerveufe ; mais elle doit
être très-nuifible dans les fiévres arden-
tes & putrides, à caufe de la propriété
qu'elle a de volatilifer les fels & de corrompre les huiles animales. Elle produit
quelquefois de très-bons effets dans ces
éruptions cutanées, qu'on appelle affez
improprement *éruptions fcorbutiques ;*
mais quelquefois elle n'en produit aucun.
J'ai guéri une fois en ma vie une érup-
tion fcorbutique fur les mains, que la fa-
livation mercurielle n'avoit pu emporter,
en faifant boire chaque jour au malade
une chopine d'eau de chaux faite avec les
écailles d'huitres, pendant deux mois entiers, & en lui faifant laver de tems en
tems les mains dans la même eau de
chaux.

---

d'eau de chaux tiéde un fang coëneux au fortir de la veine, le caillot qui s'y formoit, étoit
plus mince & un peu moins folide que fi on
l'eût mêlé de la même maniere avec de l'eau
commune. Ne peut-on pas déduire de-là, que
l'eau de chaux peut être utile, lorfqu'on a l'eftomac chargé de vifcofités, ou que le fang a
peine à couler ?

SECTION X.

Expériences faites avec l'Eau de chaux, la lessive dont on fait le savon, le savon, &c.

COMME il paroît par les expériences de M. *Hales*, que le savon a la propriété de dissoudre la pierre, & que cette propriété lui vient sur-tout de la chaux qui entre dans sa composition, je crus devoir faire quelques expériences sur cette substance, dans la vue de mieux découvrir en quoi consistoit sa vertu, & quel étoit le rapport qu'il y avoit entre cette vertu & celle de l'eau de chaux ; si le savon ne seroit pas capable d'augmenter l'efficacité de l'eau de chaux, & jusqu'à quel point les mêmes matieres affoiblissoient leur action.

62. Ayant dissous deux gros & demi de potasse dans quatre onces d'eau bouillante, j'y mis un morceau de la pierre A, du poids de neuf grains ; après quinze jours de digestion à chaud, il n'avoit presque rien perdu de son poids, & sa surface n'étoit presque pas ramollie : mal-

gré cela, il paroiſſoit que ſa ſubſtance étoit devenue plus friable ; car ayant voulu verſer deſſus de l'eau bouillante , il ſe fendit en pluſieurs endroits.

63. Je fis diſſoudre cinq gros de potaſſe dans quatorze onces d'eau de chaux ordinaire ; je fis évaporer la diſſolution , juſqu'à ce qu'elle fût réduite à ſix onces : alors j'y mis un morceau de la pierre A , qui peſoit 11 $\frac{1}{2}$ grains ; je trouvai, après l'avoir tenu douze jours en digeſtion à un léger dégré de chaleur , qu'il avoit perdu 7 $\frac{1}{2}$ grains de ſon poids.

64. Ayant verſé une livre & demie d'eau bouillante, dans laquelle j'avois fait diſſoudre une once de potaſſe ſur deux onces & demie de chaux vive , j'eus , après que l'efferveſcence fut paſſée , & que la chaux ſe fut précipitée , une leſſive extrêmemeut corroſive , laquelle , pour peu qu'on en eût appliqué ſur la langue , auroit emporté l'épiderme qui la recouvre. Un morceau de la pierre A , de 10 $\frac{1}{2}$ grains , y fut diſſous en quinze ou ſeize heures à une chaleur modérée. Une leſſive de la même eſpece que je fis enſuite , mais qui ne paroiſſoit pas ſi forte, diſſolvit en douze heures de tems un morceau de la pierre B , qui peſoit trois grains, tandis qu'un autre morceau de la même

pierre,

pierre, qui en pesoit quatorze, ne fut dissous qu'en trois jours & six heures de macération, à froid à la vérité, dans l'eau-forte simple de la *Pharmacopée d'Edim-bourg* (a).

On ne peut attribuer la grande vertu dissolvante de cette lessive qu'au principe actif de la chaux uni au sel alkali : car la lessive de potasse toute seule agit très-peu ou même point du tout sur la pierre. M. *Newton* a observé que la lumiere étoit très-puissamment attirée par les corps sulfureux ; & nous avons remarqué que le principe actif de la chaux vive, qui n'est peut-être que la matiere du feu, étoit très-fortement attiré par les sels alkalis qui, comme la chaux, sont une production du feu, & que c'est à ce principe qu'ils doivent leur qualité caustique & brûlante.

Je fis dissoudre deux gros de potasse, au lieu d'une once, dans une livre & demie d'eau, que je versai sur la chaux vive, comme la précédente, espérant que cette lessive dissoudroit mieux la pierre que l'eau de chaux simple, & qu'elle ne seroit pas assez caustique pour pouvoir détruire les parties du corps humain ; mais

----

(a) Pag. 163.

F

je m'apperçus bientôt que l'avantage que je pouvois attendre de l'augmentation de fa vertu lithontriptique, étoit plus que balancé par le goût révoltant que le fel alkali lui communiquoit.

[64] Mes expériences m'ayant convaincu que l'eau de chaux faite avec les coquilles calcinées, étoit plus lithontriptique que celle qui étoit faite avec la chaux de pierre (*a*), je crus devoir éprouver fi une leffive faite avec ces coquilles & la potaffe, auroit plus de vertu pour diffoudre la pierre, que la leffive, dont on fe fert ordinairement pour faire le favon. Pour cet effet je verfai deux livres d'eau bouillante fur quatre onces de potaffe purifiée, & cinq onces d'écailles d'huitres calcinées qu'on venoit de tirer du feu ; je l'y laiffai vingt-quatre heures. Ayant rempli de cette leffive une petite bouteille de verre, j'y mis un morceau de la pierre B, qui pefoit treize grains ; il fut entiérement diffous en dix heures d'infufion à chaud. J'avois mis en même tems un autre morceau de la même pierre, du même poids que le précédent, dans une leffive ordinaire, telle que celle dont

---

(*a*) Voyez les nᵒˢ 14-18.

on se sert à *Glasgow* pour faire le savon ;
après seize heures d'infusion à chaud , il
fut dissous pour la plus grande partie en
un une poudre blanche , & le très-petit
noyau qui restoit , étoit presqu'entiérement décomposé : quand on le pressoit
entre les doigts , il s'échappoit en forme
de mucilage.

Cette lessive faite avec la chaux d'huitres étoit claire comme de l'eau , & n'é-
toit ni si corrosive , ni si désagréable que
la lessive de *Glasgow* ; car délayée dans
douze fois son poids d'eau, elle étoit moins
dégoûtante , & ne paroissoit guéres plus
piquante , que l'autre délayée de seize
parties d'eau : sa pesanteur spécifique étoit
d'environ $\frac{1}{24}$ moindre que celle de la lessive ordinaire ; cependant sa force dissolvante étoit d'environ un tiers plus
grande.

Par conséquent dans les cas où l'on
jugeroit à propos d'ordonner la lessive
de potasse & de chaux pour la pierre ,
on doit préférer celle qui est faite avec
l'eau de chaux d'huitres , à celle qu'on
emploie ordinairement dans la fabrique
du savon , puisqu'on peut en prendre une
beaucoup plus grande quantité avec la
même sûreté , & puisqu'elle est beaucoup plus dissolvante.

F ij

La leſſive avec laquelle on fait le ſavon à *Glaſgow*, l'eau de chaux & la
diſſolution de ſavon rongent & briſent
la pierre en une poudre blanche : elles
méritent donc, à proprement parler, le
titre de lithontriptiques ; au lieu que la
leſſive de potaſſe faite avec l'eau de chaux
d'huitres, diſſolvant la pierre en une ſubſtance onctueuſe, qui reſte pour la plus
grande partie ſuſpendue dans les pores du
menſtrue, doit être regardée comme un
diſſolvant, proprement dit, de la pierre,
puiſqu'elle reſſemble en cela à l'eau-forte
& à l'eſprit de nitre.

Dès qu'on mettoit un morceau de la
pierre B dans cette leſſive, on voyoit
s'élever de ſa ſurface une eſpece de fluide
qui paroiſſoit huileux, faiſant à-peu-près
dans cette leſſive le même effet que l'eau-
de-vie de ſucre, lorſqu'on la mêle avec
de l'eau : c'eſt ce qui eſt aiſé d'obſerver,
en mettant la bouteille où eſt la pierre
entre l'œil & la lumiere ; & quoique
cela ſoit plus ſenſible dans l'inſtant de
l'immerſion, cela continue cependant durant un tems conſidérable, à la vérité
d'une maniere moins ſenſible.

La leſſive de *Glaſgow* ne produiſit pas
le même effet ; mais la ſurface de la pierre
que j'y avois miſe, devint toute blanche.

Je versai sur deux onces de potasse purifiée & 3 ½ onces de chaux d'huitres douze onces d'eau bouillante : au bout de vingt-quatre heures, je décantai la lessive, & je la versai sur de nouvelles écailles calcinées ; ce qui lui donna une vertu dissolvante beaucoup plus forte : car elle dissolvit entiérement en huit heures d'infusion à chaud un morceau de la pierre B, qui pesoit treize grains. Quoique cette lessive dissolvit la pierre deux fois plus vîte, que celle avec laquelle on fait le savon à *Glasgow*, cependant mêlée avec parties égales d'eau, elle étoit moins désagréable, & n'étoit pas de beaucoup plus piquante.

On peut penser, d'après ces expériences, que si le *sapo amigdalinus* de la *Pharmacopée de Londres* étoit fait avec une lessive de potasse purifiée & d'écailles d'huitres calcinées, au lieu de la lessive ordinaire des manufactures de savon, il seroit aussi agréable au goût, & auroit plus de vertu pour dissoudre la pierre.

65 Un morceau de la pierre A, de 17 ½ grains, ayant été mis dans une dissolution de savon d'Alicante faite dans l'eau chaude, parut, après six jours de digestion à chaud, couvert d'une croûte assez épaisse qui l'enveloppoit entiérement, &

qui paroissoit prête à s'en détacher : l'ayant enlevée, & pesé le reste, il se trouva de quatorze grains ; ce noyau que je remis dans la même dissolution, fut réduit à six grains en dix-neuf jours de tems.

66 Il n'est pas aisé d'expliquer d'où vient la vertu dissolvante du savon d'*Alicante*, supposé qu'il soit composé d'eau de chaux, d'alkali fixe & d'huile (*a*) : car de ces trois ingrédiens, il n'y a que le premier qui ait cette vertu dissolvante ; le second en a très-peu ; le troisieme n'en a pas du tout. Le premier & le second mêlés ensemble n'en ont pas plus que le premier tout seul (*b*). Le second & le troisieme, lorsqu'ils sont unis, n'en ont aucune ; cependant c'est principalement de ces deux derniers que le savon est composé. Mais il est bon d'observer que les alkalis fixes, lorsqu'on les mêle avec l'eau de chaux, attirent avec force son principe actif, & s'y unissent intimement, au lieu qu'ils précipitent ses parties terreuses ; & que lorsque ce principe actif de l'eau de chaux est une fois uni à un

---

(*a*) Voyez la note (*c*) page 2.
(*b*) Comparez les nᵒˢ 10, 11, 12, avec le nᵒ 63.

alkali fixe , il ne peut plus en être séparé,
quoiqu'il demeure exposé à l'air , ni peut-
être même en le faisant bouillir : par conséquent , puisqu'en faisant bouillir le savon
pour lui donner la consistance qu'il doit
avoir , on emploie une très-grande quan-
d'eau de chaux , le savon doit contenir
toutes les parties actives de cette eau de
chaux , lesquelles étant concentrées dans
une petite quantité de savon, augmentent
beaucoup sa vertu dissolvante.

D'ailleurs les petits morceaux de chaux
qu'on trouve quelquefois tout entiers dans
le savon , semblent indiquer que l'eau de
chaux qu'on emploie dans la fabrique du
savon , est un peu trouble , & contient
beaucoup de parties grossieres de la chaux,
qui ne sont pas entiérement éteintes : le
sel alkali se chargeant du principe actif
de toutes ces parties , doit rendre le savon beaucoup plus actif & plus dissolvant.

N'est-il pas vraisemblable que l'onctuosité que l'huile donne au savon, peut
rendre les parties actives de l'eau de
chaux & la potasse plus propres à entrer dans les pores , & à pénétrer dans
la substance de la pierre , & par conséquent en faciliter la dissolution ? Pour
m'en assurer , je dissolvis du savon d'*A*-

licante dans de l'eau de chaux ordinaire, pour voir si ce mêlange n'augmenteroit pas la vertu dissolvante de l'eau de chaux. Je ne fus pas trompé dans mes conjectures : car je trouvai que ce mêlange avoit plus de vertu dissolvante, qu'une dissolution de savon dans l'eau commune, que l'eau de chaux pure, & même plus que le savon & l'eau de chaux pris séparément. Un morceau de la pierre A, qui pesoit dix-huit grains, fut réduit à six, après cinq jours de digestion dans ce mêlange tenu à une chaleur médiocre ; il s'en sépara pendant ce tems plusieurs croûtes blanches, en forme d'écailles. M'étant apperçu qu'il ne perdoit plus rien de son poids, & qu'il ne se faisoit plus d'impression sensible sur sa surface, quoiqu'il eût resté encore vingt-quatre heures dans cette liqueur, & ayant remarqué que la bouteille n'étoit pas bien bouchée, je soupçonnai que la dissolution avoit perdu sa vertu ; mes soupçons se trouverent confirmés par son goût qui n'avoit plus rien de la chaux. Je remis donc ma pierre dans une nouvelle dissolution ; au bout de trois jours, elle fut entiérement dissoute, à la réserve d'un petit noyau qui pesoit un grain.

[66] Ayant refait la même expérience

dans une autre occasion, je ne trouvai
pas que le savon eût autant augmenté la
vertu de l'eau chaux, que dans l'expérience précédente : car un morceau de
la pierre B, du poids de dix grains, ayant
été mis dans une semblable dissolution,
ne perdit en deux jours & neuf heures
qu'un peu plus de trois grains, tandis
qu'un morceau de la même pierre, qui
avoit le même poids, perdit deux grains
dans l'eau de chaux ordinaire. Je ne sçais
si cette différence venoit de ce que le
savon de la seconde expérience n'étoit
peut-être pas si bon que celui de la premiere, ou de ce que je n'avois peut-être
pas observé assez exactement la proportion.

Il est bon de remarquer que pour cette
dissolution, l'eau de chaux doit être extrêmement chaude, & qu'il faut bien
l'agiter, lorsqu'on y a mêlé le savon :
car autrement ils ne s'uniroient pas.

La prompte dissolution de la pierre
dans ces deux dernieres expériences montre clairement pourquoi l'eau de chaux eut
de si bons effets dans la maladie de M. *Millar* : car son efficacité dût être beaucoup
augmentée par les grandes doses de savon
qu'il prenoit en même tems.

67 Mes expériences m'ayant appris

que l'eau de chaux faite avec les écailles d'huitres, avoit plus de vertu pour dissoudre la pierre, que l'eau de chaux ordinaire, je crus qu'elle produiroit un effet encore plus considérable, en y faisant dissoudre du savon. Je ne fus pas long-tems à me détromper : car il ne me fut jamais possible de les unir ensemble ; ce que j'attribuai au sel marin qui se trouve en très-grande quantité dans les écailles d'huitres, & que le feu n'a pas été capable de détruire entièrement dans la calcination. Mais comme l'eau de chaux faite avec les coquilles de pétoncle (a) dissout le savon, j'imaginai que l'eau de chaux faite avec des écailles d'huitres qui auroient été long-tems exposées à l'air, produiroit le même effet ; cela m'engagea à faire ramasser des écailles d'huitres qui avoient resté long-tems sur le rivage : je les calcinai, & j'en fis une eau de chaux, qui s'unit aussi parfaitement avec le savon que toutes les autres (b) ; mais je ne trouvai pas que le

---

(a) N° 17.

(b) J'ai fait bouillir des écailles d'huitres pendant quatre ou cinq heures, en changeant d'eau trois fois dans cet espace de tems, espérant que par ce moyen je leur enleverois leur

favon ajoutât rien à la force diffolvante de cette eau, non plus qu'à celle de coquilles de pétoncle.

Les particules de l'eau de chaux de coquilles ne feroient-elles pas plus fubtiles, plus favonneufes, plus pénétrantes, que celles de l'eau de chaux ordinaire ? Ne feroit-ce pas à cela que cette eau de chaux doit en partie fa plus grande vertu diffolvante ? Et ne feroit-ce point parce qu'elle eft naturellement favonneufe & pénétrante, que le favon fait moins d'effet fur elle que fur l'eau de chaux ordinaire qui n'a point ces qualités ?

[67] Ayant mis une diffolution de favon peu chargée fur des écailles d'huitres calcinées, j'eus une liqueur qui fentoit un peu le favon & beaucoup la chaux. Un morceau de la pierre B, pefant quatre grains, que je mis dans ce mêlange, fut réduit à un grain & un tiers en trente-huit heures de digeftion à chaud.

Après cela, je fis diffoudre trois gros

---

fel, & que je rendrois l'eau de chaux mifcible avec le favon ; mais cela ne me réuffit pas. Je confeille cependant de laver & de faire bouillir ces écailles, avant de les calciner, pour ôter à l'eau de chaux un goût de poiffon qu'elle a, lorfqu'on ne prend pas cette précaution.

de favon dans trente-cinq onces d'eau
bouillante, & je verfai la diffolution fur
cinq onces d'écailles d'huitres calcinées ;
la leffive que j'obtins par ce moyen, avoit
très-fort le goût du favon & de l'eau de
chaux, étant très-piquante & très-défa-
gréable : mêlée avec l'urine, elle pré-
fenta les mêmes phénomenes que l'eau
de chaux fimple (a) ; mais il s'en exhala
une odeur à-peu-prés femblable à celle de
la corne brûlée. Y ayant mis un morceau
de la pierre B, qui pefoit trois grains &
demi, il y fut réduit à un grain en vingt-
quatre heures.

La grande force de cette leffive venoit
vraifemblablement de la grande quantité
de parties de feu qu'elle avoit pris de la
chaux, la diffolution de favon étant plus
propre à s'en charger, que l'eau commune, à caufe du fel alkali qu'elle contenoit.

68 Une diffolution de favon faite
dans de la petite biere nouvelle, ne produifit aucun effet fur quelques morceaux
de la pierre A, quoiqu'on l'y eût laiffé
pendant huit jours à un dégré de chaleur
modéré.

(a) Voyez le n° 8.

69 Une diſſolution de ſavon dans une partie d'eau-de-vie d'Ecoſſe & deux parties d'eau commune, ne parut pas douée d'une grande vertu diſſolvante, quoiqu'elle en eût un peu plus que la précédente.

Nous voyons par ces expériences que la vertu diſſolvante du ſavon, ainſi que celle de l'eau de chaux, eſt détruite par les liqueurs fermentées, & fort affoiblie par les liqueurs ſpiritueuſes : ceux qui veulent faire uſage de l'un ou de l'autre de ces remedes, feront donc bien de s'en abſtenir.

70 Je mis un morceau de la pierre B, du poids de ſept grains, dans une diſſolution de ſavon d'*Alicante* ; en quatre jours de digeſtion à une chaleur douce, il perdit deux grains de ſon poids.

71 En même tems je fis infuſer deux morceaux de la pierre B, peſant chacun huit grains, l'un dans deux onces de la diſſolution précédente avec un gros de ſucre blanc, & l'autre dans deux onces de la même diſſolution à laquelle j'avois ajouté un gros de miel. La pierre qui étoit dans la diſſolution où étoit le ſucre, perdit

____

(a) Voyez les n°⁵ 24, 25, 26 & 30.

environ deux grains en quatre jours de digeſtion à chaud, tandis que l'autre perdit à peine un grain.

Comme on emploie beaucoup d'eau de chaux dans le rafinage du ſucre, il eſt vraiſemblable que quelques-unes des parties les plus ſubtiles de la chaux y reſtent unies ; c'eſt peut-être pour cela que le ſucre détruit moins la vertu diſſolvante de l'eau de chaux, qu'aucune autre ſubſtance, & qu'il paroît à peine affoiblir celle du ſavon.

Cette expérience nous démontre combien Mademoiſelle *Stephens* diminuoit la vertu de ſon remede, en ordonnant qu'on adoucît la décoction, & qu'on formât les pilules avec le miel, à la place duquel il y auroit eu de l'avantage d'employer le ſyrop de ſucre & le ſucre lui-même.

72 Je fis infuſer dans une forte décoction d'aſperges, dans laquelle j'avois fait diſſoudre du ſavon d'*Alicante*, un morceau de la pierre B, qui peſoit cinq grains ; après une digeſtion de cinq jours, il avoit perdu près de deux grains.

73 Bien des gens ont remarqué ſans doute que la ſurface des pains de ſavon d'*Alicante*, dont l'intérieur eſt ordinairement bleuâtre & marbré, eſt rougeâ-

tre, & quelquefois jaune, ou blanche, ſelon que l'air a fait plus ou moins d'impreſſion ſur elle. Comme j'avois trouvé dans pluſieurs des expériences précédentes que ce qui affoibliſſoit la vertu lithontriptique de l'eau de chaux, étoit auſſi capable d'affoiblir celle du ſavon dans bien des circonſtauces, & que je ſçavois que l'eau de chaux expoſée à l'air perdoit en peu de tems toutes ſes vertus, je fis les expériences ſuivantes, pour voir ſi cette partie du ſavon, à laquelle l'impreſſion de l'air a fait changer de couleur, étoit moins diſſolvante que le reſte.

Ayant diſſous un morceau de la partie interne & bleuâtre du ſavon d'*Alicante* dans de l'eau chaude, j'y mis un morceau de la pierre B, du poids de ſix grains ; en trois jours de digeſtion à chaud, il perdit près de deux grains.

Dans le même tems je fis une diſſolution auſſi chargée de la partie externe du même ſavon, & j'y mis un morceau de la pierre B, qui peſoit ſix grains ; en cinquante-huit heures de digeſtion à chaud & en quinze d'infuſion à froid, il ne pardit qu'environ ¼ de grain.

A Il s'enſuit de cette expérience, que ceux qui font uſage du ſavon pour la pierre, doivent en rejetter ſoigneuſement

la partie , dont la couleur a-été changée
par le contact de l'air. Je me fuis apperçu
que dans du vieux favon, cette croûte avoit
environ un tiers de pouce d'épais ; ainfi
il y a très-grande apparence que deux
onces de favon prifes avec cette précaution feront plus d'effet que $2\frac{1}{2}$ onces ,
en prenant le bon & le mauvais.

B Il paroît auffi par cette expérience
combien c'eft une mauvaife méthode ,
que de mettre le favon en pilules, à moins
qu'on ne doive le prendre fur le champ ,
& par conféquent combien le remede de
Mademoifelle *Stephens* doit avoir été affoibli par ce moyen : car comme l'air,
en détruifant la vertu du favon , agit feulement fur fa furface , plus on augmente
cette furface , plus la quantité de celui
qui eft dépouillé de fa vertu , eft confidérable. Suppofons qu'on ait un cube de
favon de quatre pouces , qu'on en faffe
douze ou quinze cent pilules , fa furface
qui n'étoit que de quatre-vingt-feize
pouces quarrés , fera peut-être alors de
plus de mille ; & par conféquent dans
un tems donné , les pilules perdront dix
fois plus de leur vertu , que fi on eût laiffé
ce morceau de favon en maffe. Le favon
perd encore beaucoup plus , lorfqu'on le
réduit en poudre ; ce qui non feulement

affoiblit fa vertu, parce qu'il préfente une beaucoup plus grande furface à l'air, mais encore fes parties huileufes & aqueufes venant à s'évaporer, laiffent le fel alkali à nud & privé de ce qui devoit lui fervir de correctif.

C Il paroît encore par-là que la vertu diffolvante du favon dépend principalement, ou peut-être entiérement de la chaux qu'il contient (*a*), & non pas de fa nature alkaline, que l'air ne détruit pas fi promptement, ni d'une façon fi marquée.

74 Ayant mêlé & fait bouillir enfemble trois gros de potaffe, cinq gros d'huile d'olives & quatre onces d'eau de chaux ordinaire, jufqu'à confomption de moitié, j'y mis un morceau de la pierre A ; après l'y avoir laiffé pendant plufieurs jours à une chaleur douce, je n'y trouvai pas la moindre apparence de diffolution.

Comme dans ce mêlange l'huile n'étoit pas fuffifamment unie à la potaffe & à l'eau de chaux, je conjecture qu'elle a enduit la furface de la pierre, & empêché par ce moyen que les autres in-

____

(*a*) Voyez les nᵒˢ 60 & 66.

grédiens ne produisissent l'effet qu'ils auroient produit sans cela (*a*).

Si je ne me trompe, c'est aussi la raison
pour laquelle une pierre que M. *Hales*
avoit mise dans un mélange de lessive
dont on fait le savon & d'huile, ne fut
pas dissoute (*b*). M. *Hales* pensoit que
pour que cette lessive pût agir, il falloit
que l'huile en fût séparée ; ce qui arrivoit,
disoit-il, dans le cours de la circulation.
Pour moi, je crois qu'il suffit que l'huile
devienne miscible à l'eau ; aussi voyons-
nous que le savon dissout la pierre, quoique l'huile ne soit pas séparée de ses autres ingrédiens.

75 M. *Hales* ayant entendu dire
qu'une demi-once d'esprit de nître dulcifié, mêlée avec une chopine d'eau de
chaux faite avec des écailles d'huitres,
dissolvoit plus promptement la pierre hors
du corps, que l'eau de chaux simple, voulut s'assurer du fait. Il mit donc une demi-
once d'esprit de nître dulcifié sur une chopine d'eau de chaux, faite en versant un
gallon d'eau sur une livre d'écailles d'huitres calcinées : ayant rempli une phiole

____

(*a*) Voyez le n° 62.
(*b*) *Experiments on Mrs. Stephen's Medicines*, pag. 31.

de ce mélange, il y mit un morceau X
d'une grosse pierre, qui pesoit deux grains.
Il mit en même tems dans une seconde
phiole pleine d'eau de chaux toute pure
un autre morceau Z de la même pierre,
qui pesoit onze grains. Il enfouit ces deux
phioles dans un tas de fumier, dont la
chaleur étoit de quatre-vingt-seize dégrés
au thermométre de *Farenheit*.

Au bout de quarante-trois heures, les
surfaces de ces deux pierres furent cou-
vertes d'un mucilage blanc ; mais il étoit
moins épais sur le morceau X, que sur le
morceau Z. On trouva la même différence après soixante-trois heures ; mais
ensuite elle devint moins sensible. Quelques jours après que les phioles eurent
été retirées du fumier, l'eau de chaux
pure perdit entiérement sa vertu dissolvante ; mais celle à laquelle on avoit
ajouté de l'esprit de nître dulcifié, continua pendant deux mois à agir sur la surface de la pierre, & à y produire une
croûte très-mince de mucilage blanc.

Il paroît résulter de ces expériences,
que M. *Hales* a eu la bonté de me communiquer, il paroît résulter, dis-je, que
l'esprit de nître affoiblit la vertu de l'eau
de chaux, plutôt qu'il ne l'augmente ;
mais que l'eau de chaux qui lui est mê-

lée , conserve sa vertu dissolvante beaucoup plus long-tems qu'elle n'auroit fait
sans cela. Je ne prétends pas décider si
cette vertu dissolvante qui se conserve si
long-tems , réside dans l'eau de chaux ,
que l'esprit de nître dulcifié empêche de
s'affoiblir , ou si l'on ne doit pas l'attribuer plutôt à cet esprit lui-même qui ,
lorsqu'il est mêlé avec l'eau , a la propriété de dissoudre la pierre (*a*) ; cependant cette derniere opinion me paroît plus
vraisemblable que l'autre.

Quoi qu'il en soit , puisque l'esprit de
nître dulcifié n'affoiblit que légérement
la vertu de l'eau de chaux , & qu'il a lui-
même la vertu de dissoudre la pierre ,
on peut l'ordonner en toute sûreté à
ceux qui font usage de l'eau de chaux ,
pour se délivrer de la pierre. Comme
c'est un remede excellent contre les vents
qui s'engendrent dans l'estomac & dans
les intestins , qu'il est diurétique , qu'il
diminue la chaleur & appaise la soif ,
qu'il prévient la putréfaction & rétablit
l'appétit , lorsqu'il a été détruit par des
humeurs corrompues , il peut se présen-

(*a*) *Rutty's experiments on M^rs. Stephens
Medicines* , sect. IV , cap. 35 & 36,

ter un grand nombre d'occasions dans lesquelles on peut le donner avec succès mêlé à l'eau de chaux.

J'ai fait remarquer ci-dessus (n° 10) que la chaux & l'eau de chaux volatilisent les sels, & corrompent les huiles animales ; il sera donc à propos, si les personnes qui sont attaquées de la pierre, ont des humeurs qui tendent à la putréfaction, de leur faire mettre quelques gouttes d'esprit de nître dulcifié dans chaque prise d'eau de chaux.

76 Un morceau de la pierre B, qui pesoit douze grains, ayant été mis dans de l'esprit de sel, ne perdit que trois grains dans l'espace de près de sept jours, pendant la plus grande partie desquels il fut exposé à une chaleur modérée.

En comparant cette expérience avec celle des nos 17, 18, 19 & [64], il paroît que la lessive dont on fait le savon & l'eau de chaux d'écailles d'huitres ont plus d'efficacité pour dissoudre la pierre, que l'esprit de sel.

Si l'on mêle une once d'esprit de sel avec huit ou dix onces (a) d'eau de fon-

---

(a) Selon que cet esprit est plus ou moins fort.

taine, ou d'eau de chaux, & qu'on le verfe fur des écailles d'huitres calcinées, immédiatement après qu'on les a retirées du feu, il fe fait une grande effervefcence qui eft accompagnée de beaucoup de chaleur. Lorfque l'effervefcence eft paffée, & que la chaux eft tombée au fond du vafe, la liqueur refte claire ; & fi on la filtre par la chauffe, elle eft auffi tranfparente, auffi limpide & auffi blanche que de l'eau. Cette leffive n'a point d'odeur ; mais elle a un goût de fel très-fort, très-piquant & un peu aftringent. Il y a apparence, puifqu'il retenoit quelque chofe de l'odeur ou du goût particulier de l'efprit de fel, que cet efprit n'avoit pas été tout-à-fait foulé par la chaux ; je trouvai qu'il étoit utile, pour prévenir cet inconvénient, de mêler à l'efprit de fel & à l'eau, avant de la verfer fur la chaux, un peu de potaffe purifiée, non pas dans le deffein de faturer cet efprit, mais afin de diminuer un peu de fa force & de fon odeur défagréable.

Cette leffive de fel marin & de chaux de coquilles n'a que très-peu de vertu pour diffoudre la pierre ; il eft vrai que lorfqu'elle a été quelque tems à un dégré de chaleur modérée, la furface de la pierre devient blanche, & il s'en détache quelques écailles ; mais il lui faut trois ou quatre fois plus de tems pour s'y dissoudre, que dans l'eau d'écailles d'huitres ; & j'ai observé que lorsqu'on n'ajoutoit pas de potasse à l'esprit de sel, quoique la lessive n'eût pas retenu le goût de cet esprit, cependant elle ne paroissoit avoir aucune vertu pour dissoudre la pierre.

Nous voyons par-là que la vertu dissolvante de l'eau de chaux est fort augmentée par l'addition d'un sel alkali, comme le prouve la lessive qui entre dans la composition du savon, quoique ce sel par lui-même n'ait aucune vertu lithontriptique ; au lieu que cette même vertu est fort affoiblie, ou même entiérement détruite par les acides qui sont des dissolvans de la pierre.

Le remede de M. *Schawemberg*, Gentilhomme Allemand, que les Charlatans distribuent à *Londres*, sous le nom de *coquilles liquides*, & qu'on dit être des coquilles calcinées réduites en forme liquide, paroît convenir par toutes ses qualités avec une lessive d'esprit de sel, de potasse & de chaux de coquilles (*a*) :

(*a*) M. *Linden*, dans un appendix qu'il a ajouté à la fin de son dernier Ouvrage sur les

ils ont précifément la même couleur &
& le même goût ; ils ne font l'un ni
l'autre aucune effervefcence avec le vinaigre , ni avec l'efprit de vitriol : ils
ne font donc pas alkalis. Ils n'en font pas
non plus avec une leffive de potaffe ; mais
il fe fait un coagulum blanc. Si l'on y
ajoute de l'efprit de vitriol, il en réfulte
une violente ébullition & une forte odeur
d'efprit de fel ; le coagulum tombe au
fond. Lorfqu'on les verfe fur une diffolution de mercure dans l'eau-forte, ils
précipitent le mercure.

Un morceau de la pierre B, de quatre
grains, après vingt-quatre heures de digeftion à chaud & autant de digeftion à
froid dans une petite phiole pleine de cette
liqueur de coquilles, ne perdit qu'un demi-
grain de fa fubftance.

Il paroît donc que ce remede n'eft ni
acide, ni alkali ; qu'il participe un peu
de la vertu des coquilles calcinées, & qu'il

---

eaux minérales, nous a donné différentes méthodes pour faire cette liqueur de coquilles,
dont il vante les vertus, plutôt en Empyrique,
qu'en Médecin éclairé. Sa feconde méthode con-
fifte à verfer une livre & demie d'eau fur une
livre d'écailles d'huitres calcinées & autant de
fel ammoniac.

n'a

n'a que très-peu de vertu pour diſſoudre la pierre. Ainſi chacun peut juger combien on a eu tort d'avancer qu'il diſſolvoit la pierre hors du corps en peu d'heures, ſi on le tenoit à une douce chaleur ; & ſur quel fondement on l'a vanté comme un grand alkali & un puiſſant diſſolvant de la pierre dans la veſſie.

SECTION XI.

De la maniere dont l'Eau de chaux agit dans la diſſolution de la pierre.

QUOIQU'IL ſoit beaucoup plus important pour nous de ſçavoir qu'un certain remede eſt capable de guérir telle ou telle maladie, que d'être inſtruits de la maniere particuliere dont il produit ſes effets, malgré cela, non ſeulement rien n'eſt plus digne des recherches d'un Médecin, que la maniere dont les remedes agiſſent dans la cure des maladies, ni rien n'eſt plus ſatisfaiſant pour un Eſprit philoſophe qu'une pareille découverte, mais encore cela peut être d'un grand uſage pour la pratique ;

car il est à présumer qu'on appliquera plus judicieusement, & avec plus de succès, un remede dont on connoîtra la nature & la maniere d'agir, qu'un autre dont la nature & l'action particuliere seront inconnues, & ne fourniront aucune indication capable de déterminer le dégré particulier de la maladie, ou l'état du malade dans lequel on peut l'employer avec le plus de succès & le moins de danger, ni les occasions où on doit le donner, & celles dans lesquelles il ne faut pas en faire usage. Puis donc que j'ai fait voir que l'eau de chaux dissout la pierre, non seulement hors du corps, mais encore quelquefois dans la vessie, je crois qu'on ne regardera pas comme inutiles les recherches que j'ai faites pour tâcher de découvrir sa façon particuliere d'agir.

La pierre de la vessie est composée d'eau, de terre, d'air, de sel & d'huile; par conséquent tout menstrue qui sera capable de séparer un de ces principes des autres, sera plus ou moins capable de dissoudre ou de décomposer la pierre.

Il n'y a que la force du feu & la calcination qui soient capables de séparer des autres principes de la pierre l'eau qui entre dans sa composition, & la terre est la plus fixe & la plus immuable de ses parties. L'eau de chaux, en dissolvant la pierre, n'agit donc que sur son air, son huile ou son sel.

Quant au premier, comme l'eau de chaux n'engendre point d'air, lorsqu'elle dissout la pierre dans un vaisseau fermé, il s'ensuit nécessairement qu'elle n'agit pas, en séparant cet élément des autres parties qui constituent la pierre (*a*) ; mais comme la chaux vive s'unit très-rapidement à l'huile, [sect. 1, n° 3,] il est vraisemblable que ses parties les plus subtiles & les plus atténuées qui sont suspendues dans l'eau d'une maniere invisible, peuvent saisir les parties huileuses de la pierre, s'y unir, & par-là contribuer à en détruire la forme : la poudre parfaitement blanche, en laquelle l'eau de chaux réduit la pierre, montre que ce menstrue agit au moins en partie, en extrayant son huile.

Malgré cela le sel est de tous les prin-

____

(*a*) L'esprit de nitre & l'eau-forte engendrent une très-grande quantité d'air élastique, en dissolvant la pierre ; il paroît que ce sont les plus puissans dissolvans de cette concrétion, puisqu'ils agissent d'une façon si marquée sur son air, qui excede tous ses autres principes pris ensemble. *Hales Hæmastatique.*

cipes de la pierre celui fur lequel l'eau
de chaux paroît agir le plus puiffamment.
Tout le monde fçait que la chaux vive
volatilife le fel ammoniac ; l'eau de chaux
produit le même effet , quoique d'une
façon moins marquée.

Les fels de l'urine & ceux de la pierre
reffemblent beaucoup au fel ammoniac ;
auffi trouvons-nous que la chaux agit fur
eux de la même maniere. L'urine mêlée
à la chaux répand une odeur pénétrante
d'alkali volatil , qui eft plus ou moins
forte, felon que l'urine eft vieille ou fraî-
che , ou felon qu'elle eft plus ou moins
impregnée de fel. L'eau de chaux produit un effet femblable , quoique plus
foible. (Voyez la fect. 1 , n° 7 , & la
fect. 2 , n° 10.)

Ayant réduit en poudre un morceau
d'une pierre que je gardois depuis fept
ou huit ans dans mon cabinet , & ayant
mêlé cette poudre avec de la chaux , j'y
verfai de l'eau & j'agitai le mêlange ; il s'en
éleva auffi-tôt une foible odeur d'urine ,
qui vraifemblablement eût été plus forte &
plus pénétrante, s'il n'y eût pas eu fi long-
tems qu'elle avoit été tirée de la veffie,

Le 12 Mai 1750 , je mis une once
de fable des reins dans une livre & demie d'eau de chaux d'huitres , je bou-

chai bien la bouteille qui les contenoit. Ayant remarqué que l'eau de chaux n'agissoit plus sur ces graviers après les huit ou les dix premiers jours, quoique je la tinsse à un dégré de chaleur qui alloit à-peu-près au centieme du thermométre de *Farenheit*, je la décantai le 28 , & je trouvai trois gros de sable qui n'avoient pas été dissous ; la plus grande partie du reste étoit au fond du vase , & ressembloit à de la craie réduite en poudre.

L'eau de chaux avoit une couleur jaune & une odeur particuliere, qui tenoit de celle de l'urine & de celle du soufre ; odeur qu'il seroit très-difficile de décrire : elle avoit entiérement perdu le goût de la chaux , & en avoit pris un fort désagréable & analogue à son odeur. Cette eau putride ayant resté trois jours exposée à l'air dans un vaisseau qui n'étoit pas fermé , perdit entiérement son goût & son odeur désagréable ; mais elle conserva sa couleur jaunâtre. D'où nous pouvons conclure que , comme la couleur jaune de cette eau étoit produite par la partie la plus grossiere & la moins volatile de l'huile du calcul , de même son odeur étoit en partie l'effet de la portion la plus atténuée de cette huile , & des sels de la pierre vola-

tilisés & changés en une vapeur pénétrante par l'action de l'eau de chaux.

Il est bon de remarquer que, comme
le sel ammoniac empêche qu'il ne se
forme de pellicule sur l'eau de chaux,
lorsqu'ils sont mêlés ensemble, de même
dans cette expérience l'eau de chaux ne
fit pas de croûte terreuse pendant tout
le tems qu'on la garda en bouteille, ni
même après qu'on l'eût exposée à l'air.

Les sels de l'urine & ceux de la pierre
de la vessie ne sont pas les seuls que la
chaux volatilise ; car du sang nouvellement tiré de la veine, & mêlé avec parties égales d'eau de chaux, répand aussi-
tôt une odeur d'urine brûlée.

Il paroît s'ensuivre de ce que nous
avons dit jusqu'ici, que l'eau de chaux
dissout la pierre, en volatilisant les sels
& en s'unissant à son huile ; mais comme
les alkalis fixes s'unissent aux huiles, &
volatilisent le sel ammoniac & celui de
l'urine, aussi-bien que la chaux, il semble
qu'une dissolution de potasse ou de sel
de tartre dans l'eau devroit aussi dissoudre la pierre ; & même comme une forte
lessive de quelques-uns de ces sels volatilise plus puissamment le sel ammoniac,
& s'unit plus rapidement avec les huiles,
que l'eau de chaux, elle devroit, con-

formément aux expériences & aux raisonnemens que nous avons rapportés ci-
dessus, dissoudre plus promptement la
pierre, que cette eau ; ce qui n'arrive
cependant pas : car quoiqu'une lessive
de potasse rende la pierre plus blanche
& plus friable, cependant elle ne la dissout pas (*a*).

Par conséquent, puisque les sels alkalis
fixes qui s'unissent aisément aux huiles,
& qui volatilisent puissamment les sels
ammoniacaux de l'urine, n'ont que très-
peu de vertu pour dissoudre la pierre, l'action principale & particuliere par laquelle l'eau de chaux dissout cette concrétion, doit dépendre de quelque changement qu'elle produit dans les principes de la pierre, différent de ceux que
les alkalis fixes ont coutume d'y produire. La seule chose en quoi l'action
de la chaux vive, & celle des alkalis
fixes sur le sel ammoniac & sur le sel de
l'urine different entr'elles, est que, quoique la chaux & les alkalis fixes paroif-
sent volatiliser également ces sels, la
premiere détruit outre cela la propriété
qu'ils ont de faire effervescence avec les

(*a*) Voyez *Hales, Experiments on Mrs.*
Stephen's Medicines, & le n° 62.

G iiij

acides, & change tellement leur nature, qu'ils ne peuvent plus être réduits en forme concrete. La vertu diſſolvante de la chaux paroît donc dépendre de la propriété qu'elle a non ſeulement de volatiliſer les ſels, mais encore de les diviſer & de les ſubtiliſer au point de changer leur nature, & de les rendre incapables de prendre une forme concrete.

La leſſive qu'on emploie pour faire le ſavon, c'eſt-à-dire, la leſſive de potaſſe & de chaux, diſſout plus puiſſamment la pierre, que l'eau de chaux ou la diſſolution de potaſſe toutes ſeules, parce qu'il paroît que le ſel alkali étant joint avec la chaux, s'unit plus promptement avec l'huile, & agit plus puiſſamment ſur les ſels de la pierre, tandis que l'eau de chaux peut, par ſon union avec le ſel alkali, devenir plus propre à volatiliſer, & à detruire la nature & le tiſſu des ſels des animaux; d'ailleurs l'eau impregnée d'un ſel alkali ſe charge d'une plus grande quantité de parties actives de la chaux, que l'eau toute ſeule, & les retient mieux.

Lorſqu'on met un morceau d'une pierre de la veſſie dans la leſſive dont on fait le ſavon, il paroît ſortir de chaque point de ſa ſurface des ſtries ou de petits ruiſfeaux d'huile, qui montent au travers de la leſſive, à-peu-près comme l'eſprit de vin rectifié, lorſqu'on le mêle avec de l'eau. On ne peut pas dire que ces ſtries ſoient de l'air qui s'éleve de la ſurface de la pierre, puiſque cette leſſive ne produit pas d'air, en diſſolvant la pierre : n'eſt-il pas plus vraiſemblable que ce ſont l'huile & le ſel de la pierre, ſur lequel ce menſtrue agit le plus puiſſamment ?

C'eſt une choſe aſſez ſurprenante que, quoique l'eau de chaux diſſolve la pierre de la veſſie, elle n'agiſſe point ſur les concrétions bilieuſes, qui ſont cependant beaucoup moins ſolides & moins dures : cette différence vient de ce que la premiere contient plus de ſel, que les dernieres; & nous avons fait voir ci-deſſus que la vertu lithontriptique de la chaux dépendoit principalement de ſon action ſur les ſels de la pierre. Mais la leſſive de ſel de tartre qui agit peu ſur la pierre de la veſſie, diſſout les concrétions de la bile (*a*), parce que l'alkali fixe s'unit rapidement avec l'huile, qui eſt le principe le plus abondant de ces concrétions : ſi c'étoit par ſa vertu pénétrante & dé-

____

(*a*) Voyez l'Hæmaſtatique de M. *Hales*.

G v

terfive que l'eau de chaux diffout la pierre, comme quelques Auteurs l'ont avancé (*a*), elle devroit à plus forte raifon diffoudre les concrétions bilieufes qui, felon toutes les apparences, font plus propres à céder à un menftrue pénétrant & déterfif, que les pierres de la veffie.

M. *Morand* a remarqué que le reméde de Mademoifelle *Stephens* ne réuffiffoit pas fi bien fur les enfans, que fur les gens d'un certain âge (*b*). J'ai fait la même obfervation à l'égard de l'eau de chaux & du favon : je croyois d'abord que cela pouvoit venir de ce que les enfans ne prennent jamais bien exactement les remedes qu'on leur donne, ni à la dofe qu'il faut ; mais ayant examiné la chofe avec plus de foin, j'ai cru m'appercevoir qu'il y avoit quelque chofe de plus, fur-tout depuis que M. *Alfton*, qui a publié en dernier lieu des expériences fort curieufes fur la chaux & fur fon eau, m'a dit avoir remarqué que les pierres qu'on tiroit des enfans, fe dif-

—————————

(a) *Alfton, Diff. fur la chaux vive*, p. 368 de l'édit. franç.

(b) *Mém. de l'Acad. Royale des Sciences, ann. 1740.*

folvoient plus lentement dans l'eau de chaux , que celles qu'on tiroit des gens plus âgés.

Les organes de la digeſtion étant foibles dans les enfans , & les alimens dont ils font le plus d'uſage , tendant preſque tous à l'acide , ils font fort ſujets à avoir des acides dans les premieres voies ; & même , ſi l'on peut s'en rapporter aux expériences de M. *Homberg* (a) , le ſang des jeunes animaux donne beaucoup plus d'acide , que celui des animaux d'un certain âge. On ne peut pas dire que tout cet acide vienne du ſel marin qui eſt dans leur ſang , puiſque les humeurs des vieux animaux contiennent pour le moins autant de ce ſel , que celles des jeunes. Il n'eſt donc pas hors de la vraiſemblance que dans les enfans le ſel ammoniacal de la pierre contienne plus d'acide , que dans les vieillards. On dit que la terre à pipes & les terres argileuſes ne font d'aucun uſage dans la poterie , lorſqu'elles font dépouillées de leur acide, parce qu'alors elles font incapables de prendre un certain dégré de conſiſtance & de cohéſion , lorſqu'on les cuit : peut-être qu'il

____

(a) *Mém. de l'Acad. Royale des Sciences ,* ann. 1712.

G vj

en est de même des pierres qui se forment dans les vieillards, & qu'elles sont moins dures & moins solides, parce que leurs humeurs contiennent moins d'acide, que celles des enfans.

Il y a apparence que les remedes contre la pierre réussissent moins dans les enfans, que dans les vieillards, non seulement parce que leur vertu doit être beaucoup plus affoiblie dans les enfans par les acides des premieres voies, du sang & des humeurs, mais encore parce que leurs pierres sont plus dures & plus solides.

SECTION XII.

Méthode de traiter de la Pierre.

APRÈS avoir donné un exemple de l'efficacité de l'eau de chaux pour dissoudre la pierre, & après avoir démontré cette vertu dissolvante par un grand nombre d'expériences, par le moyen desquelles j'ai été assez heureux de découvrir combien la chaux des écailles d'huitres & celle des coquilles de péroncles l'emportent à cet égard sur la chaux de pierre, il ne me reste maintenant qu'à donner une méthode curative, fondée sur l'observation que j'ai rapportée, & sur mes expériences.

I. Je conseille donc aux personnes qui sont attaquées de cette fâcheuse maladie, de prendre chaque jour, sous la forme qui leur sera le moins désagréable, une once de savon d'*Alicante*, prise dans sa partie intérieure (*a*), & de boire trois chopines, & même plus, d'eau de chaux faite avec des écailles d'huitres, ou des coquilles de pétoncle. Si le malade prend le savon en pillules ou rapé, comme faisoit M. *Millar*, il peut le partager en trois doses, dont il prendra la plus forte le matin à jeun, de meilleure heure qu'il pourra ; la seconde à midi, & la troisieme à sept heures du soir, buvant par-dessus chaque dose un grand verre d'eau de chaux ; il prendra le reste entre ses repas, en guise de boisson ordinaire (*b*).

____

(*a*) La partie extérieure, en perdant sa couleur, a aussi beaucoup perdu de sa vertu. Voyez le n° 73.

(*b*) Le tems le moins propre pour prendre le savon & l'eau de chaux, (il en est de même de la plûpart des autres remedes,) est celui qui suit le repas, parce qu'alors non seulement leur

On peut adoucir un peu le goût désagréable de l'eau de chaux, en y mêlant du lait doux, en petite quantité, & le faire passer entiérement, en se lavant la bouche immédiatement après l'avoir prise, avec un peu de vinaigre & d'eau, qu'il faut bien se donner de garde d'avaler (a). Mais si le malade a de la peine à prendre le savon sous cette forme ; ou si son estomac ne s'en acommode pas, il faut en faire dissoudre (b) une once dans trois demi-septiers d'eau de chaux, faite avec des coquilles qui ayent été long-tems exposées à l'air, & prendre cette dissolution en trois fois, buvant le reste de l'eau de chaux toute pure. S'il n'est pas possible de trouver des coquilles, on peut faire prendre au malade la même quantité d'eau de chaux

---

vertu est fort affoiblie par le mélange d'une grande quantité d'alimens, la plûpart acescens, mais encore parce qu'ils ne passent pas si promptement dans le sang, lorsque l'estomac & les intestins sont remplis, ou lorsqu'ils ne font que de se vuider.

(a) Un gros & demi ou deux gros de baies de geniévre, infusées dans chaque pinte d'eau de chaux, en corrigent un peu le goût.

(b) La dissolution est préférable à la décoction. Voyez le n° 56.

ordinaire, avec une once & demie de
favon au moins ; ce qui augmentera confidérablement fa vertu diffolvante (*a*).

Il eft bon de remarquer que la diffolution de favon dans l'eau de chaux,
n'eft pas fi défagréable au goût, que
lorfqu'on la fait dans l'eau commune.

Le favon joint à l'eau de chaux, agit
non-feulement comme un puiffant diffolvant de la pierre ; mais encore il détruit tous les acides de l'eftomac & des
inteftins, & contribue par-là à tenir le
ventre libre, & à prévenir la conftipation que l'eau de chaux ne manqueroit
pas de produire.

Le malade commencera d'abord par
de plus petites dofes, que celles que
nous avons indiquées, foit d'eau de
chaux, foit de favon ; peut-être fuffiroit-
il de lui donner d'abord une chopine
d'eau de chaux, & trois gros de favon
par jour. Mais il faut qu'il augmente cette
quantité par dégrés, & qu'il en continue

(*a*) Voyez le n° 66. Quant à fa dofe du favon, M. *Alfton* a remarqué très-judicieufement
qu'il n'en faut prendre que la quantité néceffaire pour tenir le ventre libre ; car lorfqu'il
purge, ce qui fort ne peut pas agir fur la pierre.
Diff. fur la chaux vive, édit. franç. p. 327.

l'ufage (fur-tout s'il fe trouve foulagé, fi les fymptomes de fon mal paroiffent s'adoucir, ou s'il apperçoit quelques fignes de diffolution) pendant plufieurs mois, & fi la pierre eft bien groffe pendant des années entieres.

Il feroit peut-être à propos, fi les douleurs étoient violentes, que le malade commençât non-feulement par de petites dofes de favon & d'eau de chaux, mais encore qu'il fît ufage de la feconde ou de la troifieme eau, au lieu de la premiere. Mais lorfqu'il fera accoutumé à ce remede, il pourra non-feulement prendre la premiere eau ; mais encore s'il croit pouvoir le foutenir, il fera bien d'en augmenter la vertu diffolvante, & en la faifant paffer une feconde fois fur des coquilles nouvellement calcinées (*a*). Une pinte de cette eau double, dans laquelle on aura fait diffoudre une once ou une once & demie de favon, prife chaque jour, fera, j'ofe l'affurer, le remede le plus fûr & le moins défagréable qu'on puiffe employer contre la pierre.

Pendant l'ufage de l'eau de chaux &

—————————————————

(*a*) Voyez la fect. III, n° 21.

du favon, il faut s'abftenir de toutes les boiffons acides & fermentées, telles que le vinaigre, le vin, la biere douce, la biere forte, le cidre, &c. Le malade fera fa boiffon ordinaire de lait coupé avec de l'eau, ou d'une tifane faite avec les racines de guimauve, de perfil & de réglifle ; mais s'il étoit accoutumé à boire des liqueurs fortes, & qu'il ne pût pas s'en paffer, on pourroit lui permettre un peu de vin de *Malaga*, ou de punch léger fans acides ; cependant comme le punch affoiblit beaucoup la vertu du favon (*a*), & que les liqueurs fpiritueufes la détruifent entiérement (*b*), & changent beaucoup la nature de la chaux vive (*c*), il ne faut pas que le malade boive de ces liqueurs, ni qu'il en mette une trop grande quantité dans fon punch. Il fera encore à propos qu'il faffe peu d'ufage des viandes falées (*d*), du miel (*e*) ; & qu'il s'abftienne entiérement de tous les fruits acides ou acer-

---

(*a*) Voyez le n° 69.
(*b*) *Hales's experiments on Mrs. Stephen's Medicines*, pag. 2.
(*c*) Voyez les n°ˢ 1 & 2.
(*d*) Voyez le n° 50.
(*e*) Voyez les n°ˢ 34 & 71.

bes (*a*) ; au lieu qu'il peut uſer ſans crainte de lait, de ſucre (*b*), & des alimens tirés des animaux, ou des végétaux rapportés, n° 39-45.

Nous devons faire remarquer ici, qu'il y a quelques perſonnes, qui, ayant preſcrit les remedes de Mademoiſelle *Stephens*, le ſavon & l'eau de chaux à des malades attaqués de la pierre, leur ont mal-à-propos ordonné en même tems le régime que M. *Lobb* à indiqué pour cette eſpece de maladie. M. *Lobb* a diſtribué tous les végétaux, qui nous ſervent d'alimens, en trois claſſes ; il a mis dans la premiere tous ceux qui ſont capables de diſſoudre les graviers les plus tendres ; dans la ſeconde, ceux qui ont quelque vertu diſſolvante, mais plus foible que celle de ces premiers, & dans la troiſieme, ceux qui n'ont point cette vertu. Mais plus de la moitié des végétaux qui compoſent la premiere & la ſeconde claſſe, ſont acides ou tendent à l'acide, & par conſéquent doivent beaucoup affoiblir la vertu du ſavon & de l'eau de chaux, qui, en quelques jours de

____

(*a*) Voyez les n°ˢ 36 & 38.
(*b*) Voyez les n°ˢ 33 & 3.

tems, communiquent plus de vertu diffolvante à l'urine, que le régime de M. *Lobb*,
quand on l'obferveroit des années entieres.

Comme la guérifon dépend principalement de la vertu diffolvante que
l'eau de chaux communique à l'urine, le
malade fera bien de ne prendre d'autres
boiffons qu'autant qu'il en aura befoin
pour étancher fa foif, & de retenir fes
urines auffi long-tems qu'il le pourra
fans s'incommoder, afin de leur donner
plus de tems pour agir fur la pierre.

Si le malade après avoir eu froid, ou
à la fuite d'un violent exercice, fentoit
augmenter confidérablement fes douleurs, il feroit bien de fufpendre l'ufage
de ces remedes pendant quelques jours,
& d'avoir recours aux opiates, aux lavemens émolliens, aux fomentations &
aux bains d'eau tiéde. Si le favon & l'eau
de chaux excitent une grande chaleur &
une altération confidérable, on pourra
faire prendre au malade trente ou quarante gouttes d'efprit de nitre dulcifié
dans un verre d'eau de chaux deux ou
trois fois le jour (*a*).

––––––––––––––––––––––––

(*a*) Voyez la fect. X, nº 75.

S'il arrivoit que l'eau de chaux occasionnât de la constipation, il seroit nécessaire que le malade prît de tems en
tems des pilules faites avec parties égales de savon & d'aloës, ou quelques-uns
des purgatifs rapportés aux nos 51-55.

Au lieu de savon, on pourroit faire
prendre deux ou trois fois par jour au
malade deux gros d'une lessive faite avec
de la potasse purifiée & des écailles d'huitres calcinées, délayés dans cinq onces
d'eau de chaux, où l'on ajouteroit une
once de lait & demi-once de syrop de
sucre; ce remede chargeroit moins l'estomac, & contribueroit à accélerer la dissolution de la pierre, cette lessive étant
beaucoup plus lithontriptique que le savon : nous avons déja fait remarquer
qu'elle étoit préférable aux lessives des
manufactures de savon, non seulement
parce qu'elle est moins dégoûtante, mais
encore parce qu'elle a plus de force pour
dissoudre la pierre (a).

Mais si l'on trouve quelque malade
qui ait une répugnance invincible pour
le savon, sous quelque forme qu'on le lui
donne, ou bien si on ne peut pas le lui
prescrire, non plus que la lessive alkaline,

(a) Voyez le n° [64].

à cause de quelque ulcere dans les conduits de l'urine, les expériences que nous avons rapportées ci-dessus, nous donnent lieu de présumer que l'eau de chaux d'huitres ou de pétoncles seule, bue à grandes doses, dissoudra plus vîte la pierre, que l'eau de chaux ordinaire, même jointe ou mêlée avec le savon (a); de sorte qu'au lieu de prescrire tous les remedes de Mademoiselle *Stephens*, que des personnes délicates ne pourrroient pas soutenir, nous pouvons donner cette eau de chaux, & en attendre autant & même peut-être plus de succès.

Pour mettre cette vérité hors de tout doute, il suffit de rapporter l'expérience suivante.

M. *Hartley* faisoit prendre chaque jour depuis trois jusqu'à quatre onces de ses pilules, composées de savon, de chaux & de sel de tartre (b), qui sont les ingrédiens les plus efficaces des remedes

---

(a) Comparez les expériences, qui ont été faites pour constater la vertu dissolvante de l'eau de chaux d'huitres & de pétoncle, n°s 14-20, avec celles qui ont été faites pour connoître les effets d'une dissolution de savon dans l'eau de chaux ordinaire, n° 66.

(b) Voyez les pages 2 & 3.

de Mademoiselle *Stephens*. J'ai ordonné souvent l'eau de chaux, depuis trois jusqu'à quatre chopines par jour : pour connoître lequel de ces deux remedes étoit le plus efficace, je fis dissoudre les pilules de M. *Hartley* dans seize fois leur poids d'eau, & j'y mis un morceau de la pierre B, qui pesoit treize grains ; je mis dans le même tems un second morceau de la pierre B, du même poids que le précédent, dans de l'eau de chaux faite avec des écailles d'huitres dans la proportion de six livres d'eau sur une livre d'écailles calcinées. Après trente-cinq heures de digestion à chaud, & vingt-trois d'infusion à froid, la pierre qui étoit dans l'eau de chaux avoit perdu six grains, qui avoient été dissous, tandis que celle qui étoit dans la dissolution des pilules de M. *Hartley* n'avoit perdu que trois grains.

M. *Hartley* propose dans une lettre latine, adressée à M. *Mead*, qu'il a publiée l'été dernier, différentes méthodes de donner la chaux en poudre, le savon, la lessive de savon, & le sel alkali fixe pour la pierre ; mais comme la composition suivante, qui m'a été communiquée à sa priere par M. *Hales*, differe de toutes les formules de sa lettre, j'ai cru devoir en faire part au Public.

» Prenez huit parties de savon d'Al-
» cante rapé, une partie de chaux d'é-
» cailles d'huitres ; battez-les ensemble,
» après y avoir ajouté un peu d'eau,
» & faites - en une masse uniforme &
» molle ; ensuite dissolvez cette masse,
» & faites-en une espece d'émulsion, en
» y ajoutant assez d'eau pour faire six
» pintes d'émulsion par livre *averdupois*
» de savon : laissez cette émulsion expo-
» sée à l'air pendant un mois, ayant soin
» de la remuer souvent & de la transva-
» ser d'un vaisseau dans l'autre, comme
» lorsqu'on veut faire réfroidir une li-
» queur ; par ce moyen, elle deviendra
» douce, n'affectera point l'estomac,
» & ne causera point d'irritation dans les
» vaisseaux urinaires. Sa dose est d'un
» demi-septier trois fois le jour : on peut
» l'appeller émulsion alkaline contre la
» pierre.

Quoiqu'il y ait apparence que cette
émulsion, qui est entiérement semblable
aux pillules de M. *Hartley*, doit dissoudre les pierres de la vessie hors du corps
plus lentement qu'une forte eau de chaux
d'huitres, il se peut cependant qu'en la
prenant intérieurement, elle produise un
plus grand effet, ou du moins un effet
égal à celui de cette eau de chaux, parce

qu'elle contient une certaine quantité de chaux qui n'eſt point éteinte, & qui par conſéquent doit communiquer ſa vertu à toutes les humeurs qu'elle rencontre ſur ſon paſſage dans l'eſtomac & les inteſtins. Malgré cela, comme le moyen le plus ſûr & le moins dangereux de porter les vertus de la chaux dans le ſang, eſt de donner l'eau de chaux en boiſſon, & qu'on peut augmenter conſidérablement la vertu diſſolvante de cette eau, en la faiſant paſſer une ſeconde & une troiſieme fois ſur des coquilles nouvellement calcinées (a), je la préfererois toujours à la chaux en poudre, ſous quelque forme qu'on la donnât ; mais dans le cas où l'eau de chaux & le ſavon ne ſoulage-roient pas le malade, on pourroit eſ-ſayer en toute ſûreté l'émulſion précé-dente.

Les perſonnes ſujettes à de fréquen-tes attaques de colique néphrétique, quand bien même elles n'auroient pas de pierre dans la veſſie, pourroient en prévenir les accès, en prenant, deux ou trois heures avant leur déjeuné, une cho-pine d'eau de chaux d'écailles d'huitres,

---

(a) Voyez la ſect. III, n° 21.

ou

ou de coquilles de pétoncle ; cette quantité, qui feroit trop petite pour produire quelque effet fenfible fur une pierre déja formée , eft capable d'empêcher de nouvelles concrétions.

Les perfonnes qui ont de petites pierres dans les reins , rendent fouvent (furtout avant les accès de colique néphrétique) des urines noires qui reffemblent beaucoup à une eau bourbeufe ou à du caffé , & fentent une efpece de douleur fourde ou d'inquiétude dans la partie des lombes qui répond aux reins : j'en ai connu , qui après avoir rendu des urines de cette efpece pendant quelques femaines , ont vuidé en deux ou trois jours de tems foixante & dix ou quatre-vingt petites pierres groffes comme des têtes d'épingles, après quoi elles ont été délivrées pour un tems confidérable de leurs douleurs néphrétiques.

La couleur noire de cette urine eft dûe au fang , qui y eft mêlé, & qui fuinte lentement & en petite quantité des extrémités des petits vaiffeaux des reins déchirés par les parties raboteufes des pierres qui y font logées. Ce fang ne fort point en caillots, parce qu'il fe mêle avec l'urine peu-à-peu & en petite quan-

tité ; le séjour qu'il fait dans le corps
avant d'être évacué, lui fait perdre sa
couleur : de même nous voyons que celui qui suinte des petits vaisseaux de
l'estomac, & qu'on vomit après qu'il y
a séjourné quelque tems, est noir &
d'une couleur de caffé, ce qui l'a fait
prendre plus d'une fois pour une bile
noire ; au lieu que lorsque les vaisseaux
dont il sort sont plus gros, qu'il vient
en plus gros filets, il conserve sa couleur
naturelle, soit qu'on le vomisse en caillots, ou qu'il ait encore sa fluidité. Les
meilleurs remedes qu'on puisse prescrire
aux personnes qui sont dans cet état,
sont les boissons mucilagineuses, comme
les émulsions avec la gomme arabique,
la décoction de racine de guimauve,
l'infusion de graine de lin, qui défendent
en quelque façon les reins contre l'impression des petites pierres qui y sont logées, mais sur-tout l'eau de chaux, laquelle, en même tems qu'elle ramollit
& émousse les parties hérissées des petites
pierres, guérit & consolide les érosions
de ces parties : quelques doses d'opium
peuvent encore leur être très-utiles ; car
non seulement elles facilitent l'expulsion
des petites pierres logées dans les reins,
mais encore elles diminuent la sensibilité

des parties, & par conséquent les douleurs & le désordre qu'elles peuvent
causer.

II. Je vais proposer un moyen d'accélérer la dissolution de la pierre dans la
vessie, laissant à d'autres à juger ou à
découvrir par leurs expériences jusqu'à
quel point il peut réussir.

Ce moyen consiste à injecter chaque
jour dans la vessie des personnes attaquées de la pierre, pendant le tems même
qu'elles feront usage des remedes que
nous avons indiqués ci-dessus, quatre
ou cinq onces, ou même une plus
grande quantité, s'il est possible, d'eau de
chaux d'huitres tiéde, & de les leur faire
garder aussi long-tems qu'elles le pourront sans douleur. Il faudra pour cet
effet que le malade rende son urine immédiatement avant l'injection. Sans la
difficulté d'introduire une sonde, on
pourroit répéter ces injections deux ou
trois fois le jour; & si le malade gardoit toujours une sonde flexible dans la
vessie (a), on pourroit les faire aussi
souvent qu'on voudroit. Par ce moyen
on dissoudroit en peu de tems les plus

(a) *Heister*, *Chirurg.* pag. 883 & 938.

grosses pierres. Il seroit peut-être à propos de laisser boire pendant quelques
jours de l'eau de chaux au malade, avant
de lui en injecter dans la vessie, afin
d'adoucir ses douleurs, & de diminuer
l'extrême sensibilité de la tunique interne
de la vessie qui accompagne ordinairement cette maladie ; par ce moyen, il
auroit moins de peine à retenir les injections qu'on y feroit, & leur donneroit le tems d'agir sur la pierre.

On a souvent injecté de l'eau chaude
dans la vessie pour l'opération de la
taille au haut appareil, & ces injections
n'ont jamais été suivies d'aucun accident,
que lorsqu'on en a injecté une trop
grande quantité à la fois ; ce qui a trop
& trop subitement distendu les fibres
musculaires de la vessie, qui résistent à
une semblable distension. Mais dans le
cas dont il s'agit, (à moins que la pierre
ne fut extrêmement grosse,) la quantité
qu'il est nécessaire d'en injecter, est si
petite, que je ne vois pas le mal qu'elle
pourroit faire, si on fait l'injection avec
les précautions requises ; mais si on ne
doit rien craindre de sa quantité (a),

____

(a) On trouve dans les Observations de
M. *Le Dran*, *Obs. 80*, qu'on avoit injecté

il n'y a pas d'apparence que ses qualités
puissent produire aucun mauvais effet :
car nous avons vu qu'on pouvoit prendre intérieurement une grande quantité
d'eau de chaux sans danger , & lorsqu'on
en applique sur l'œil , la partie la plus
sensible de tout le corps , elle n'y produit qu'une légere douleur ; d'ailleurs on
s'en sert avec beaucoup de succès pour
laver les vieux ulceres. Comme il arrive
quelquefois qu'avec la pierre on a des
ulceres & des excoriations dans la vessie ,
l'eau de chaux portée dans ce viscere ,
soit par les injections , soit par les voies
de la circulation , servira à les déterger ,

---

soir & matin dans une vessie racornie une décoction de guimauve pendant un tems considérable , non seulement sans inconvénient , mais
même avec beaucoup de succès. Pour s'épar-
gner l'embarras d'introduire la sonde deux fois
par jour , il la laissoit dans la vessie depuis le
matin jusqu'après l'injection du soir ; & M.
Hales dit , dans son *Hæmastatique* , qu'en quatre heures de tems il avoit fait passer neuf cent
pouces cubiques , ou environ douze pintes
d'eau chaude , dans la vessie d'une biche , moyen-
nant une sonde double qu'il décrit en cet endroit , sans qu'il se fût apperçu que cela eût
causé la moindre douleur à cet animal , ou eût
été suivi du plus léger inconvénient.

bien loin d'avoir aucun des mauvais
effets que peuvent caufer les remedes
de Mademoifelle *Stephens*, en rendant
l'urine extrêmement alkaline. J'ai eu occa-
fion depuis quelques années d'en voir un
exemple remarquable dans une perfonne
qui, ayant eu plufieurs fymptomes de la
pierre, avoit pris à différentes reprifes
une grande quantité de favon : ce remede augmenta tellement fes douleurs,
fur-tout celles qu'il fentoit en rendant
fes urines, qu'il fut obligé de le difcon-
tinuer. Ayant examiné plus particuliérement fon état, je trouvai qu'outre la
pierre, il avoit un ulcere dans la veffie,
& qu'il avoit rendu une grande quantité
de matieres purulentes. Auffi M. *Morand* a-t-il obfervé, que toutes les fois
que les perfonnes attaquées de la pierre
ont quelque ulcere dans la veffie, le remede de Mademoifelle *Stephens* leur
caufe de grandes douleurs (*a*). Et M.
Langrish ayant injecté une trop grande
quantité de leffive de potaffe & de chaux
dans la veffie d'un chien, cet animal
rendit du fang mêlé avec fon urine;

(a) *Mém. de l'Acad. Royale des Sciences,*
ann. 1740.

au lieu qu'il retint sans douleur & sans
peine de l'eau de chaux, qui guérit même
les érosions que l'âcrimonie de la lessive
avoit faites sur les petits vaisseaux (*a*).

Pour rendre ces injections plus douces & moins douloureuses, on peut
délayer deux scrupules ou un gros
d'empois dans six ou huit onces d'eau de
chaux d'écailles d'huîtres, qu'on mettra
sur le feu jusqu'à ce que l'eau commence
à bouillir, ayant soin de remuer continuellement. L'empois ne diminue point
la vertu dissolvante de l'eau de chaux ;
car ayant mis un morceau de la pierre
B, qui pesoit sept grains, dans le mêlange précédent, au bout de trois heures il fut couvert d'une croûte blanche
& friable qui l'environnoit de toutes
parts, & qui se détacha de la pierre, en
secouant le vase dans lequel elle étoit :
au bout de vingt-quatre heures cette
pierre avoit perdu plus d'un grain de son
poids. L'expérience fut faite à une chaleur, qui n'excédoit pas le centiéme dégré du thermométre de *Farenheit*.

Le quart d'un jaune d'œuf mêlé avec
six onces d'eau de chaux, n'en affoiblit

(a) *Expériences de Médecine sur les animaux*,
p. 34 de la traduction françoise.

pas plus la vertu que l'empois ; ainsi on peut dans l'occasion le substituer à sa place.

Je fis aussi des expériences sur la gomme arabique & la graine de lin ; mais l'une & l'autre affoiblit beaucoup plus la vertu de l'eau de chaux, que l'empois & le jaune d'œuf.

J'ai été charmé que la proposition que je fis dans la premiere édition de cet Essai, de faire des injections d'eau de chaux dans la vessie pour dissoudre la pierre, ait engagé M. *Langrish* à suivre cette idée. Il nous a appris dans ses *Expériences de Médecine sur les animaux*, publiées en Anglois en 1746 & traduites depuis en François, que la vessie des chiens pouvoit supporter pendant un mois entier, sans douleur ni accident, non seulement des injections faites avec l'eau de chaux ordinaire ou l'eau de chaux d'huitres deux fois le jour, mais encore des injections d'eau de chaux, à laquelle il ajoutoit 15, 20, ou 25 gouttes de lessive de potasse & de chaux, par once d'eau de chaux, pourvu qu'il y ajoutât un peu d'empois pour adoucir l'acrimonie de la lessive.

En 1745, M. *Jean Campbell* Chirurgien de cette Ville, injecta à ma priere dans la vessie d'un enfant, d'environ dix ans, qui avoit été reçu dans l'*Hôpital Royal* pour être taillé de la pierre , près de deux onces d'eau de chaux d'huitres , dans lesquelles il avoit delayé un peu d'empois : nous fîmes piſſer le malade avant de lui faire l'injection ; il la retint ſans douleur & ſans peine près de trois heures.

Enſuite M. *Campbell* injecta de l'eau de chaux toute ſeule ſans y rien mêler d'a-douciſſant, dans la veſſie d'un homme , qui la retint très-long-tems ſans la moin-dre douleur. Il paroît par ces expériences faites ſur des hommes , & par celles que M. *Langrish* a faites ſur des chiens , qu'il ne nous manque , pour diſſoudre la pierre par la voie des injections , qu'un moyen aiſé de les porter dans la veſſie : car il n'eſt pas poſſible d'introduire deux ou trois fois le jour une ſonde ordinaire , ſans cauſer beaucoup de douleur au ma-lade , & ſans écorcher les parties ; & il n'eſt pas aiſé d'imaginer une ſonde flexible , qu'on pût garder dans la veſſie ſans beaucoup d'inconvéniens. J'ai ima-giné pendant quelque tems , qu'on pour-roit faire une ſeringue avec un tuyau aſſez long , pour qu'on pût l'introduire de trois ou quatre pouces dans l'urethre ; & qu'en empoignant la verge , de façon à embraſſer exactement le tuyau de la feringue, on pourroit pousser la liqueur dans l'urethre avec assez de force pour vaincre la résistance du sphincter de la vessie, & la faire pénétrer dans sa cavité sans inconvénient & sans causer de grandes douleurs au malade (a). J'ai été confirmé dans cette idée par une personne dont j'étois le Médecin, il y a quelques années, & qui m'apprit qu'elle avoit souvent forcé le sphincter de sa vessie sans sonde, & s'étoit injecté de l'eau de chaux pour déterger un ulcere qu'elle avoit dans ce viscere. Je ne crois pas qu'une injection poussée dans la vessie par ce moyen, puisse pénétrer dans les vaisseaux excréteurs des prostades ou des vésicules séminales, avant de tvaincre la résistance du sphincter.

Mais comme quelques-uns de mes

(a) Peut-être vaudroit-il mieux se servir d'un tuyau d'yvoire, de cinq ou six pouces de long, & de la grosseur d'une sonde ordinaire, à la grosse extrémité duquel on attacheroit une vessie de mouton, comme on fait, quand on veut donner un lavement; car en mettant l'injection dans le sac, & en introduisant le tuyau dans l'urethre, on peut la pousser dans la vessie d'une façon plus égale qu'avec une seringue, qui est sujette à vaciller, & qu'on manie moins aisément. Voyez *Langrish, Expériences de Médecine sur les animaux*, p. 52 de l'édit. franç.

amis, au jugement desquels je défere volontiers, me parurent persuadés qu'on ne sçauroit forcer le sphincter de la vessie par ce moyen, je ne suivis pas cette idée, & personne ne l'a saisie depuis 1747, que je publiai pour la premiere fois ce que j'avois imaginé à ce sujet (*a*), jusqu'en Juin 1752. Voulant enfin m'assurer du succès de cette méthode, je chargeai M. *Butter*, Etudiant en Médecine, d'essayer s'il ne pourroit pas injecter, de la façon que je viens de le dire, une liqueur quelconque dans la vessie de quelqu'un des malades de l'*Hôpital Royal*. Je lui conseillai de prendre pour cet effet un tuyau d'yvoire, de quatre pouces de long, d'un diametre tel qu'on pût l'introduire aisément dans l'urethre, & d'y ajuster une vessie de mouton, comme aux tuyaux dont on se sert pour donner des lavemens.

M. *Butter* se procura donc un tuyau d'yvoire, qui avoit $4\frac{1}{2}$ de long, $\frac{1}{8}$ de pouce de diamétre, & un dixieme de pouce d'ouverture. Il ajusta à la grosse extrémité du tuyau, qui étoit fait comme

---

(*a*) Voyez *Medical Essays*, édit. 3, vol. V, Part. II, p. 228.

la canule d'une feringue, la veffie d'un bœuf qu'il lia fortement : y ayant mis environ quatre ou cinq onces de lait & d'eau tiédes, il introduifit le tuyau de près de quatre pouces dans l'urethre de *Thomas Mc Curfy*, jeune homme de 19 ans. Ayant ordonné au malade d'empoigner fortement fa verge, il pouffa l'injection avec force ; mais comme il négligea quelques précautions que nous indiquerons ci-deffous, il n'entra que peu, ou point de la liqueur dans la veffie. Cependant après quelques tentatives inutiles, il fit entrer quatre onces de lait & d'eau, & une autre fois quatre onces de lait dans la veffie de ce malade fans lui caufer aucune douleur.

Mais comme l'expérience ne réuffit pas auffi bien en ma préfence, je fis faire un tuyau du même diamétre que celui dont je viens de parler, auquel je fis donner fept pouces de long, efpérant que par ce moyen la liqueur feroit pouffée avec plus de force contre le fphincter de la veffie. Comme on ne trouva pas de morceau d'yvoire de cette longueur, on fit le tuyau d'étain. On attacha à fa groffe extrémité une veffie, dans laquelle nous mîmes cinq onces d'eau de chaux avec la moitié de cette quantité de lait. Après l'avoir bien liée, M. *Butter* introduisit le tuyau dans l'urethre du même malade, (jusqu'à ce qu'avec mon doigt j'eûs senti la pointe à environ un pouce de l'anus) & tâcha de pousser la liqueur, en pressant fortement la vessie ; mais comme elle étoit foible, elle créva avant qu'il fût presque rien entré dans la vessie du malade. S'étant procuré ensuite une vessie plus forte, il y injecta à quatre différentes reprises, entre deux & huit heures de l'après-midi, cinq onces d'eau de chaux tiéde, faite avec les écailles d'huitres, sans y rien mêler : il ne mettoit jamais plus d'une minute, & quelquefois moins pour faire chaque injection. Le même après-midi (le 30 Juin 1752) il injecta cinq onces d'eau de chaux dans la vessie de *Thomas Saunderson*, âgé de trente ans, malade dans le même Hôpital ; l'injection fut faite dans l'espace de quarante secondes. Ces malades ne se plaignirent d'aucune douleur, ni lorsqu'on introduisit le tuyau, ni lorsqu'on poussa l'injection, ni même lorsqu'ils rendirent l'eau de chaux : M.c Gursy dit seulement qu'il sentoit un peu plus de picotement, que lorsqu'il rendoit ses urines, sans cependant que cela lui causât de douleur. Ils

ne sentirent point d'envie de pisser d'a-
bord après qu'on leur eut fait l'injection,
& ils la retinrent sans peine. Quoique
l'eau de chaux, avec laquelle on fit ces
injections, fût extrêmement limpide, cependant elle parut trouble & comme
laiteuse, lorsqu'ils la rendirent, après l'a-
voir gardée quelque tems dans leur
vessie. Il est évident, par ce que nous
avons dit dans la Section II, n° 11,
où nous avons démontré que l'eau de
chaux devenoit blanche & trouble,
lorsqu'on y mêloit de l'urine, il est évident, dis-je, que ce changement de couleur venoit de l'urine, qui s'étoit mêlée
à cette eau pendant son séjour dans la
vessie.

Le 6 Juillet, M. *Butter* injecta en ma
présence avec le petit tuyau près de
cinq onces de lait & d'eau de chaux en
moins d'une demi-minute dans la vessie
de ces deux malades, quoiqu'il y en eût
un qui, lorsqu'on lui fit l'injection,
avoit un peu de strangurie occasionnée
par un vésicatoire qu'on lui avoit appliqué à la nuque ; ce qui montre que
la longueur du tuyau n'est pas une circonstance si essentielle, que je l'avois imaginé d'abord.

Voici les précautions qu'il faut prendre pour bien faire cette injection, & que M. *Butter* a prifes dans la plûpart des expériences que nous venons de rapporter.

1° Il faut que le malade rende fes urines immédiatement avant l'opération.

2° On le fera coucher fur le dos, les jambes fléchies & les cuiffes écartées.

3° On lui défendra de retenir fa refpiration, & on l'exhortera à refpirer à fon ordinaire. Il prendra garde auffi de ne pas faire de réfiftance à l'injection, lorfqu'il fentira qu'elle commence à entrer dans la veffie, & de ne faire aucun effort pour piffer, quoiqu'il en fente quelque petite envie.

4° Il faut que la liqueur qu'on veut injecter, ait le même dégré de chaleur que le fang, ou à-peu-près.

5° Que la veffie dont on fe fervira, foit forte & bien liée au tuyau ; fans quoi elle pourroit créver, ou laiffer échapper l'injection par la ligature.

6° On trempera le tuyau dans de l'huile, avant de l'introduire dans l'urethre.

7° Lorfqu'on aura introduit le tuyau, il faudra que le malade empoigne fortement fa verge avec la main ; fans cela la liqueur, au lieu de pénétrer dans la veffie, eviendroit par l'urethre vers l'orifice de ce canal.

8° L'opérateur pressera avec beaucoup de force le sac qui contient l'injection, en employant une main ou même toutes les deux, afin de pouvoir dilater le sphincter de la vessie.

9° On aura dans le commencement la précaution d'adoucir l'eau de chaux, en y mêlant un peu de lait ou d'empois, & on n'en injectera d'abord que quatre onces ; mais ensuite on pourra en augmenter la quantité jusqu'à cinq ou six onces, & faire usage de l'eau de chaux double (a).

10° Comme il est démontré par les principes de l'hydrostatique, que, toutes choses étant d'ailleurs égales, la force requise pour dilater le sphincter de la vessie doit être proportionnée à la surface de la liqueur contenue dans le sac : il ne faut en mettre que la quantité qu'on en veut injecter ; c'est pour n'avoir pas pris cette précaution, que non seulement le sac créva, mais que l'injection ne passa pas si aisément dans la vessie, dans quelques-unes des premieres tentatives que

____

(a) Voyez la sect. III, n° 21.

je fis faire avec un tuyau de 4½ pouces de long.

Il ne sera peut-être pas inutile de remarquer que, comme on peut relâcher en quelque sorte le sphincter de la vessie, au moins un peu, le malade peut après quelques tentatives apprendre à pousser l'injection, précisément dans le tems du relâchement, & par conséquent s'injecter lui-même avec plus de succès, que le plus habile Chirurgien ne pourroit faire; mais comme en ne se servant que d'une main, il n'auroit peut-être pas assez de force pour pousser l'injection, M. *Butter* pense qu'on pourroit mettre l'injection dans un soufflet fait exprès, à la tête duquel on ajusteroit le tuyau, & qu'il seroit plus aisé au malade de rapprocher les panneaux du soufflet, & de pousser avec force dans sa vessie le fluide qu'il contient.

Dans les femmes, dont l'urethre est droite & plus courte que celle des hommes, on peut introduire le tuyau, que nous avons décrit ci-dessus, jusques dans la vessie, sans leur causer aucune douleur, & de cette maniere pousser l'injection avec une très-grande facilité.

Il n'est pas douteux que si l'on injectoit ainsi trois fois par jours, à sept ou

huit heures du matin, à midi & à six
heures du soir, cinq onces d'eau d'écailles
d'huitres dans la veffie des perfonnes
de l'un ou de l'autre fexe, & qu'on les
y retînt deux ou trois heures, on ne
vînt à bout de diffoudre la pierre dans la
veffie, auffi fûrement que fi on la mettoit dans une bouteille remplie d'eau de
chaux, quoiqu'il fallût un peu plus de
tems.

Il eft fi aifé aux femmes d'apprendre à s'injecter elles-mêmes, qu'on peut
préfumer qu'à l'avenir elles ne feront
obligées d'avoir recours à l'opération de
la taille, que dans des cas très-rares,
comme, par exemple, lorfque la pierre
feroit affez dure pour réfifter à l'action
de l'eau de chaux d'huitres.

D'ailleurs comme les douleurs violentes, que caufent ordinairement les
pierres qui font dans la veffie, font moins
l'effet de leur volume que de l'inégalité
de leur furface, l'eau de chaux faite
avec des écailles d'huitres injectée deux
ou trois fois le jour de la maniere que
nous venons de l'enfeigner, diminuera
fûrement en très-peu de tems ces douleurs, en diffolvant les pointes qui hériffent la pierre, & en convertiffant fa
furface en une fubftance douce & molle.

Malgré cela il est nécessaire que le malade, pendant le tems qu'on fera ces injections dans sa vessie, boive chaque jour au moins une pinte de cette même eau de chaux, & qu'il prenne un once de savon d'Alicante, ce qui non seulement détruira la qualité pétrifiante de l'urine, mais encore lui donnera un peu de sa qualité dissolvante, & par conséquent empêchera qu'elle n'affoiblisse, autant qu'elle auroit fait, la force de l'eau de chaux qu'on injecte dans la vessie.

Si l'on ne pouvoit pas forcer le sphincter de la vessie par la méthode que j'ai indiquée ci-dessus, ni avec le soufflet de M. *Butter*, on peut porter très-aisément l'eau de chaux dans la vessie par le moyen des bougies creuses que M. *Daran* a inventées depuis peu. Ces bougies ont cet avantage sur la sonde, qu'on peut les introduire sans presque aucune douleur dans la vessie, & qu'on peut les y laisser long-tems, sans que le malade en soit beaucoup incommodé.

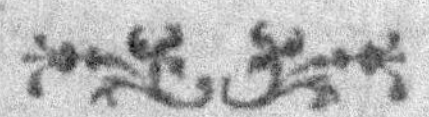

SECTION XIII.

Comparaison de la vertu des différens remedes qui ont été proposés comme des dissolvans de la pierre.

POUR présenter d'une façon encore plus avantageuse la méthode que je viens de proposer pour traiter de la pierre, je vais rapporter en peu de mots la comparaison que j'ai faite des remedes qu'on a regardés comme les meilleurs dissolvans de cette concrétion. De tous ces remedes, il n'y a que l'eau de chaux & le savon qu'on puisse prendre sans danger. L'esprit de nitre, l'esprit de sel, la lessive qui entre dans la composition du savon, la lessive caustique du n° 64, & la chaux vive étant des poisons mortels, on ne peut les employer que délayés dans une très-grande quantité d'un véhicule aqueux; mais alors ces remedes ne sont pas capables de produire un effet aussi sûr & aussi prompt, que l'eau de chaux : car comme la vertu de l'esprit de nitre paroît consister dans son acidité extrêmement corosive, qu'on est obligé d'émousser considérablement, avant qu'il puisse parvenir dans le sang, & qui s'affoiblit encore plus avant qu'il arrive à la vessie, je ne crois pas qu'on en puisse rien attendre, non plus que des remedes de la même espece. Je sçais qu'on a répondu à cela, que quoique les acides des végétaux fussent entiérement changés par la digestion, il n'en étoit pas de même des acides minéraux : sur quoi on cite *Boerhaave*, qui a dit dans sa Chymie que les acides capables de dissoudre l'or & l'argent, &c. étoient en général incapables de céder aux forces digestives des animaux, & par-là devenoient des poisons. Mais cette raison est la plus forte qu'on puisse apporter contre ceux qui s'en servent : car si les acides minéraux dont nous avons parlé, sont entiérement changés par les forces de la machine animale, on est obligé de convenir que par-là ils deviennent incapables de dissoudre la pierre ; s'ils ne sont pas détruits, ils sont des poisons ; par conséquent on ne peut pas les donner pour dissoudre la pierre.

On peut faire les mêmes objections contre l'esprit de sel, auxquelles on peut ajouter qu'il a moins de vertu pour diſſoudre la pierre, que l'eſprit de nitre (*a*).

A l'égard de la leſſive qu'on emploie
dans le ſavon, ou de la leſſive cauſtique
du n° 64, on peut obſerver que comme
elles doivent une grande partie de leur
vertu à un ingrédient qui agit à peine
ſur la pierre (*b*), elles ne paroiſſent
pas ſi propres à la diſſoudre, que l'eau de
chaux, qui eſt fortement impregnée
du principe auquel la leſſive qui compoſe le ſavon doit ſa vertu, & qui ne
contient pas de ſel alkali comme cette
leſſive, ce qui la rend ſi dangereuſe.
Mais pour mettre dans un plus grand
jour la vertu diſſolvante de ces deux
remedes, il ne ſera pas inutile de comparer les effets que la leſſive qui ſert
de baſe au ſavon, a produits ſur M. *Jurin*,
avec ceux que l'eau de chaux à eus ſur
M. *Millar*.

Il paroît qu'il n'y avoit que deux ou
trois mois que M. *Jurin* avoit la pierre
dans la veſſie, lorſqu'il commença à
prendre des remedes; au lieu que celle
de M. *Millar* y étoit depuis plus de

(*a*) Voyez le n° 76.
(*b*) Voyez le n° 62.

quinze mois. M. *Jurin* prit la leſſive
qu'on emploie pour faire le ſavon à
très-grandes doſes pendant cinq mois,
avant de rendre aucune pierre ; & il
paroît qu'il n'étoit pas encore parfaitement guéri après ſept mois de cet
uſage (*a*). M. *Millar* rendit une pierre,
ſept ſemaines après avoir commencé à
faire uſage de l'eau de chaux ; trois mois
après, il en rendit une autre, & il s'eſt
toujours bien porté depuis. Les douleurs
de M. *Millar* n'ont point été augmentées par l'uſage de l'eau de chaux (*b*) ;
au contraire elles ont diminué peu-à-peu :
au lieu que les douleurs de M. *Jurin*
furent d'abord fort augmentées par la
leſſive dont il ſit uſage, & il ne paroît
pas qu'il en ait reçu aucun ſoulagement,
qu'après en avoir pris pendant quatre
mois.

Je ne prétends cependant pas qu'on
doive rejetter entiérement l'uſage de cette

(*a*) Voyez *Jurin's caſe*. p. 14.

(*b*) M. *Millard* n'eſt pas le ſeul à qui cela
ſoit arrivé ; car je ne me ſuis point apperçu
que les douleurs d'aucun de ceux à qui j'ai
donné de l'eau de chaux pour la pierre, ayent
augmenté pendant le tems qu'ils en ont fait
uſage.

leffive ; au contraire, j'imagine qu'en la prenant à petites dofes avec de l'eau de chaux (*a*), elle peut beaucoup contribuer à diffoudre la pierre. Je voudrois feulement qu'on ne la donnât pas en affez grande quantité pour caufer de la chaleur ou de la douleur au malade, ni dans le cas où il y auroit quelque ulcere ou quelque excoriation à la veffie. Au lieu de la leffive, dont on fe fert ordinairement pour faire le favon, je préférerois celle du n° [64], faite avec la potaffe purifiée & l'eau de chaux de coquilles, pour les raifons qui y font rapportées.

Les Chymiftes, comme nous l'avons déja remarqué, ont cru depuis très-longtems que la chaux contenoit un puiffant remede contre la pierre. *Barbette* recommanda la poudre de coquilles d'œuf calcinées, qui font la partie effentielle du remede de Mademoifelle *Stephens*, comme un remede excellent dans toutes les fuppreffions d'urine caufées par la pierre ou la gravelle (*b*) ; & *Pline* a dit, il

(*a*) Voyez la fect. XII, n° 1.

(*b*) *In omnimodâ urinæ à calculo fuppreffione, teftæ ovorum calcinatæ ad fcrup. 11 vel drag. 1 affumptæ, omnia reliqua medicamenta præcedunt.* Barbette, praxis lib. 4, cap. 8.

y a près de dix-sept cens ans, que les cendres des coquilles de limaçon, autre ingrédient du même remede, étoient excellentes contre la pierre (*a*). Mais on peut conclure des expériences que nous avons rapportées ci-dessus, qu'il n'est point de moyen plus sûr de porter dans le sang les vertus de la chaux, soit de pierre ou de coquille, que celui de l'eau de chaux : car la chaux immédiatement après qu'on l'a retirée du feu, est trop chargée de parties ignées, & trop corrosive, pour pouvoir la prendre intérieurement sans danger; & lorsqu'on la laisse éteindre à l'air pendant deux ou trois mois, comme le prescrit Mademoiselle *Stephens*, elle n'acquiert en douceur que ce qu'elle perd en vertu (*b*); quoiqu'après tout, cela ne puisse jamais faire un remede sûr ni agréable.

Le savon est non-seulement inférieur à l'eau de chaux, parce que sa vertu li-

---

(a) *Easdem* [*scil. cochleas*] *exemptas testis tritasque tres in vini cyatho bibi, sequente die duas, tertio die unam, ut stillicidia urinæ emendent; testarum verò inanium cinerem ad calculos pellendos.* Plin. Hist. Nat. lib. 30 cap. 8.

(*b*) Voyez le n° 20.

I

thontriptique est moins considérable, mais encore parce qu'il contient un sel alkali, qui, lorsqu'on en prend de grandes doses, cause des douleurs dans les conduits urinaires, & peut-être dangereux, s'il y a quelque ulcere dansces parties. D'ailleurs la qualité irritante du savon est si grande que, quoique l'eau de chaux mêlée à une très-petite quantité de la lessive, qui entre dans le savon, adoucie avec un peu d'empois, ne cause point de douleur lorsqu'on, l'injecte dans la vessie d'un chien ; une très-petite quantité de savon dissoute dans la même eau de chaux, n'a jamais manqué peu de tems après avoir été injectée, de causer de très-grandes irritations, que l'empois n'est pas capable de prévenir (a).

Mais quelque grande que puisse être la vertu dissolvante de ces remedes, l'eau de chaux paroît au moins avoir cet avantage sur eux, qu'on peut l'injecter avec moins de danger dans la vessie ; & on a lieu d'attendre qu'étant ainsi appliquée immédiatement, & sans avoir éprouvé de changement à la surface de la pierre, elle accélérera de beaucoup sa dissolution.

(a) Langrish, *Expériences de Médecine sur des animaux*, p. 38 de l'édit. franç.

On a prétendu que l'eau de chaux n'adoucissoit les douleurs qui accompagnent cette cruelle maladie, qu'en déposant sur la surface de la pierre la matiere calcaire qu'elle contient, & que par conséquent elle augmentoit plutôt qu'elle ne diminuoit son volume; qu'elle enduisoit toute la surface interne de l'estomac d'une croûte de chaux, & que par conséquent c'étoit un remede dangereux, quand on en prend une grande quantité & qu'on en fait un long usage.

Pour répondre à ces objections qui, n'ayant d'autre fondement que l'ignorance de ceux qui les font, ne sçauroient leur faire honneur, il suffit de faire remarquer qu'une grande quantité d'eau de chaux ne contient qu'une très-petite portion de matiere terreuse (*a*), & qu'elle ne dépose pas un grain de cette matiere, tant qu'elle n'est point exposée au contact de l'air. Par conséquent puisque l'urine contenue dans la vessie n'a pas plus de communication avec l'air, que si elle étoit enfermée dans une bouteille scellée hermétiquement, l'eau de chaux qui en fait partie, ne peut laisser précipiter au-

------

(*a*) Voyez la p. 53.

I ij

cune poudre capable de couvrir la pierre. On peut ajouter à cela que l'eau de chaux, mêlée avec le sel ammoniac ou avec l'urine, ne forme point de pellicule, & ne dépose aucun sédiment, même lorsqu'elle est exposée à l'air (*a*). Il est vrai que, comme l'eau de chaux change le tartre de l'urine en un sédiment blanc & léger, si l'on suppose que c'est ce sédiment qui couvre la pierre, on sera obligé de convenir qu'il défend la vessie contre les inégalités de sa surface.

On peut penser que l'eau de chaux dépose peut-être une partie de sa matiere calcaire dans l'estomac, qui communique avec l'air extérieur toutes les fois qu'on avale quelque chose ; mais il paroît que le peu d'accès que l'air a dans ce viscere, même dans ces instans, le peu de séjour que l'eau de chaux y fait, & les différentes choses auxquelles elle se mêle, en y passant, suffisent pour prévenir cette précipitation : d'ailleurs comme l'eau de chaux perd sa vertu, aussitôt qu'elle est dépouillée de la matiere terreuse qu'elle contient (*b*), si cette

______

(*a*) Voyez les p. 24 & 110.
(*b*) Voyez le n° 57.

matiere se précipitoit dans l'estomac, elle deviendroit incapable de dissoudre la pierre. L'expérience, qui est la preuve la plus complette de l'innocence d'un remede, démontre qu'on peut faire usage tous les jours pendant des années entieres de l'eau de chaux, à grandes doses, sans qu'elle dérange la santé, diminue l'appétit, ou affoiblisse la digestion : il paroît au contraire qu'elle rétablit souvent ces fonctions, lorsqu'elles sont dérangées. C'est ce qui est arrivé à M. *Horace Walpole*, qui, après avoir pendant plus de trois ans fait usage de l'eau de chaux & du savon, m'a écrit que bien loin que ces remedes lui eussent fait du mal, ils lui avoient procuré un meilleur appétit, & avoient rétabli sa santé.

Quoiqu'il y ait peu de pierres de la vessie assez dures pour résister hors du corps à l'eau de chaux d'écailles d'huitres, cependant comme la vertu de ce remede, ainsi que celle du savon, sont considérablement affoiblies avant de parvenir à la vessie par le mélange avec le sang, il n'est pas étonnant que ces remedes ne fassent presque point d'impression sur les pierres les plus dures, & qu'ils ne ne dissolvent que celles qui sont tendres :

malgré cela dans les cas mêmes où ils
ne font pas capables de procurer une entiere diffolution, ils adouciffent cependant prefque toujours les fouffrances du
malade, & au moins préviennent l'ac-
croiffement de la pierre. Ils produifent ce
dernier effet, en détruifant la qualité pétrifiante de l'urine (a), & le premier, en
ufant les inégalités qui hériffent la furface de la pierre, & qui piquent & irri-
tent la membrane délicate de la veffie.
Il eft même affez vraifemblable que les
petites parties de la pierre que le remede
a diffoutes, demeurent en partie attachées à fa furface fous la forme d'une
efpece de chaux blanche en poudre,
comme cela arrive aux pierres qu'on met
dans l'eau de chaux hors du corps.

Comme il y feroit ridicule de croire
que l'eau de chaux & le favon diffolvent toujours la pierre, lorfqu'ils
foulagent le malade, il faudroit être
bien prévenu, pour nier que ces remedes n'ayent jamais diffous ces concrétions, puifqu'il y a plufieurs exemples
de perfonnes qui, après en avoir fait
ufage, ont rendu en différens tems des

(a) Voyez la fect. 1, n° 9.

fragmens de pierre, & cela pendant des mois & des années entieres. Cependant comme on pourroit dire que ces fragmens ne faisoient pas partie d'une plus grosse pierre, & par conséquent qu'ils ne sont point une preuve de la vertu dissolvante du savon & de l'eau de chaux, je vais rapporter une observation par laquelle le contraire est prouvé démonstrative-ment. M. *J. L.* Ecclésiastique de cette Eglise, qui avoit été beaucoup tour-menté par une pierre qu'il avoit dans la vessie, non seulement se trouva fort soulagé & sentit diminuer ses dou-leurs, en prenant tous les jours pen-dant quelques moins une once de savon d'*Alicante*, & en buvant par-dessus près de trois chopines d'eau de chaux d'hui-tres; mais encore il rendit un grand nombre de fragmens de sa pierre, qui étoient de différentes grandeurs, & dont le plus gros avoit $\frac{1}{7}$ de pouce de long sur $\frac{1}{7}$ de pouce de large; leur surface étoit en partie recouverte d'une croûte blanche semblable à de la craie. Tous ces fragmens étoient minces, & parois-soient évidemment avoir été des cou-ches d'une plus grosse pierre, sur-tout les plus grands, qui étoient sensiblement convexes d'un côté & concaves de l'au-

tre. Voici un exemple de la même espece, tiré des Ouvrages de M. *Mead*,
que nous rapporterons dans ses propres
termes : *Medicus quidam Londinensis,
mihi amicissimus, hâc ipsâ medendi viâ
mercatorem graviter laborantem eripuit ;
plurima enim frustula nunc crustularum,
nunc exiguorum nucleorum instar, simul
cum urinâ foràs ejiciebantur* (a).

Enfin nous avons trouvé dans l'eau
de chaux, sur-tout dans celle qui est faite
avec les écailles d'huitres ou les coquilles de pétoncle, un menstrue pour la
pierre de la vessie si innocent & si doux,
qu'on peut sans danger le prendre intérieurement, & l'injecter dans la vessie,
sans courir le moindre risque de la cor-
roder. Le sçavant *Boerhaave* ne désés-
péroit pas qu'on ne trouvât un jour un
tel dissolvant, ayant découvert lui-même
que l'esprit de pain de seigle avoit une
très-grande vertu pour dissoudre certai-
taines pierres, sans produire aucun mauvais effet dans pas une des parties du
corps humain (b).

(a) *Monita & præcepta medica*, cap. 10,
p. 178.
(b) *Boerhaave Chemia, vol. 1. de menstruis.*

Je ne sçais s'il vaut la peine de faire remarquer qu'il paroît, par les expériences rapportées ci-dessus, que l'eau de chaux a toutes les qualités que *Van-Helmont* exige dans un remede pour dissoudre la pierre :

1° *Qu'il soit propre à se changer en urine, afin qu'il puisse parvenir jusqu'à la partie affectée.* Les expériences de la seconde section prouvent que l'eau de chaux change la nature de l'urine, & lui communique ses vertus.

2° *Qu'il puisse dissoudre la pierre.* Voyez les sect. II & III.

3° *Que ce soit par une vertu spécifique.*

4° *Qu'il soit très-divisé, afin de pénétrer par-tout, & de pouvoir décomposer de loin son objet.* Voyez la sect. IX, nos 57, 59 & 61.

5° *Qu'il soit ami de la nature, & qu'il ne mette pas le désordre par-tout.* Sect. III, n° 19, & sect. IX, n° 61.

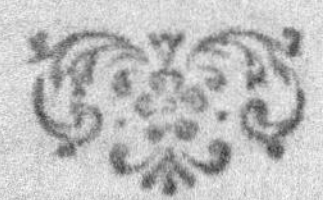

I v

SECTION XIV.

De la force diſſolvante des différens menſtrues.

SI dans les expériences précédentes, les poids des différens morceaux de la même pierre & le tems qu'ils ont demeuré dans le menſtrue, euſſent été égaux, on auroit vu au premier coup d'œil les différens dégrés de force de chaque menſtrue ; mais comme cela ne ſe trouve pas ainſi, & que je m'apperçus trop tard de l'inconvénient qui en réſultoit, je joindrai ici une Table qui fera connoître la proportion de la force des différens menſtrues ou diſſolvans de la pierre, afin de réparer, autant qu'il me ſera poſſible, ma premiere négligence. Mais je dois auparavant rendre compte des principes ſur leſquels cette Table eſt conſtruite.

Si les poids, & par conſéquent les ſurfaces de deux morceaux ſemblables d'une pierre homogene ſont égaux, & que les tems qu'ils reſtent expoſés à l'action de deux différens menſtrues, ſoient

auffi égaux, les forces des menftrues feront comme les quantités qui auront été
diffoutes.

Si les poids & les quantités diffoutes
font égales, les forces des menftrues feront réciproquement comme les tems
pendant lefquels les pierres ont refté
dans les menftrues.

Si les quantités diffoutes & les tems
de l'action des menftrues fur deux morceaux de pierre femblables font égaux,
les forces feront en raifon inverfe de
la furface des pierres, & par conféquent comme le quarré de leurs diamétres, ou comme le quarré des racines
cubiques de leurs poids.

Ainfi lorfque les tems, les poids &
les quantités diffoutes font inégales, les
forces des menftrues font en raifon di-
recte des quantités diffoutes, & en raifon inverfe des tems & du quarré de
la racine cubique du poids des pierres.
Appellant m. M. les menftrues ; q, Q,
les quantités diffoutes ; t, T. les tems
pendant lefquels les pierres ont refté
dans les menftrues, & w, W. leurs poids.

$$M.m :: Q \times t \times W^{\frac{2}{3}} . q \times T \times W^{\frac{2}{3}}.$$

Si l'on fe fert du même menftrue pour
diffoudre des morceaux femblables de

différentes pierres, lorsque les pierres sont également dures, le tems nécessaire pour leur entiere dissolution est comme leurs diamétres; & si les diamétres sont égaux, les tems sont comme la solidité des pierres. Par conséquent appellant H, h, les solidités; T & t, les tems de la dissolution totale; D, d, les diamétres. $T \cdot t :: D \times H \cdot d \times h$ d'où l'on déduit $H \cdot h :: \frac{T}{D} \cdot \frac{t}{d} :: \frac{T}{\sqrt{W}} \cdot \frac{t}{\sqrt{w}}$.

TABLE.

Menstrues.	*Force dissol.*
Eau de chaux de pierre, *Exp. 11.*	100
Eau de chaux de pierre forte, *Exp. 12.*	130
Eau de chaux d'écailles d'huitres, *Exp. 16.*	296
Eau de chaux de pierre à froid en Mai, *Exp. 13.* . . .	49
Eau de chaux d'écailles d'huitres à froid, *Exp. 18.* . . .	124
Eau de chaux faite avec des écailles d'huitres qui avoient resté pendant trente-cinq jours à l'air depuis leur calcination, *Exp. 20.* . . .	112

Menstrues.	*Force dissol.*
Dissolution de savon dans l'eau commune , *Exp.* 70. . . .	75
—— De la partie interne du savon dans l'eau commune, *Exp.* 73.	108
—— De la partie externe du savon dans l'eau commune, *Exp.* 73.	40
—— De savon dans l'eau de chaux de pierre, *Exp.* 66...	195
—————— *Exp.* [66]	150
Eau de chaux d'écailles d'huitres avec du sucre, *Exp.* 35.	184
—— Avec du miel , *Exp.* 34.	79
Dissolution de savon dans l'eau commune avec du sucre , *Exp.* 71.	67
—— Avec du miel , *Exp.* 71.	34
Lessive de chaux d'écailles d'huitres & de potasse , *Exp.* [64] *p.* 122	3112
—— Plus forte , *p.* 120 . .	3890
Lessive de *Glasgow* , *p.* 123.	1945

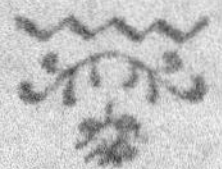

P. S.

D'Edimbourg, le 9 Novembre 1742.

COMME j'imagine que l'Obſervation ſuivante, toute incomplette qu'elle eſt, pourra ſervir à accréditér l'uſage de l'eau de chaux dans la pierre, j'ai cru devoir vous l'envoyer, afin que ſi vous la jugiez digne d'avoir place dans votre Recueil, vous l'ajoutaſſiez au Mémoire que j'ai déja donné ſur ce ſujet.

Jacques Liſter de *Macky's-mill*, dans le Comté de *Fife*, âgé de cinquante-ſept ans, tomba, il y a environ neuf ans, ſur une meule de moulin, & ſe fit grand mal. Depuis ce tems, il devint ſujet à des coliques néphrétiques : il ſentit d'abord une violente douleur dans les reins, accompagnée d'une conſtipation ſi grande, qu'elle avoit l'air d'une paſſion iliaque. Après qu'on lui eut fait prendre un lavement il ſe trouva mieux, ſon ventre ſe déboucha & les pierres deſcendirent dans ſa veſſie ; mais il n'en vit ſortir avec ſes urines, que long-tems après : il a toujours eu depuis tous les ſymptomes qui dénotent la préſence d'une pierre dans la veffie. Il avoit beaucoup de peine à rendre fes urines , il ne pouvoit faire aucun exercice ; & pour peu qu'il fît de mouvément , il fentoit fa pierre qui lui bleffoit la veffie : s'il montoit à cheval & qu'il allât au trot, il éprouvoit des douleurs très-aiguës & fes urines étoient teintes de fang , ce qui lui arrivoit auffi toutes les fois qu'il avoit beaucoup marché.

Il a été fujet pendant plufieurs années à voir augmenter périodiquement tous ces fymptomes. Dans le tems de l'accès , il fouffroit beaucoup ; & fon urine qu'il avoit envie de rendre toutes les deux ou trois minutes, ne venoit que goutte à goutte , & avec de très-grandes douleurs. Ces accès duroient ordinairement trois femaines , quelquefois un mois , & revenoient après un intervalle de quatorze ou vingt jours.

Il a pris le remede de Mademoifelle *Stephens* pendant deux mois , fans en avoir reçu le moindre foulagement ; au contraire il fentit augmenter fes douleurs, fon eftomac fe dérangea , & il perdit l'appétit. Il avoit auffi pris du favon pendant quelque tems, à la dofe de fix gros par jour , mais fans un foulagement fenfible.

Je lui confeillai de prendre avec fon

ſavon de l'eau de chaux de pétoncle, en commençant par deux chopines ; & s'il s'en accommodoit, d'en augmenter la doſe juſqu'à trois par jour, ou même davantage.

Le premier de Juin 1742, quelques jours avant de commencer l'uſage de l'eau de chaux, il fut attaqué de douleurs violentes & d'une difficulté d'uriner, qui lui dura vingt jours, pendant leſquels il rendit une grande quantité d'un ſédiment épais. Huit ou dix jours après que cet accès fut paſſé, il ſe trouva beaucoup mieux qu'il n'avoit fait depuis un an ; il rendit ſon urine avec plus de liberté & moins de douleur.

Le 2 Juillet, (il y avoit à peine un mois qu'il étoit à l'uſage de l'eau de chaux,) il fit quatorze milles à cheval pour aller à un marché : pendant le voyage, il ſentit quelques douleurs à la veſſie ; malgré cela, il fut très-bien le lendemain, au lieu qu'auparavant pour peu qu'il montât à cheval, il étoit ſûr de ſouffrir cruellement le lendemain & les ſept ou huit jours ſuivans.

Lorſqu'il deſcend ou qu'il fait quelque mouvement ſoudain, il ſent toujours le poids de la pierre dans ſa veſſie ; mais elle ne lui fait pas autant de mal qu'elle

avoit coutume de faire. Son urine, depuis qu'il fait ufage de l'eau de chaux,
dépofe une très-grande quantité de fédiment blanc, & il penfe que ce remede
lui a donné de l'appétit, en ayant beaucoup plus qu'il n'en avoit eu depuis plufieurs années.

Depuis environ le 2 du mois de
Juillet, il a pris plus de trois chopines
d'eau de chaux par jour ; & il s'eft trouvé fort bien jufqu'au 10 de ce même
mois qu'il eut un accès à fon ordinaire,
mais il ne dura que onze jours ; alors
même il ne fentoit de douleur, qu'en rendant fes urines, encore celles qu'il ref-
fentoit étoient-elles moins fortes qu'elles
n'avoient coutume de l'être. Son ventre
ayant été fort refferré pendant tout le
tems de l'accès, je lui ordonnai une infufion de féné, qui lui fit beaucoup de
bien.

Il continua de fe bien porter pendant
tout le mois d'Août. Le 20, il fit fix milles
en fort peu de tems, fans en être incommodé ; au lieu qu'auparavant il ne pouvoit pas faire un mille, fans reffentir de
très-grandes douleurs.

Le premier Septembre, il eut une ré-
tention d'urine, & des douleurs qui du-
rerent neuf jours ; mais quoiqu'il eût

continuellement envie de piffer , & qu'il ne le fit qu'avec beaucoup de peine ; cependant lorfqu'il avoit rendu quelques gouttes d'urine , il fe trouvoit foulagé , & l'irritation cefloit. Depuis ce tems jufqu'à la fin d'Octobre 1742 , il s'eft auffi-bien porté que s'il n'eût jamais eu la pierre ; il a été en état de vaquer à fes affaires qu'il avoit abandonnées depuis long-tems , & il a pu s'occuper à tous les travaux qui ne demandoient pas une grande force. Maintenant il monte à cheval , va le trot ou le galop auffi-bien que jamais , & il ne fent rien qui irrite fa veffie , pas même dans le tems de l'accès. Depuis le commencement de Juillet , il ne prend plus de favon , & il n'en a reffenti d'autre inconvénient , que d'avoir le ventre un peu refferré par l'eau de chaux. Il eft fi perfuadé du bien que lui a fait l'eau de chaux , qu'il eft réfolu d'en continuer l'ufage , efpérant qu'elle achevera de le guérir (a).

(a) *Jacques Lifter* a continué , depuis le mois d'Octobre 1742 , à boire de l'eau de chaux , à la dofe de trois chopines par jour, durant près de deux ans : il a rendu pendant ce tems une grande quantité de fable ; ce qui l'a ex-

J'ai eu occasion d'ordonner l'eau de chaux d'huitres à plusieurs autres personnes attaquées de la pierre ; & je n'en ai encore trouvé qu'une qui en ait pris trois chopines par jour , & qui ait observé un régime convenable, sans en être soulagée au bout de quelques semaines (*b*). Lorsque la pierre est petite , ses

---

trêmement soulagé, & l'a mis en état de vaquer à ses affaires sans interruption. Il a cessé d'en faire usage depuis le mois de Septembre 1744 ; mais lorsqu'après s'être exposé au froid , ou avoir beaucoup fatigué , il avoit de la difficulté à uriner , & rendoit des urines chargées de sédiment avec un peu de sable , il avoit recours à l'eau de chaux , qui le rétablissoit promptement. Depuis l'année 1744 , il n'a plus senti le poids de sa pierre comme auparavant , quoiqu'il ait fait jusqu'à dix milles à pied dans un jour , & qu'il ait fait de longs voyages à cheval , souvent même au galop ; de sorte qu'il paroît très-vraisemblable que si sa pierre n'a pas été entièrement dissoute , elle a au moins été fort diminuée & sa surface polie. Il est bon d'observer que , quoique ce malade ait pris pendant deux ans trois chopines d'eau de chaux de pétoncles chaque jour, son appétit ni ses digestions n'en ont point été affectés , & sa santé n'en a souffert en aucune maniere.

(*a*) Si, outre la pierre, il y a quelque ulcere dans la vessie , comme cela se trouve quel-

bons effets font plus marqués comme dans le cas de M. *Millar* ; mais fi elle eft très-groffe, il ne faut pas penfer que, lors même que fa furface a été amollie, & fes pointes détruites par l'eau de chaux, fon poids feul ne foit capable de caufer de la douleur, fur-tout pendant que le malade rend fes urines. Mais ce qui doit confoler ceux qui font dans ce cas, c'eft que tant qu'ils continuent l'ufage de ce remede, leur pierre diminue de jour en jour. Lorfqu'on fait ufage de l'eau de chaux, du favon ou de la leffive qui entre dans fa compofition pour diffoudre la pierre, il y a une marque fûre pour connoître fi l'urine eft changée au point de ne pouvoir plus fournir aux nouveaux accroiffemens de la pierre ; cette marque eft fournie par le fédiment de l'urine, qui, de brun devient blanc par l'ufage de ces remedes,

---

quefois, il arrive fouvent que l'eau de chaux ne foulage pas le malade ; cependant il paroit que, même dans ce cas, c'eft le meilleur remede que nous connoiffions, fur-tout fi on ne fe contente pas d'en prendre de grandes dofes intérieurement, mais qu'on s'en faffe auffi injecter dans la veffie.

Je ne ferai qu'une remarque sur cette observation, à laquelle les personnes les plus obstinées à nier la dissolution de la pierre, seront obligées d'acquiescer ; c'est que dans la supposition même que l'eau de chaux n'est pas capable de dissoudre la pierre, cependant puisqu'elle est si propre pour adoucir les souffrances de ceux qui sont attaqués de cette cruelle maladie, y a-t-il quelqu'un, sur-tout s'il est avancé en âge, qui ne dût préférer de boire tous les jours pendant le reste de sa vie une bouteille d'eau de chaux, plutôt que de se soumettre à la plus cruelle, & en même tems à la plus dangereuse de toutes les opérations de la Chirurgie ?

SUPPLEMENT

CONTENANT

L'Histoire des maladies de M.
Horace Walpole , Ecuyer ,
& de M. Newcome , Cha-
noine de Windſor, écrites par
eux-mêmes ;

*Avec celle de M. Green le jeune ;
communiquée par M. Alexandre Campbell, Chirurgien de Pool dans le Comté
de Dorſet.*

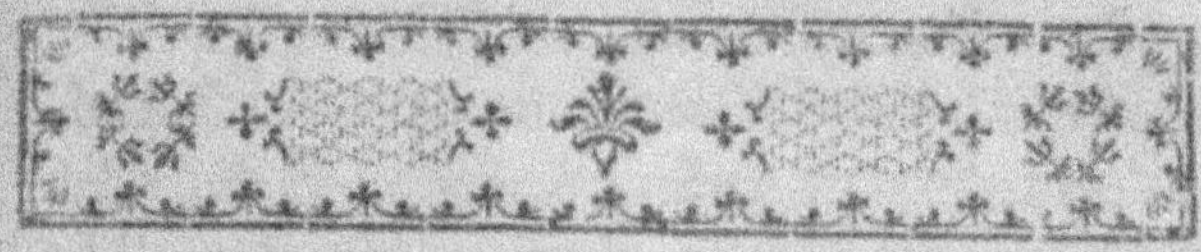

I.

HISTOIRE

DE LA MALADIE

DE M. HORACE WALPOLE,

ECUYER.

Le 21 Avril 1750.

PENDANT que S. M. B. réfidoit
à *Hamptoncourt*, il y a environ dix-
huit ans, je fus attaqué d'un mal qu'on
prit d'abord pour un accès de colique,
parce que j'y avois été fort fujet dans
ma jeuneffe ; les Médecins me traiterent
en conféquence. Quelques jours après,
étant parfaitement bien rétabli, je rendis avec mon urine une pierre de la
groffeur d'un grain d'orge, qui vraifemblablement avoit produit par fon féjour
dans l'uretere la colique que j'avois ref-
fentie. Depuis ce tems, j'ai été fort fujet à
de femblables accès, qui duroient jufques à ce que, par des lavemens avec
la térebenthine & d'autres remedes lu-

K

bréfians , j'eusse rendu une pierre. Quelqu'un m'ayant enfin conseillé de prendre chaque matin une chopine de petit lait fait avec la crême de tartre , & ayant fait usage de ce remede depuis le mois de Mai jusqu'au mois de Novembre , je me trouvai parfaitement guéri au bout de deux ans ; (ayant eu pendant tout ce tems des accès fréquens de douleurs vives , qui se terminoient de la même maniere ,) car ayant continué de prendre du petit lait tous les ans , je me trouvai délivré de mes douleurs jusqu'en 1747 , rendant seulement de tems à autre un peu de gravier rouge. Au printems de l'année 1747 , un jour que j'étois allé dîner chez un de mes amis , je sentis une forte envie de pisser ; mais au lieu d'urine , je rendis du sang presque pur. Pendant le reste de cette année , j'eus presque toujours de fréquentes envies d'uriner ; & ce que je rendois étoit plus ou moins teint de sang , mes urines étant rarement de leur couleur naturelle : il m'arrivoit souvent de sentir beaucoup de douleur , en les rendant , & de vuider en même tems quelques graviers. Je pris pendant toute cette année, & jusques au printems suivant , beaucoup de remedes lubréfians & rafraîchissans qu'il seroit inutile de détailler , n'en ayant éprouvé aucun bon effet. L'hiver fuivant , que je paffai à *Londres* , je trouvai que mon mal augmentoit tous les jours ; & quoique je ne rendiffe pas toujours du fang ou des urines colorées , cependant les envies de piffer devinrent plus fréquentes , & furent accompagnées de tenefme & d'irritation à l'extrémité de la verge ; à peine avois-je rendu une cuillerée d'urine avec beaucoup de douleur , qu'elle s'arrêtoit. M. *Ranby* Chirurgien , & M. *Grasham* Apothicaire , après m'avoir fait plufieurs vifites , & s'être exactement informés de ma maladie & des fymptomes qui l'accompagnoient , me dirent qu'il falloit que j'euffe une pierre dans la veffie. Je voulois me faire fonder ; mais ayant dit à M. *Ranby* , que je ne penfois pas à me faire faire l'opération , il ne voulut pas s'en charger , étant très-perfuadé , fans cette preuve , que j'avois une pierre dans la veffie. Le Lord *Barrington* ayant ouï parler de mon état, eut la bonté de m'envoyer le volume des *Effais de Médecine* , où fe trouve une *Differtation* de M. *Whytt,* dans laquelle il rapporte les bons effets qu'avoient eus le favon , & l'eau de chaux dans des cas femblables au mien , avec des réflexions fort ingénieuses & des conseils sur cette cruelle maladie, & sur les remedes qu'on peut employer pour la combattre. Je la lus avec beaucoup de plaisir, & je me serois mis aussi-tôt à l'usage de son remede ; mais ma famille effrayée des effets funestes que la lessive de M. *Jurin* avoit produits sur le feu Lord *Orford*, ne voulut pas me permettre de suivre mon inclination.

M. le Comte de *Morton* vint me rendre une visite dans le tems d'un de mes accès ; ayant appris la nature de mon mal, il me parla du soulagement que M. *Somers* (*a*) avoit reçu de l'eau

––––––––––––––––––––––––––––––––––––

(*a*) Ci-devant Commis de la Douane d'Ecosse.

M. le Comte de Morton ayant écrit dans ce tems à M. *Somers*, pour apprendre plus particuliérement de lui la méthode qu'il avoit suivie dans le traitement de sa maladie, il en reçut la réponse suivante, qu'il a bien voulu me donner avec la permission de la rendre publique, & de la joindre à l'histoire de M. *Walpole*.

MYLORD,

» Pour obéir à vos ordres, qui ne me sont » parvenus qu'hier, j'ai l'honneur de vous en- » voyer le détail du régime qui m'a délivré de » la plus cruelle maladie, qui depuis long-tems » avoit résisté aux soins des plus habiles Mé- » decins.

» J'ai pris quatre gros de savon d'Alicante

de chaux jointe au favon, & il m'apprit que ce remede lui avoit fait rendre une pierre, & qu'il avoit été guéri ; il avoit pris pendant long-tems du favon fans fuccès.

Cet exemple joint aux exhortations de M. *Grasham* mon Apothicaire, me déterminerent à fuivre cette méthode ; c'eft pourquoi avant de quitter la Ville,

---

» quatre fois par jour, le matin de fort bonne » heure, à onze heures, à cinq heures après » midi, & en me mettant au lit. Dégoûté des » pilules, je diffolvis chaque dofe dans environ » un demi-feptier de chaux d'écailles d'huitres ; » & pour rendre cette boiffon un peu moins » défagréable, j'y joignis un peu de lait. Je me » fuis privé de toute autre boiffon pendant tout » le tems qu'a duré mon indifpofition ; & comme » je crois qu'elle fuffit pour empêcher qu'il ne » fe faffe de nouvelles contrétions, j'ai réfolu » d'en continuer l'ufage. A peine eus-je fuivi » cette méthode pendant quelques femaines, » que mes douleurs s'évanouirent ; & au bout » d'environ deux mois, je rendis une petite » pierre très-polie, qui certainement avoit été » fort diminuée par ce diffolvant, ayant avant » cela rendu beaucoup de graviers de la même » couleur. Je fouhaite de tout mon cœur qu'elle » produife le même effet fur votre ami.

A Edimbourg, le 10 Novembre.

K iij

je lus plusieurs fois l'*Essai sur la pierre de M. Whytt.*

Je commençai au mois de Mars 1747 à prendre chaque jour une demi-once de savon d'*Alicante*, réduit en pilules avec du syrop de guimauve, buvant par-dessus environ une chopine d'eau de chaux d'écailles d'huîtres, dans laquelle je mettois une cuillerée de lait ; j'avalois une seconde cuillerée de lait, après avoir bu mon eau de chaux, pour ôter le goût désagréable qu'elle a ordinairement.

Je partis au mois de Mai de l'année 1748, pour aller à la campagne ; lorsque je fus à *Newport*, qui se trouve sur la route, je fus attaqué d'un accès violent, je rendis des urines sanguinolentes, qui s'arrêtoient très-fréquemment & après des intervalles très-courts, ce qui étoit accompagné de grandes douleurs. Ces accidens continuerent avec tant de force, que je fus obligé de faire le reste du voyage, c'est-à-dire, soixante-dix milles au pas des chevaux.

Lorsque je fus arrivé chez moi, je me trouvai assez bien pendant quelques jours ; mais le moindre mouvement, soit celui du carosse, ou même la promenade la plus légere, m'incommodoit beaucoup. Je me trouvois toujours très-bien, (ce qui est assez remarquable,) lorsque j'étois dans mon lit ; mais je n'étois pas plutôt levé qu'il falloit me mettre sur un lit de repos, n'osant pas en bouger que pour des besoins indispensables. Je continuai l'usage du savon & de l'eau de chaux, que j'augmentai peu-à-peu jusqu'à prendre une once de savon & trois chopines d'eau de chaux par jour ; observant un régime très-exact. Au bout de quelques mois j'eus la liberté de me remuer ; je n'osois cependant pas me promener beaucoup, ni monter dans aucune voiture, me tenant aussi tranquille que je le pouvois jusqu'à ce que je fus obligé d'aller au Parlement.

Lorsque je fus sur le point de quitter la campagne, M. *Ranby* vint me faire une visite ; & quoiqu'il y eût déja long-tems que je n'avois éprouvé aucun symptome de ma maladie, il me conseilla de ne faire mon voyage qu'en litiere. Malgré cela, j'avois fait faire une voiture dans laquelle je me mis en route le 20 Décembre 1748 ; les chevaux n'alloient d'un bon pas, & je ne faisois que vingt milles par jour.

Le froid qu'il faisoit, & l'ennui d'une marche aussi lente, obligeoient quelque-

fois mon cocher d'aller le trot ; je m'en
apperçus , mais voyant que cela ne me
faisoit point de mal , je le laissai faire ;
malgré cela, je ne changeai pas l'ordre de
ma marche. Les deux derniers jours , &
sur-tout le dernier , mon cocher me mena
d'*Harlow* à *White-Chappel* au grand trot,
sans que j'en fusse incommodé le moins
du monde. Je pris une chaise à *White-
Chappel* , & de tout l'hiver je ne me
servis pas d'autre voiture ; je continuai
à me bien porter. Deux mois après être
arrivé à *Londres* , j'éprouvai une petite
difficulté d'uriner ; & au bout de deux
ou trois jours, je rendis quelque chose de
plat , de la grandeur d'une piéce de six
sols , couvert d'une mucosité blanche &
molle ; lorsqu'on l'eût laissé sécher, on
vit clairement que c'étoit une pierre ;
depuis ce tems-là , je n'ai plus été sujet à
ces cuels accidens. Je me trouvai si bien
en 1749 , pendant que j'étois à la campagne , que contre l'avis de tous mes
amis , j'entrepris d'aller en carrosse à
Chatsworth dans la Province de *Derby* ,
éloigné de chez moi au moins de cent
soixante milles, pour rendre visite au Duc
de *Devonshire*. Mes chevaux allerent le
trot, autant que les chemins purent le permettre. Le chemin d'*Hardwic* à *Chats-*

worth, s'étant trouvé fort mauvais &
fort pierreux dans l'étendue de dix ou
quinze milles, nous n'épargnâmes ni
nous, ni nos chevaux ; & quoique les
cahots eussent été assez violens pour bri-
ser les ressorts de ma voiture, je n'en
ressentis pas la moindre incommodité.
Depuis ce tems-là, je me suis aussi-bien
porté que j'aye fait de ma vie ; il m'est
arrivé seulement quelquefois, après
avoir siégé long-tems dans la Chambre
des Communes, de rendre un peu de
sédiment rouge.

N'ayant pendant tout le cours de ma
maladie rendu que le fragment de pierre,
dont j'ai parlé ci-dessus, & n'ayant jamais été sondé, je n'ai jugé que j'avois
la pierre, que par les symptomes que
j'ai éprouvés, & sur la décision du Chirurgien & de l'Apothicaire qui m'ont
vu dans le tems que ces symptomes
étoient les plus violens.

Mais c'est une chose fort extraordinaire, que je n'aye jamais éprouvé aucun de ces symptomes dans mon lit, &
qu'ils n'ayent jamais été si considérables,
lorsque j'étois sur un lit de repos, que
lorsque j'étois debout ; d'où l'on peut
inférer que la posture où je me tenois,
produisoit quelque grand changement

K v

dans mon état ; ce qui ne feroit point arrivé, je penfe , fi je n'avois été attaqué que d'une humeur fcorbutique. Je laiffe aux Médecins à juger ce qu'on peut conclure de cette expofition fidéle de ma maladie. Je crois me fouvenir d'avoir lu dans l'*Effai* de M. *Whytt*, que quand bien même le favon & l'eau de chaux ne feroient pas capables de diffoudre , ou de chaffer la pierre , cependant ils peuvent en guérir les fymptomes , & empêcher qu'elle ne bleffe la veffie en émouffant les pointes dont elle eft hériffée , & en la couvrant en quelque forte d'une efpéce de mucilage. C'eft peut-être le cas où je me trouve , c'eft pourquoi je continue de prendre tous les jours le tiers du favon & de l'eau de chaux que je prenois ordinairement.

H. WALPOLE.

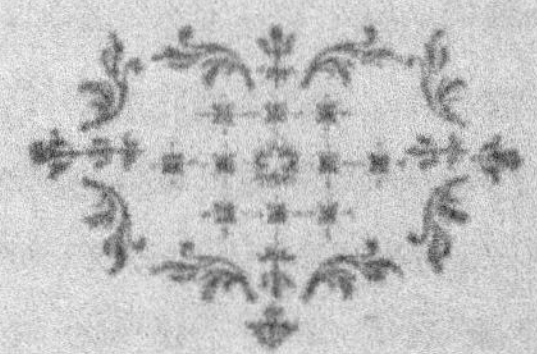

SUITE
DE L'HISTOIRE
DE M. WALPOLE,

Contenant son état depuis le mois de Novembre 1750, jusqu'à la fin du mois d'Avril 1752.

A *Cockpit*, le 28 Avril 1752.

M'ÉTANT parfaitement bien porté pendant deux ans, & me voyant délivré de tous les symptomes de ma maladie, je ne pris plus qu'un tiers du savon & de l'eau de chaux, que j'avois coutume de prendre.

En Novembre 1750, je revins de la campagne dans mon carrosse à un pas ordinaire, sans aucun inconvénient ; mais m'étant hazardé, lorsque je fus à *Londres*, d'aller quelquefois en carrosse sur le pavé, je commençai à éprouver quelques symptomes de ma premiere maladie, qui augmentoient au moindre mouvement, excepté lorsque j'allois en chaise ; j'étois exposé au même inconvénient, pour peu

K vj

que je me promenasse trop long-tems.
Un jour je me trouvai fort incommodé,
pour avoir été jusqu'à *Kingsington* dans
mon carrosse ; quoique j'eusse passé par
le Parc, & que j'eusse évité avec soin le
pavé, j'eus de fréquentes envies d'uriner ; mes urines venoient même involontairement, & quelquefois elles étoient
teintes de sang, cependant sans beaucoup de douleur.

Malgré cela, au mois de Juin dernier,
ayant pris la précaution d'aller par eau
jusqu'à *Oldswan*, & m'étant fait porter
en chaise de-là jusqu'à *White-Chappel*,
je me harzardai de monter dans un carrosse garni des meilleurs ressorts de
France, pour aller à la campagne avec
M^c *Walpole* ; mais quoique les chevaux
allassent un très-petit pas, à peine fus-je
à moitié chemin d'*Epping*, que je me
sentis extrêmement incommodé, & que
j'éprouvai des symptomes aussi violens
qu'aucuns de ceux que j'avois éprouvés
autrefois, ce qui continua à différentes
reprises pendant le reste du voyage,
qui fut de quatre jours ; je ne sentois de
soulagement que lorsque j'étois au lit ;
mais dès que j'y avois été quelque tems,
je passois tranquillement le reste de la
nuit.

A peine fus-je defcendu de caroffe, en arrivant chez moi, que j'eus un violent accès ; mais après avoir paffé une nuit dans mon lit, & m'être tenu tranquille pendant quelques jours, je me trouvai très-bien. N'étant pas monté en carroffe & ne m'étant prefque pas promené pendant tout le tems que j'ai refté à la campagne l'année derniere, c'eft-à-dire, pendant l'efpace de cinq mois, je n'ai pas éprouvé le moindre fymptome de mon mal.

Quelques jours avant de quitter la campagne, je fis un ou deux tours dans mon Parc en carroffe ; & n'en ayant pas été incommodé, j'entrepris de revenir à *Londres* dans le mois de Novembre, faifant de petites journées, & allant un train fort doux : j'arrivai à *White-Chappel* (*a*) le cinquieme jour, fans avoir été incommodé du voyage. Je n'ai pas éprouvé le moindre accident depuis que je fuis à la Ville, & j'ai continué à me bien porter. Je prends chaque jour depuis le mois de Juin 1751, que j'allai pour la derniere fois à la campa-

______

(*a*) De la maifon de M. *Walpole* dans le *Norfolk* jufqu'à *Londres*, il y a cent milles.

gne, la dose entiere de savon & d'eau de chaux, qui consiste en une once du premier de ces deux remedes, & près de trois chopines du dernier.

H. WALPOLE.

La santé de M. *Walpole* s'est toujours bien soutenue depuis le mois d'Avril 1752, jusqu'au mois de Septembre 1754. Il n'a pas discontinué de prendre chaque jour environ une once de savon, & trois chopines d'eau de chaux; mais s'étant apperçu depuis peu, que le savon lui tenoit le ventre trop libre, il en a diminué la dose. Pendant l'été de 1754, il a fait plus d'une fois quarante mille d'Angleterre dans un jour, sans en ressentir la moindre incommodité. Il dit que jamais il ne s'est aussi bien porté; & il regarde l'eau de chaux, comme un excellent remede pour adoucir & purifier le sang.

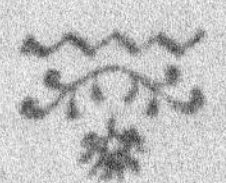

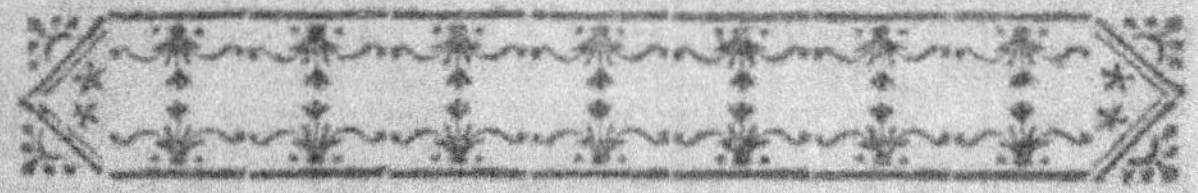

II.

HISTOIRE

DE LA MALADIE

DE M. NEWCOME,

CHANOINE DE WINDSOR.

Monsieur *Newcome*, Chanoine de *Windsor*, avoit rendu pendant toute une année de gros graviers ronds, de couleur rouge, sans douleurs, & sans qu'il y eût de sang dans ses urines. Etant monté à cheval au mois d'Avril 1751, elles commencerent à être teintes ; il éprouva pour lors de fréquentes envies de pisser, accompagnées d'une légere douleur. Après un jour de repos, son urine reprit sa couleur naturelle ; il pouvoit, sans en être incommodé, se promener & faire de l'exercice pendant neuf ou dix jours, au bout desquels ses symptomes revenoient ; mais le repos les avoit bientôt

dissipés. Les intervalles de ses accès diminuerent peu-à-peu ; au moindre mouvement, ses douleurs revenoient, & il
rendoit du sang avec ses urines, au point
qu'au mois de Novembre suivant, il n'a-
voit presque point de relâche, à peine
pouvoit-il quitter sa chaise, sans être
obligé de pisser ; dès qu'il se donnoit le
plus petit mouvement, il étoit sûr de
rendre du sang. Lorsqu'il étoit parvenu
à calmer ses douleurs, en se tenant en
repos, il ne pouvoit pas faire un tour
dans sa chambre sans qu'elles ne se ré-
veillassent. C'est dans cet état qu'il commença à faire usage de l'eau de chaux ;
nous allons rapporter le compte qu'il
rend lui-même du succès de ce remede.

Je commençai à faire usage de l'eau
de chaux au mois de Novembre 1751.
Au bout de quelques jours, je me déter-
minai à en boire deux pintes par jour,
ne prenant pour toute autre boisson qu'un
peu de thé : j'ai continué cet usage, sans
presque aucune interruption, pendant plus
de deux ans. Je n'en sentis pas d'abord
les effets ; car je continuai pendant tout
l'hiver à rendre des urines glaireuses &
sanguinolentes, accompagnées d'irritations & d'envies continuelles d'aller à
la selle ; mais je cessois de souffrir, dès

que je me tenois un peu tranquille. Mon plus grand exercice étoit d'aller tous les Dimanches à l'Eglise (qui n'est pas à un quart de mille de ma maison ,) & d'y officier ; je n'ai jamais manqué ces jours-là d'avoir mes urines teintes , & de sentir une irritation plus ou moins grande. Au mois de Février , je commençai à me croire un peu mieux , au moins j'étois très-content de ce que mon mal n'augmentoit pas. Ayant été obligé , dans le mauvais tems , de prendre une voiture pour aller à l'Eglise , je crus m'appercevoir que je la soutenois mieux qu'auparavant ; quoique j'en fusse encore incommodé. Je commençai à me trouver un peu moins fatigué , lorsque j'avois officié , mais je l'ai toujours été jusqu'au Dimanche de Pâques , que m'étant tenu debout plus long-tems que de coutume , & m'étant donné beaucoup plus de mouvement , je m'attendois à trouver mes urines teintes , & à éprouver des douleurs , en les rendant , suite ordinaire de ces exercices ; mais l'un ni l'autre n'arriva , & je n'ai rien éprouvé de semblable depuis ce tems.

Je fus donc assuré pour lors , que je pouvois mieux soutenir l'exercice que je ne faisois auparavant : encouragé par cette épreuve, je me hazardai de monter à cheval. Je ne m'en trouvai pas mal la premiere fois ; mais à une seconde tentative je rendis du sang, & mes douleurs révinrent. Environ quinze jours après, c'est-à-dire, dans le mois de Mai, me voyant plus fort, j'essayai le mouvement d'une voiture ; mais quoiqu'elle allât très-lentement, je ne pus pas la soutenir l'espace d'un demi-mille ; je fus forcé d'en descendre & de me traîner avec beaucoup de peine jusques chez moi, rendant beaucoup de sang & éprouvant des irritations violentes. Depuis ce tems jusqu'à la fin de Juin, je me tins en repos, & je ne souffris pas. D'où je conclus que j'étois beaucoup mieux, que lorsque je commençai à faire usage de l'eau de chaux ; cependant ayant entrepris d'aller à *Londres* par le carrosse, je souffris beaucoup sur toute la route, & tous mes premiers accidens revinrent plus forts que jamais. Lorsque je fus arrivé, huit ou dix jours de repos suffirent pour me rendre ma premiere tranquillité ; je ne pouvois cependant pas soutenir les mouvemens un peu forts.

Je commençai dans ce tems-là à prendre du savon, avec mon eau de chaux. Vers la mi-Juillet, je fus obligé d'aller à

Windsor ; ce voyage renouvella toutes mes souffrances. Je ne me trouvai ni bien, ni mal pendant les trois semaines que j'y séjournai ; je sentis un mal-aise continuel, accompagné de tranchées , je fis du sang , j'eus des irritations , & une envie presque continuelle d'aller à la selle , je rendis en même tems un peu de sable noir ; malgré cela , à mon retour , je soutins beaucoup mieux le carrosse , que je n'avois fait depuis que j'étois malade , ce qui me fit conclure que je me portois beaucoup mieux.

Je fus sondé au mois d'Août 1752 , & on me trouva une pierre dans la vessie. Je restai à *Londres* jusques au commencement d'Octobre , je jugeai que je me portois mieux , parce que je pouvois faire beaucoup plus de mouvement , sans qu'il y eût de sang dans mes urines , & sans que je ressentisse de douleur. Je fus confirmé dans cette idée , par la facilité avec laquelle je soutins le voyage que je fis chez moi , à cent soixante milles de *Londres* , n'ayant rendu que très-peu de sang , & n'ayant éprouvé que de très-légeres douleurs en comparaison de celles que j'avois ressenties, lorsque j'étois venu à *Londres* trois mois auparavant.

Je me tins tranquille tout cet hiver , &

je jouis d'une parfaite santé. Au mois de Février 1753, je cessai de sentir les ir-ritations & d'éprouver les fréquentes en-vies d'uriner & d'aller à la selle, aux-quelles j'avois été sujet jusqu'alors. Mon urine étoit sans glaire, & sans une es-pece d'onctuosité qu'elle avoit ordinai-rement ; sa couleur devint citronée, de noirâtre qu'elle étoit. Mais dans ce tems il se forma à sa surface une croûte ou es-pece d'écume, qui avoit les mêmes cou-leurs que la nacre de perles ; cette croûte, pourvu qu'on ni touchât pas ; (car elle ne résistoit pas au moindre attouche-ment) se conservoit sur un papier pen-dant deux ou trois jours ; à la fin elle se séchoit, & se changeoit en une poudre très-fine. Je n'ai pas apperçu cette croûte depuis les six derniers mois, ni autant que je puis m'en souvenir, depuis que j'ai cessé l'usage du savon.

Pendant tout ce tems-là j'ai observé exactement mon urine ; je n'ai jamais pu y découvrir le plus petit fragment de pierre, & je n'ai rien senti qui pût me faire penser qu'il en fût sorti quelqu'une. Mais environ le mois de Mars 1753, je remarquai sur les parois d'un pot qu'on avoit oublié de laver, quelque chose d'assez semblable à du mortier, qui pa-

roiſſoit d'une ſubſtance pierreuſe ; j'en
vis même quelques parties en petit nombre à la vérité , qui étoient ſenſiblement
convexes , la quantité de cette matiere
étoit même très-petite à chaque fois ;
mais je l'ai obſervée très-conſtamment ,
& ſelon toutes les apparences , il y avoit
long-tems que j'en rendois ſans m'en
appercevoir.

J'étois parvenu peu-à-peu à l'état tranquille , dont je jouiſſois pour lors (au
mois de Février 1753 ;) comme je l'attribuai en partie au repos dans lequel je
m'étois tenu , cela me détermina à continuer ; mais je pris ſans m'en appercevoir
l'habitude de faire beaucoup de mouvement , ſans éprouver aucun , ou preſque
aucun de mes premiers accidens qui
s'étoient tellement diſſipés les uns après
les autres , qu'il ne me ſeroit pas poſſible
d'aſſigner préciſément l'inſtant auquel
j'en fus délivré. Le mauvais tems qu'il
fit au mois de Mars , m'obligea d'aller à
l'Egliſe en voiture , je ne m'en ſentis pas
incommodé. Je commençai pour lors à
faire des promenades de deux ou trois
milles , ſans me gêner , & j'allai prendre
l'air en voiture ſur des chemins pavés
au grand trot des chevaux.

Au mois de Juillet 1753 , je fis un

voyage à *Londres* ; je soutins le carrosse aussi-bien que je l'eusse jamais fait ; lorsque j'y fus arrivé , je fis beaucoup de courses très-longues & très-rudes dans un carrosse de louage ; ensuite je fus à *Windsor*, je revins à *Londres* ; après cela, j'allai à *Whitchurch*, & tout cela , sans en ressentir la moindre incommodité. Environ ce tems-là, je commençai à rendre sans douleur un peu de gravier rouge , ce que je n'avois pas fait depuis deux ans. Lorsque je fus de retour chez moi au mois de Septembre , je sentis de très-grandes douleurs dans les reins , lesquelles descendirent à la fin dans les aines ; & pendant quinze jours ou trois semaines , je rendis chaque jour un peu de gravier ; mais mes urines n'étoient pas teintes , & je ne sentis pas la moindre irritation , ni aucune des douleurs que j'avois coutume de sentir auparavant. Depuis ce tems-là, j'ai été sujet à rendre de tems en tems des graviers , mais sans aucune douleur. Les huit jours qui précéderent mon départ de *Londres*, (le premier Mars 1754,) j'en rendis chaque jour quelques-uns ; ce qui continua sur la route , & continue encore comme un an avant que je n'éprouvasse les symptomes de la pierre ; mais je ne souffre point,

& je puis soutenir toute sorte de mouvemens aussi-bien que j'aye fait de ma
vie.

Depuis le mois de Novembre 1751,
jusqu'au mois de de Janvier 1754, j'ai
pris chaque jour deux pintes d'eau de
chaux pour toute boisson, ne buvant
d'ailleurs qu'un peu de thé ; & pendant
près de la moitié de ce tems, j'ai pris
près d'une once de savon par jour. Jamais je n'ai eu meilleur appétit, je n'ai
mieux dormi, & ne me suis mieux porté
à tous égards. L'eau de chaux que j'ai
pris d'abord avec répugnance, non-
seulement me devint supportable ; mais
encore l'habitude me la rendit aussi
agréable que toute autre liqueur.

Je commençai au mois de Septembre
1753, à mettre soir & matin de mon
urine sur un morceau de pierre de la
vessie ; au bout d'environ deux mois, sa
surface commença à devenir blanchâtre, & à paroître ramollie : lorsqu'on la
touchoit, elle gardoit l'impression de la
peau des doigts ; mais cela ne passoit pas
la surface, la pierre conservant toujours
toute sa dureté. Peu-à-peu sa surface
devint de plus molle en plus molle ; elle
paroissoit détachée du corps de la pierre,
& en quelque maniere creuse, comme

une espece de coque ; au bout de quelques jours, elle se fendit & se détacha en
écailles (au mois de Novembre.) Je la
pris alors avec la main, & je la trouvai
comme pourrie, n'étant pas possible de
la toucher, sans en détacher quelque
morceau de l'écorce extérieure, sans laquelle cependant la pierre conservoit sa
dureté, quoiqu'elle fût rongée en forme
de rayon de miel. Malgré que sa surface
fût décomposée, au point qu'on ne pouvoit pas la toucher sans qu'il n'en tom-
bat quelque chose sous la forme d'un
mortier épais, cependant lorsqu'on la
laissoit en repos, on ne voyoit pas qu'il
s'en détachât de parties sensibles ; mais
elle se dissipoit insensiblement. Lorsque
cette enveloppe extérieure fut tout-à-fait
tombée, on apperçut une petite fente
toutautour de la pierre, comme si on
l'eût cernée avec la pointe d'un couteau :
cette fente devenoit tous les jours &
plus large, & plus profonde ; ayant
voulu examiner la pierre de plus près,
& l'ayant prise entre mes doigts, elle se
partagea en cet endroit ; les surfaces par
lesquelles ces deux morceaux étoient
joints, étoient entiérement unies, & ne
s'engrenoient pas l'une avec l'autre,
mais paroissoient comme si ces deux morceaux

ceaux avoient été d'abord deux corps distincts, liés entr'eux par une espece de ciment.

En Décembre, n'ayant fait que renverser la bouteille pour retirer la pierre, il s'en détacha de la même maniere une autre couche. Je suis cependant persuadé que ces parties ne se seroient pas ainsi séparées d'elles-mêmes ; car elles paroissoient composées d'autres couches, qui, ayant été laissées en repos, ne s'étoient pas détachées en fragmens, mais s'étoient dissipées en une espece de mucosité. La pierre étant alors en trois morceaux très-minces, commença à se dissoudre beaucoup plus rapidement ; mais comme je voulois la conserver, je cessai mes expériences au commencement de Janvier, quatre mois après les avoir commencées.

Ce morceau de pierre qui pesoit d'abord trente-un grains, étoit alors réduit à six ; & ce qui restoit étoit si peu solide, qu'il se soutenoit à peine.

Il faut observer que je ne pris point de savon pendant tout le tems de ces expériences. Je rendois mon urine dans la bouteille, & j'avois la précaution de ne la pas faire tomber directement sur la

L

pierre ; j'avois encore l'attention de ne pas la fecouer en remuant la bouteille, ni autrement. Je changeois le plus fou-vent l'urine trois fois en vingt-quatre heures, mais toujours deux fois.

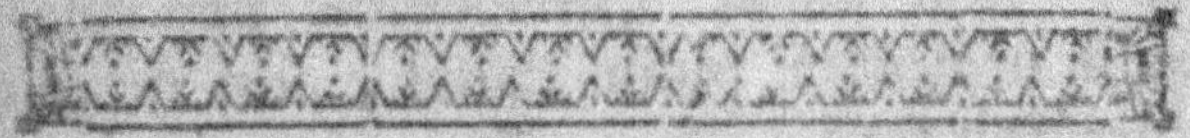

I I I.
HISTOIRE
DE LA MALADIE
De M. GREEN le jeune,

*Communiquée par M. Alexandre Camp-
bell, Chirurgien à Pool.*

MONSIEUR *Green* avoit été sujet,
depuis l'âge de douze ans, à de fréquentes retentions d'urine ; à quinze ans,
ayant monté un cheval qui avoit le
trot fort dur, il sentit des douleurs très-
vives accompagnées de tenesme, avant
de rendre ses urines, & après les avoir
rendues. Ces symptomes augmenterent
par dégrés, au point que le moindre
mouvement extraordinaire renouvelloit
les accès, pendant lesquels ses urines
étoient quelquefois teintes de sang. Il se
plaignoit pour lors d'un poids & d'une
pression continuelle autour de l'anus,
qui ne cessoit de se faire sentir que lors-

L ij

toit au lit. Quelquefois pendant qu'il urinoit à plein canal, son urine s'arrêtoit tout-à-coup, & ne venoit plus que goutte à goutte ; il sentoit que la pierre retomboit peu-à-peu dans la partie inférieure de la vessie, à mesure que ce viscere cessoit de se contracter, & qu'il ne faisoit plus d'efforts pour pisser. Ces symptomes me paroissoient indiquer certainement qu'il avoit une pierre dans la vessie ; mais M. *Mead* qu'on consulta dans ce tems, attribua tout ce désordre à une inflammation du col de la vessie.

Quoique M. *Green* eût souhaité que l'opinion de ce sçavant Médecin fût fondée, cependant l'usage constant qu'il fit du savon & de l'eau de chaux, prouve qu'il pensoit le contraire. Il continua donc ces remedes depuis le mois d'Avril 1751, jusqu'au mois de Septembre suivant, sans presque aucune interruption ; pendant ce tems, il sentit diminuer peu-à-peu le grand poids & la pression qu'il sentoit au commencement de l'uréthre. Il rendoit souvent ses urines sans douleur ; & lorsqu'il en éprouvoit, elles n'étoient ni longues ni fortes ; mais elles étoient aiguës. En un mot, il a avoué plus d'une fois, qu'il consentiroit à faire usage de ces remedes pendant le reste de sa vie, pourvu qu'il pût être assuré de conserver la santé dont il jouissoit, ne dût-elle pas même devenir meilleure.

Pendant tout ce tems, ses urines déposerent une grande quantité de sédiment ; on y trouvoit quelquefois, surtout à la suite des accès, une substance épaisse & mucilagineuse, qui ayant été séchée, donna jusqu'à cinquante – sept grains d'une poudre grise, dans laquelle on remarquoit quelques parties brillantes, assez semblables à la couche intérieure des écailles d'huitres. Ses affaires le conduisirent à *Londres* au mois de Septembre ; lorsqu'il y fut, on l'engagea à se faire tailler par M. *Sharp* ; il mourut dix jours apres l'opération.

La pierre est d'un brun foncé, (mais on m'a appris qu'au sortir de la vessie, sa surface étoit plus légere, & en quelques endroits blanchâtre) elle a la forme d'une meure ; elle a tout autour plusieurs éminences pointues, très-dures, & semblables à une espece de verre. Comme quelques personnes imaginerent que ces éminences avoient été formées par les parties de la chaux, qui avoient pris corps sur sa surface, je nettoyai avec une épingle la racine d'une de ces pointes, & je la suivis jusques dans la matiere brune &

L iij

molle, dont le corps de la pierre étoit
composé ; preuve convaincante qu'elles
y avoient été formées originairement :
& je crois qu'il ne paroîtra pas moins
évident que le corps de la pierre avoit
été diminué par l'eau de chaux ; au lieu
que ces pointes brillantes étoient demeu-
rées en leur entier (*a*).

(*a*) La poudre grise, retirée par l'évaporation du sédiment de l'urine, n'etoit-elle pas
composée principalement de la partie molle
de la pierre dissoute par ce fluide ; & les particules brillantes qu'on y remarqua, ne ve-
noient-elles pas de ces pointes vitreuses usées,
ou peut-être dissoutes en partie par l'urine ?

METHODE

DE DISSOUDRE

LA PIERRE

Par la voie des Injections.

Avec la description & la figure des Instrumens inventés pour cela, par M. *Guillaume Butter,* Médecin.

Traduit de l'Anglois.

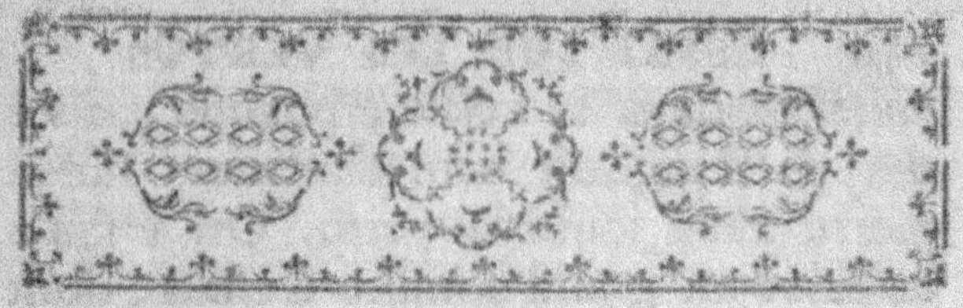

METHODE

DE DISSOUDRE

LA PIERRE

Par la voie des Injections.

ON a si justement regardé la lithotomie comme une opération
cruelle & dangereuse, qu'il n'est pas
surprenant qu'on ait fait tant de tentatives pour découvrir un remede capable
de dissoudre la pierre dans la vessie.
De tous ceux qu'on a proposés jusqu'à
présent, l'eau de chaux est celui qui a
mérité l'approbation la plus générale ;
mais ce remede, de la façon dont on
l'administre aujourd'hui, ne produit ses
effets que très-lentement, parce que ne
ne parvenant à la vessie que par le cours
ordinaire de la circulation, il est nécessairement affoibli par l'action des forces vitales. C'est donc avec raison que
quelques personnes ont désiré qu'on pût

L v

l'injecter dans la veſſie, puiſque par ce moyen il agiroit immédiatement ſur la pierre avec toute ſa vertu. On a fait à ce ſujet un grand nombre d'eſſais, dont le ſuccès n'a pas répondu aux vues qu'on ſe propoſoit. Il n'étoit pas à la vérité bien difficile de porter l'eau de chaux dans la veſſie ; mais on cherchoit un moyen de le faire auſſi ſouvent qu'on le juge-roit néceſſaire, ſans cauſer de douleur au malade, & ſans l'incommoder. Je ne ſçache pas qu'on eût touché au but, lorſ-qu'il me vint dans l'eſprit d'eſſayer juſ-qu'à quel point cela étoit praticable : un ſoupçon étoit ſuffiſant pour m'enga-ger dans cette recherche, étant toujours diſpoſé à contribuer de tout mon pou-voir au ſoulagement des malades.

Je communiquai le ſuccès de mes ex-périences à M. *Whytt*, qui a bien voulu les rendre publiques ; mais comme de nouvelles épreuves m'ont donné un peu plus de lumiere, je me ſuis cru obligé de publier ſans réſerve ce que j'ai découvert depuis.

Mon deſſein maintenant eſt de raſ-ſembler toutes les obſervations que j'ai faites ſur ce ſujet, d'ajouter à ce que j'ai communiqué à M. *Whytt* beaucoup de choſes nouvelles, d'en corriger ou d'en supprimer beaucoup d'autres, conformément à ce que j'ai appris de l'expérience.

Le premier instrument dont j'aie fait usage, étoit un tuyau d'yvoire ($fig.$ 1.), qui avoit $4\frac{1}{2}$ pouces de long ; $\frac{1}{8}$ de pouces de diamétre, & $\frac{1}{12}$ d'ouverture : j'y ajustai une vessie de bœuf, à-peu-près comme celles qu'on ajuste aux canons de seringue, lorsqu'on veut donner un lavement (aux femmes en couches), & j'y mis 4 ou 5 onces de lait & d'eau tiédes; ensuite je la liai bien sur le tuyau que j'introduisis de 4 pouces dans l'uréthre de *Thomas Mc Cursy*, âgé de 19 ans, malade dans l'Hôpital Royal (d'*Edimbourg*) ; mais n'ayant pas pris toutes les précautions nécessaires, (précautions, que je ne pouvois apprendre que de l'expérience,) je ne réussis pas la premiere fois. Cependant après quelques tentatives, j'injectai d'abord quatre onces de lait coupé avec l'eau, & ensuite quatre onces de lait tout seul dans la vessie de ce malade, sans lui causer la plus légere douleur.

Mais comme l'expérience ne réussit pas aussi-bien en présence de M. *Whytt*; il me conseilla de faire faire un tuyau du même diamétre que le précédent, & de

lui donner sept pouces de long, attri-
buant ce défaut de succès à la petitesse
du tuyau. Il ne fut pas possible de trouver un morceau d'yvoire de cette longueur, & je fus obligé de le faire faire
d'étain. J'ajustai une vessie sur ce nouveau
tuyau, & après y avoir mis environ
huit onces de lait & d'eau tiédes, j'introduisis le tuyau dans l'uréthre du même
malade, jusqu'à ce que M. *Whytt* & moi
en eussions senti la pointe à un pouce &
demi de l'anus. Ayant alors tenté de
pousser la liqueur, en comprimant fortement le sac, il creva avant qu'il fut presque rien entré dans la vessie : cela pensa
mettre fin à nos expériences ; mais ayant
fait réflexion que M. *Whytt* m'avoit toujours fait mettre deux fois plus de liqueur que je n'en mettois, lorsque j'étois
seul, je crus devoir attribuer notre manque
de succès à ce surplus de liqueur, plutôt
qu'à quelque défaut dans le tuyau. Pour
m'en assurer j'ajustai de nouveau le grand
tuyau ; & ce même jour, entre deux &
huit heures de l'après-midi, j'injectai à
quatre différentes reprises, avec ma facilité ordinaire, cinq onces d'eau de chaux
d'écailles d'huitres, sans mélange dans
la vessie de *Thomas Mc Cursy* : à la derniere injection, j'envoyai chercher M.

Whytt, & je la fis devant lui. L'opération étoit faite quelquefois en une minute,
quelquefois en beaucoup moins de tems.
Le même foir (le 30 Juin 1752) j'injectai, en préfence de M. *Whytt*, cinq
onces d'eau de chaux dans la veffie de
Thomas Sanderfon, âgé de trente ans,
malade dans le même Hôpital, en quarante fecondes de tems. Pour mieux confirmer mon opinion, quelques jours après
(le 6 Juillet) j'injectai avec le petit tuyau
en préfence du même Médecin, cinq onces de lait & d'eau en un peu plus d'une
demi-minute, dans les veffies de ces deux
malades ; quoiqu'il y en eût un, qui
avoit un peu de ftrangurie, occafionnée
par un véficatoire.

Je voulois cependant que mon tuyau
eût un pouce de plus, mais on ne put
pas trouver de morceau d'yvoire affez
long : j'ai toujours trouvé qu'il fuffifoit
de lui donner 5 ½ pouces pour un homme
depuis feize ans & au-deffus, laiffant un
demi-pouce pour attacher le fac ; mais
j'en parlerai plus au long.

Ces malades ne fe plaignirent d'aucune
douleur, ni quand on introduifit le
tuyau, ni quand on fit l'injection, ni
lorfqu'ils rendirent l'eau de chaux.
M.ᶜ Curfy dit feulement qu'il fentoit un

peu plus de picotement, que lorsqu'il rendoit ses urines; mais qu'on ne pouvoit pas appeller cela de la douleur. Ils retinrent l'injection sans peine, & ils ne sentirent point d'envie de la rendre immédiatement après qu'ils l'eurent reçue.

Quoique cet intrument répondît aux vues que je m'étois proposé, cependant il avoit plus d'un inconvénient : car le plus souvent j'étois obligé d'employer mes deux mains, & de presser le sac avec beaucoup de force ; il arrivoit même quelquefois que le sac s'échappoit de de côté ou d'autre ; alors la pointe du tuyau allant frapper contre les parois de l'uréthre, causoit une très-grande douleur au malade. D'ailleurs je pensois qu'il seroit plus agréable, & plus convenable à tous égards, que le malade pût se faire ces injections lui-même ; ce qui seroit moins embarrassant pour lui, que s'il étoit obligé d'avoir recours à un autre, comme cela étoi indispensable avec cet instrument. Pour remédier à ces inconvéniens, j'en imaginai un autre, dont je vais donner la description & la figure ; m'étant convaincu par un grand nombre d'expériences, qu'il répondoit à toutes les vues qu'on pouvoit avoir.

DESCRIPTION

d'un Soufflet à injection.

CET instrument (FIG. 2.) a la forme d'un soufflet ordinaire, quoiqu'il en differe par sa structure. Il est fait d'un bois bien sec, & porte intérieurement un sac capable de contenir environ six onces de liqueur. Il a quinze pouces de long, & sa plus grande largeur y compris les lévres, est à peine de quatre pouces. On l'a représenté de la moitié de sa grandeur naturelle, aussi-bien que toutes les autres piéces.

A. Le manche.

B. La tête : ce qui se trouve entre la tête & le manche peut s'appeller le corps de l'instrument.

C. Morceau de cuir, dont nous parlerons ci-dessous.

D. Les tuyaux, qui font tous d'étain.

E. L'aile supérieure du soufflet.

F. L'aile inférieure : elle est garnie d'une espece de rebord ou de lévre, qui a un pouce de haut, & dans laquelle l'aile supérieure peut se mouvoir. Ce rebord est fait pour soutenir le sac, & pour l'empêcher de s'échapper par les côtés.

G. Charniere de cuivre ; elle sert à lier par le moyen de cloux à vis, l'aile supérieure à la tête de l'instrument ; & c'est elle qui fait mouvoir cette aile sur l'inférieure.

H. Le sac ; c'est une vessie de mouton entiere ; elle est attachée par son col à un tuyau d'étain, qui passe dans la tête de l'instrument ; sur ce tuyau se visse

I. Un autre tuyau, qui porte un robinet, & que j'appellerai pour abbréger, tuyau à robinet. Son diametre est plus grand que celui du trou qui est à la tête de l'instrument, afin que le tuyau qui passe par ce trou, ne puisse pas être dérangé par le poids du sac.

K. Le robinet.

L. Le tuyau, qu'on introduit dans l'uréthre, & que j'appellerai désormais tuyau pour l'uréthre. Il reçoit en

M. Le tuyau I, ou le tuyau du robinet.

FIG. 3.

Le sac séparé de l'instrument.

A. Le col du sac, dans lequel entre l'extrémité postérieure du tuyau du sac, sur lequel on le lie.

FIG. 4.

Le tuyau du sac & son cuir vus séparément.

A. Son extrémité : on y a pratiqué plusieurs traces circulaires un peu profondes, pour pouvoir y attacher le sac plus commodément.

B. La vis par laquelle on le joint au tuyau du robinet.

C. Un morceau de cuir, qui sert à unir plus intimement ces deux tuyaux.

D. Collet, qui sépare la vis de la partie du tuyau, sur laquelle est attaché le sac. Le morceau de cuir doit être appliqué contre ce collet ; on ne les a représentés écartés, qu'afin de les faire voir plus distinctement.

FIG. 5.

Le robinet séparé.

A. L'extrémité postérieure ; elle reçoit la vis du tuyau du sac.

B.   Le robinet : la clef eſt d'étain ; elle eſt garnie d'une douille de cuivre bien poli, qui s'ajuſte parfaitement avec le boiſſeau du robinet, qui eſt auſſi de cuivre. Le tout eſt ſoudé au tuyau, comme on peut le voir dans la Figure ; on s'eſt ſervi de cuivre, parce que l'étain eſt trop mou pour cet ajuſtage.

C.   Son extrémité antérieure, qui eſt polie & faite de façon qu'elle entre aiſément dans la tête du tuyau pour l'uréthre.

FIG. 6.

Le tuyau pour l'uréthre.

A.   La tête du tuyau pour l'uréthre, qui reçoit l'extrémité antérieure du tuyau à robinet. Il y a au-deſſous de ſa tête une eſpece de petite platine façonnée, afin de le ſaiſir plus aiſément, lorſqu'on veut le retirer.

B.   Son corps : on l'a courbé légérement vers ſa pointe, pour qu'il entrât plus aiſément dans l'uréthre.

C.   La pointe du tuyau ; elle eſt un peu plus groſſe que le corps, comme celle d'une ſonde, afin d'en faciliter l'introduction.

FIG. 7.

Tuyau recourbé pour les femmes, afin qu'elles puissent s'injecter elles-mêmes.

A. La tête du tuyau.
B   Sa poignée.
C. Son corps, ou la partie qu'on introduit.
D. Sa pointe.

FIG. 8.

L'entonnoir avec lequel on verse la liqueur dans le sac.

Avant d'aller plus avant, je vais proposer un autre instrument, dont on pourra se servir avec avantage, à la place du soufflet, dans certaines occasions.

FIG. 9.

Cet instrument ne differe en rien du tuyau à robinet que je viens de décrire, excepté que sa grosse extrémité est plus petite, & qu'on y a fait des traces circulaires un peu profondes, pour pouvoir y attacher le sac (*a*). On peut y

____

(a) *On pourroit, je crois, ajuster ce troisieme instrument au soufflet, & supprimer le*

ajuster un tuyau droit ou courbe, selon qu'on en aura besoin. Je le nommerai dorénavant troisieme instrument, regar-

---

tuyau du sac qui me paroît assez inutile, & dont l'usage n'est pas sans inconvénient. Je substituerois aussi le corps d'un soufflet ordinaire à celui de M. Butter, c'est-à-dire, qu'au lieu du rebord qu'il met à l'aile inférieure, je voudrois qu'on laissât le cuir qui garnit ordinairement les soufflets ; il faudroit seulement en retrancher les cerceaux qui le soutiennent : on sent bien aussi qu'il seroit inutile d'y faire une ame. Le cuir que je propose, me paroît devoir contenir le sac, & l'empêcher de se trop distendre, beaucoup mieux que le rebord de M. Butter : d'ailleurs comme on est obligé de pratiquer une échancrure à ce rebord, pour que le manche de l'aile supérieure puisse s'abbaisser, (voyez la seconde Fig.) il peut arriver très-facilement que le sac se glisse dans cette échancrure, & qu'il soit déchiré.

Quant à la maniere d'ajuster le troisieme instrument au soufflet, voici celle qui me paroît la plus simple & la plus commode.

FIG. 10.

A est un soufflet ordinaire.

B sa tête : elle est évuidée en forme de canal pour recevoir

O un cube de bois, qui porte le tuyau à robinet, & sert à le fixer dans la tête de l'instrument, au moyen

Q de deux chevilles de fer mobiles, qui traversent les côtés de la tête & le cube, l'une

dant celui dont je me servis d'abord comme le premier.

En faisant le soufflet, on aura l'attention :

α Que les bords de l'aile supérieure soient exactement contigus à la lévre de l'inférieure, afin d'empêcher que le sac ne glisse entre deux ; ce qui troubleroit l'opération :

6 Que lorsque les ailes seront rapprochées, elles ne laissent que l'espace nécessaire à la vessie vuide ; sans cela toute la liqueur ne seroit pas évacuée, & on ne pourroit pas être sûr de la quantité qu'il en seroit entré dans la vessie :

2 Que l'extrémité du tuyau à laquelle

---

au-dessus & l'autre au-dessous du tuyau.

P   est une traverse de bois emmortoisée dans les côtés de la tête : elle recouvre la partie du tuyau à laquelle est lié le sac, & sert à attacher

G   la charnière, qui unit l'aile supérieure à la tête, & au moyen de laquelle cette aile se meut sur l'inférieure.

FIG. II.

Le cube & le robinet vus séparément.

O   le cube ;

rr   les trous par où passent les chevilles ;

S   la partie postérieure du tuyau du robinet, à laquelle s'attache le sac : cette partie a un écrou qui sert à fixer le tuyau au cube.

le fac est attaché, foit entiérement logée dans la tête, afin qu'elle n'empêche
pas les mouvemens de l'aile fupérieure :

δ Que le diamétre de l'extrémité
poftérieure du tuyau à robinet foit plus
grand que celui du trou qui eft à la tête
de l'inftrument pour les raifons que nous
en avons données.

ε On garnira la tête de l'inftrument
d'un cercle d'yvoire, afin de la rendre
plus folide, le bois tout feul étant trop
foible : plus l'yvoire fert, mieux il s'applique au bois ; ce qui le rend préférable
à beaucoup d'autres matieres.

ζ Tous les tuyaux doivent être d'é-
tain ; j'ai trouvé par expérience, que ce
métal étoit préférable à l'yvoire, à beaucoup d'égards.

η Il faut avoir grand foin de bien
adapter enfemble le tuyau du fac, & le
tuyau à robinet : il eft néceffaire, outre
cela de mettre un morceau de cuir bien
fouple contre le collet qui eft au tuyau
du fac, afin de bien fermer la fente qui
refte entre les deux tuyaux, lorfqu'ils
font viffés.

Quelquefois il eft difficile de déviffer
le tuyau à robinet, parce que le tuyau
du fac tourne dans la tête de l'inftrument;
ce qui met le fac en danger d'être dé-

chiré. Mais si pour lors on applique avec
le doigt le cuir dont nous avons parlé
contre la tête de la machine, le tuyau
du sac restera immobile, & on prévien-
dra tous les inconvéniens.

Ce cuir empêche aussi que quand on
verse la liqueur dans le sac, il n'en tombe
dans le soufflet.

§ On n'a pas besoin de mettre de
cuir entre le tuyau à robinet, & le tuyau
pour l'uréthre ; il suffit qu'ils s'emboë-
tent si bien l'un dans l'autre, qu'ils soient
par-tout contigus, qu'elle que soit la direction dans laquelle on les met.

J'avois d'abord imaginé d'ajuster ces
deux tuyaux avec une vis ; mais je trouvai que cela avoit beaucoup d'inconvéniens, étant nécessaire de monter tout-
à-fait l'instrument, avant d'introduire le
tuyau dans l'uréthre ; ce qui rendoit cette
opération très-difficile pour la plûpart
des malades.

‚ Le sac doit être une vessie de mouton, assez grande pour toucher de toutes parts au rebord de l'aile inférieure ;
ce qui empêchera sa trop grande distension, & la rendra par conséquent moins
sujette à crever.

Lorsque je commençai à penser à cet
instrument, j'eus beaucoup de peine à

trouver un fac tel qu'il me le falloit : après avoir eſſayé beaucoup de choſes, j'eus enfin recours à une veſſie de mouton, qui ſurpaſſa mon attente ; car bien loin d'être trop foible comme je l'avois craint d'abord, l'eau de chaux la rendit plus épaiſſe & plus forte. J'ai même éprouvé qu'une veſſie pouvoit durer très-long-tems, en s'en ſervant conſtamment, pourvu qu'on eût ſoin de la laiſſer ſécher avant chaque opération. Il faut y mettre d'abord un peu d'eau chaude pour l'amollir, avant de faire ſortir l'air qu'elle contient. Si on ne prenoit pas cette précaution, on courroit riſque de la voir crever, & de ne plus pouvoir s'en ſervir.

J'ai découvert dans l'eau de chaux une autre propriété ; j'ai appris par ma propre expérience, qu'elle préſervoit de la gale. Dans les premiers tems que je fis de ces injeɛtions, un malade me commuiqua cette maladie, je penſai périr pour avoir voulu m'en délivrer trop promptement. Cela m'engagea à chercher un moyen de prévenir cet accident, auquel je pouvois me trouver expoſé dans la ſuite. Pour abbréger, je réſolus d'eſſayer de tremper mes mains dans de l'eau de chaux, immédiatement après l'opération. Peu de tems après je me trouvai dans le cas d'y

avoit

avoir recours , l'événement répondit
à mes espérances : car quoique je fois
fusceptible de la plus légere infection ,
elle m'en garantit , & elle n'a jamais
manqué de produire le même effet. J'ai
auffi guéri une galle en faifant baigner les
parties affectées dans cette eau; mais c'eft
la feule épreuve que j'aie faite de ce
remede dans cette maladie , d'où l'on
peut conclure que l'eau de chaux eft un
excellent préfervatif, & peut-être un
fpécifique contre la galle ; mais je ne
fuis pas fi certain de cette derniere qualité , la maladie étant légere & peu in-
vétérée.

Je vais maintenant affigner les proportions que doivent avoir les tuyaux pour
les différens âges.

On donnera 5 $\frac{1}{2}$ pouces de longueur
à ceux qu'on deftinera à des hommes au-
deffus de feize ans , y compris un demi
pouce pour la tête. Il fuffit que l'ouverture ait $\frac{1}{4}$ de pouce ; mais fi le tuyau eft
d'étain , il faut lui donner deux lignes de
diamettre.

Depuis douze jufqu'à 16 ans , on peut
fe fervir d'un tuyau de 4 $\frac{1}{2}$ pouces de
long, de $\frac{1}{4}$ de pouce de diamétre , & de
$\frac{1}{10}$ de pouce d'ouverture.

De huit à douze ans , le tuyau peut

avoir 3 ½ pouces de long, ⅓ de pouce de diamétre, & une ligne d'ouverture.

Je ne crois pas qu'il soit possible d'injecter avec succès au-dessous de cet âge.

Pour les femmes, la longueur du tuyau n'y fait rien ; & les diamétres que nous venons de donner, peuvent servir relativement à leur âge.

Il faut que tout le tuyau soit poli avec soin, sur-tout à sa pointe.

Pour ces tuyaux, l'étain est préférable à l'yvoire, parce qu'il est plus aisé d'en trouver par-tout ; qu'il prend mieux le poli, & qu'il est plus flexible : d'ailleurs il est plus propre que l'argent, à moins que celui-ci ne soit pur & sans alliage.

Après avoir décrit les instrumens nécessaires pour cette opération, je vais maintenant indiquer les moyens de s'en servir ; sur quoi je m'étendrai autant qu'il me sera possible, sans craindre d'entrer dans de trop grands détails : car les meilleurs instrumens, lorsqu'ils sont mal employés, peuvent ne pas répondre au but de l'inventeur.

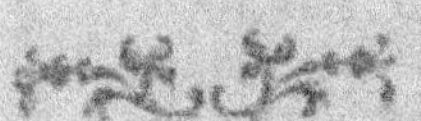

AVIS

Sur la maniere de faire les inje-
ctions dans la vessie.

1° ON aura soin de faire uriner le
malade, immédiatement avant
l'opération.

2° On le fera coucher sur le dos, la
tête au moins aussi basse que le tronc,
les jambes fléchies & les cuisses écartées.

3° On lui défendra de retenir sa res-
piration, lui recommandant de respirer
à son ordinaire. On l'avertira aussi de ne
faire aucune résistance, lorsqu'il sentira
que l'injection commence à entrer dans
sa vessie, & de ne faire aucun effort pour
pisser, quoiqu'il en sente quelque légere
envie.

4° On aura soin de donner à la liqueur
qu'on veut injecter un dégré de chaleur
à-peu-près égal à celui du sang.

5° On choisira pour faire le sac une
vessie forte, qu'on liera avec soin sur le
tuyau, lorsqu'on y aura mis l'injection;
sans cela le sac pourroit crever, ou laisser
échapper la liqueur par la ligature.

M ij

6° On chauffera le tuyau , & on l'oin-
dra avec de l'onguent d'Althéa ou du
Bafilicon (*a*),que je crois préférable à une
infinité de chofes, qui ont moins de
confiftance.

7° L'opérateur prendra le prépuce du
malade d'une main , & rapprochant la
verge du ventre, il lui donnera la pofi-
tion qu'elle prend naturellement dans le
tems de l'érection ; en même tems il introduira avec l'autre main le tuyau dans
l'urethre.

La méthode de prendre le prépuce,
lorfqu'on veut introduire le tuyau , eft
celle qui caufe le moins de douleur au
malade : car lorfqu'on prend la verge
même , on rétrécit l'urethre ; ce qui doit
néceffairement occafionner un frottement
de la part du tuyau contre les parois de
ce canal , qui ne peut pas céder , à caufe
de la réfiftance que font les doigts de
l'opérateur, & par conféquent caufer de
la douleur. L'autre circonftance n'eft pas
moins favorable à l'introduction du tuyau;
l'urethre étant alors droite , fes parois
ne font point de plis.

(*a*) Un peu de fuif de chandelle feroit peut-
être auffi bon que tout autre chofe.

8 Le tuyau étant introduit, le malade empoignera fortement sa verge avec une main, (se souvenant toujours de la tenir tendue & dans la même direction ;) en même tems, l'opérateur comprimera fortement le sac qui contient l'injection, avec une main, ou même avec toutes les deux, si cela est nécessaire, afin de pouvoir dilater le sphincter de la vessie.

9° La quantité de l'injection doit être toujours d'environ la moitié de ce que la vessie est capable de contenir ; ce qu'il est facile de déterminer, en mesurant la plus grande quantité d'urine que le malade peut garder à la fois.

Cette régle convient dans tous les âges, dans toutes les circonstances, & il est impossible de se tromper en la suivant ; au lieu qu'en prescrivant une quantité déterminée pour tous les malades sans distinction, fussent-ils tous adultes, cela peut quelquefois retarder la cure, & avoir des suites fâcheuses. Car si la vessie est en état de contenir plus du double de la liqueur qu'on injecte, on perd évidemment beaucoup de tems, puisque la dissolution de la pierre dans la vessie doit être, toutes choses d'ailleurs égales, plus ou moins prompte, selon qu'elle est exposée à l'action d'une quantité plus ou

M iij

moins grande d'eau de chaux. Mais si la veffie ne peut contenir que la quantité de liqueur qu'on injecte, ou très-peu plus, le malade eft néceffairement obligé de la rendre peu de tems après l'injection, & par conféquent avant qu'elle ait pu agir fur la pierre. On trouve dans les Auteurs des exemples de pierres qui rempliffoient prefqu'entiérement la veffie (a); fi on injectoit dans un tel cas fix, ou même quatre onces de liqueur, on courroit rifque non-feulement de diftendre la veffie au-delà de fon ton, mais encore de la faire crever & de précipiter fon malade dans le tombeau.

Cependant dans ces cas même, les injections peuvent être utiles & fans danger, pourvu qu'on prenne les précautions néceffaires. Car abfolument parlant, il n'eft pas poffible que la pierre rempliffe entiérement la veffie; mais ce vifcere, en fe contractant, s'applique à toute la furface de la pierre, & s'ajufte à fon volume. Par conféquent, fi on engageoit le malade à retenir conftamment fes uri-

---

(a) Tulpius, *Obferv. Medic. lib. 3. cap. 6.* Ruyfch, *Obferv. Anatom. Chirurg. cent. Obferv. 89.*

nes , on parviendroit peu-à-peu à donner plus de capacité à la veſſie ; & alors on pourroit faire uſage de la régle que nous venons de donner. Il ſeroit même bon d'injecter d'abord une très-petite quantité de décoction de guimauve , qui enduiroit par ſa mucoſité la ſurface de la pierre & les parois internes de la veſſie , & mettroit par-là le malade en état de garder plus long-tems ſes urines , tandis que par ſa vertu relâchante , elle diſpoſe-roit la veſſie à ſe prêter à ſa diſtenſion.

On doit prendre toutes ces précau-tions, quel que ſoit l'inſtrument dont on veut ſe ſervir ; mais lorſqu'on aura deſſein de faire uſage du ſoufflet , il faudra y ajouter les ſuivantes.

1° Tout étant prêt , le malade ou-vrira le robinet , & preſſera le ſac pour en chaſſer l'air , comme nous l'avons dit ci-deſſus (a) ; lorſque tout l'air ſera ſorti , il refermera le robinet pour empêcher qu'il ne rentre.

2° Alors il verſera la liqueur dans le ſac , avec un entonnoir , dont le tuyau doit être bien ajuſté à l'ouverture du ro-binet. Pour empêcher que l'air n'entre

---

(a) Voyez ci-deſſus page 264.

dans le sac avec la liqueur, on commencera à la verser dans l'entonnoir avant d'ouvrir le robinet, & on n'attendra pas qu'il soit tout-à-fait vuide pour le refermer. On voit par-là combien il est nécessaire que l'extrémité de l'entonnoir s'ajuste exactement avec le robinet, afin d'empêcher que la liqueur ne s'échappe dans le tems qu'elle ne peut pas encore entrer dans le sac.

3° Il placera l'instrument à côté de lui, pendant le tems qu'il introduira le tuyau dans son urethre, de la maniere que nous l'avons indiqué ci-dessus, à cela près qu'il le fera lui-même.

4° Après avoir introduit le tuyau, il empoignera sa verge d'une main, & de l'autre il prendra le soufflet par le manche, & glissera doucement l'extrémité du tuyau du robinet dans la tête de celui qui est dans l'urethre.

5° L'instrument étant monté, afin de donner passage à la liqueur, le malade lâchera sa verge pour ouvrir le robinet; cela fait, il l'empoignera de nouveau le plus vîte qu'il pourra.

6° Il poussera l'injection, en pressant doucement, uniformément, & sans interruption.

Je regarde cette précaution comme la

plus importante, quel que soit l'instrument dont on fait usage ; car lorsqu'on ne pousse pas la liqueur sans interruption, le malade sent presque toujours de grandes douleurs, & c'est un moyen assuré de lui donner des envies de pisser ; je crois en avoir vu un exemple. Lorsqu'on la pousse avec trop de rapidité, le malade sent une envie presque insurmontable de la rendre ; & s'il y résiste, il éprouve les plus vives angoisses.

7° Lorsque la liqueur est dans la vessie, le malade doit vite retirer l'instrument, ayant soin de fermer le robinet, pour empêcher que ce qui peut avoir resté de la liqueur dans le sac, ne se répande sur lui.

8° Il essuyera le soufflet s'il est mouillé ; & après avoir soufflé la vessie, il la mettra dans un lieu sec, à quelque distance du feu.

Voilà à-peu-près tous les avis que j'avois à donner. Je ferai seulement remarquer qu'on ne peut guéres faire usage du soufflet au-dessous de quatorze ans. A cet âge on a besoin de quelqu'un qui fasse toute l'opération, le malade ayant rarement assez de force pour comprimer suffisamment sa verge. Mais alors elle est si petite, qu'il n'est pas possible de l'empoigner ; on a donc besoin d'avoir recours à quelque autre moyen. J'ai employé le suivant avec beaucoup de succès.

L'opérateur mettra la pointe de son pouce sur la phalange du milieu de l'index de la même main : ayant introduit le tuyau, il embrassera dans l'espace compris entre ces deux doigts ainsi ajustés la verge du petit malade, qu'il pressera contre l'os pubis ; ensuite il poussera l'injection de la maniere que nous l'avons enseigné. Dans ces occasions, je préfere le troisieme instrument ajusté à un tuyau droit aux deux autres.

Si une femme veut s'injecter, elle prendra le tuyau courbe par sa poignée ; elle en introduira le corps dans sa vessie, & pour le reste elle se conformera à ce que nous avons dit ci-dessus.

Ou bien elle peut se servir d'un tuyau droit de 3 ½ pouces de long, mais de la même forme & de la même grosseur que le tuyau droit que nous avons décrit.

Peut-être auroit-on moins de peine à introduire ces tuyaux, si les pointes en étoient solides, & que les ouvertures fussent par les côtés comme aux sondes. Mais je crois malgré cela qu'on en aura toujours ; ainsi pour faire cette opération avec plus de facilité, on pourroit faire

uſage d'un tuyau d'un pouce & demi de
long, non compris la tête, muni d'une petite platine de métal, fixée entre la tête &
le corps, & garnie d'un couſſinet à ſa ſurface inférieure. Ce couſſinet étant diſpoſé
de façon à preſſer fortement ſur l'orifice
de l'urethre, on pourra pouſſer l'injection avec aſſez de force pour ouvrir le
ſphincter de la veſſie, ſans courir riſque
de la voir refluer.

Dans ce cas il faut ſe ſervir du ſoufflet;
mais lorſqu'on introduit le tuyau juſques
dans la veſſie, le premier ou le troiſieme
inſtrument ſuffiſent.

Afin de rendre cet eſſai auſſi utile qu'il
peut l'être, je vais rapporter en peu de
mots la méthode qu'on doit ſuivre dans
le traitement de la pierre. J'y ſuis d'autant plus porté, que je crois qu'il eſt néceſſaire d'indiquer le tems propre à injecter l'eau de chaux dans la veſſie, &
celui où il convient de la prendre en
boiſſon; de façon que l'un ne nuiſe pas
à l'autre, choſe à laquelle il me paroît
que juſqu'à préſent on a fait peu d'attention.

J'ai ouï dire à M. *Alſton*, (pendant
que je ſuivois ſes excellentes leçons ſur
la matiere médicale en 1749,) qu'on
pouvoit donner ſans danger juſqu'à une

livre d'eau de chaux pour une dose, en un mot, qu'on pouvoit la prendre à discrétion. Appuyé de l'autorité de cet illustre Médecin, qui n'avance jamais rien qui ne soit fondé sur des expériences sûres & souvent répétées, je donnerai pour régle de boire autant d'eau de chaux que l'estomac en pourra supporter. Commençant par exemple à en prendre quatre onces, ou même deux à la fois, augmentant ensuite peu-à-peu la dose, jusqu'à ce qu'on soit parvenu à pouvoir en faire sa boisson ordinaire. Et ces doses ne doivent pas être prises aux heures médecinales, ou à des heures fixes, mais lorsque le dégoût de la précédente sera entiérement passé ; ce qui sera plus ou moins long, selon la constitution du malade, qui peut seul en juger.

Il me paroît plaisant, que des gens qui se plaignent de ce que l'eau de chaux est si sujette à être altérée par les puissances vitales, avant de pouvoir arriver à la partie affectée, ordonnent cependant de la prendre aux heures médecinales (*a*) ; tems auquel elle est le plus exposée à

____

(*a*) Les heures médecinales sont le matin à jeun, une heure avant dîner, environ quatre heures après, & en se mettant au lit.

leur action (*a*). Il me paroîtroit plus raisonnable de la prendre pendant, & peu

---

(*a*) *M.* Butter *veut sans doute parler de M.*
Whytt, *qui conseille en effet de prendre la plus
grande partie de l'eau de chaux aux heures les
plus éloignées des repas : je présume que c'est
parce qu'il avoit trouvé par ses expériences, que
les alimens, même ceux qui détruisent le moins
la vertu de l'eau de chaux, l'affoiblissent cependant toujours un peu, (voyez son Ouvrage , &
comparez les* Sect. VI & VII *avec les* nos 15 &
16 *de la* Sect. III.) *Ainsi je doute fort que le tems
de la digestion soit celui où l'eau de chaux
éprouve le moins de changemens , d'autant plus
qu'il ne paroît pas par les expériences de M.*
Whytt *que les liqueurs animales détruisent plus
ses vertus , que les alimens. Ce qu'on appelle
urines crües, est une eau pure, ou la moins chargée qu'il est possible des principes qui constituent
l'urine : elle est fournie par l'eau que l'on boit,
ou par celle qui est contenue dans les alimens.
Ainsi cela ne prouve point que l'eau de chaux
puisse parvenir dans la vessie, avec tous les principes qu'elle contient , & dans l'état de combinaison où elle doit être pour produire ses effets,
sur-tout étant si disposée qu'elle l'est à se décomposer. Il est certain que plus elle sera mêlée
& confondue avec d'autres mixtes , plus elle
souffrira de leur action & de leur réaction. Mais
cette question n'est pas de nature à être décidée
par des raisonnemens ; c'est à l'expérience à
prononcer. Il faut pour cela examiner si l'urine
d'une personne qui est à l'usage de l'eau de
chaux, est plus dissolvante, a plus le goût de
la chaux après ses repas , que dans les tems qui
en sont les plus éloignés.*

de tems après le repas, parce qu'alors les forces digestives étant le plus employées, l'urine étant plus cruë, c'est-à-dire, étant moins changée, ou moins assimilée par les puissances vitales, il est très-vraisemblable que l'eau de chaux passe plus aisément, & souffre beaucoup moins d'altération ; ce qui lui est commun avec un grand nombre d'alimens, sur-tout vu la disposition qu'elle a de se porter aux reins.

D'où je conclus qu'on peut donner l'eau de chaux en tout tems ; mais que le tems le plus propre pour la prendre, est celui où le systéme vasculaire est le plus chargé d'un nouveau chyle.

Les personnes qui ne pourront pas faire usage de l'eau de chaux à leurs repas, peuvent la prendre avec autant & même plus d'avantage en lavemens ; pour lors elle passera dans le sang, sans éprouver aucune altération de la part de l'estomac. On pourra la donner de la même maniere aux malades, qui n'en boiront pas une assez grande quantité, soit par répugnance ou par crainte ; peut être même seroit-il possible de les dispenser d'en boire : car j'en ai fait donner de cette maniere une demi-livre plusieurs fois le jour, sans qu'elle occasionnât la moindre incommodité au malade. Il ne sentit qu'une légere envie d'aller à la selle immédiatement après l'injection ; mais il remédia lui-même à cet inconvenient, en se tenant couché horizontalement, le derriere fort élevé (*a*) pendant quelques minutes , au bout desquelles il vaquoit à ses affaires à son ordinaire. Je lui ai fait suivre cette méthode pendant quelques jours , sans que cela lui ait occasionné une selle de plus que de coutume. Ses urines furent seulement plus abondantes.

Mais en prenant ainsi une grande quantité d'eau de chaux , je ne voudrois pas qu'on fit usage du savon , dont les effets les plus ordinaires sont de détruire l'appétit , de dégoûter le malade de l'eau de chaux , & d'irriter les conduits de l'urine qui ne sont déja que trop irrités , ou lorsqu'il y a des ulceres , d'augmenter le désordre ; effets auxquels ceux de l'eau de chaux sont entiérement opposés. Quoi qu'il en soit , lorsqu'il n'y a point de contre-indication pour le savon , que le malade s'en accommode , ou qu'il a

---

(*a*) On pourroit peut-être se servir utilement de ce moyen , pour retenir les lavemens , de quelque espece qu'ils fussent.

envie d'en prendre, on peut en donner, selon la régle de M. *Alston*, ce qu'il en faut pour entretenir le ventre libre, fans purger, puifque, comme il le remarque, il ne peut pas agir fur la pierre (*a*), lorfqu'il eft entraîné par les felles. Une demi-once de favon fuffit affez généralement pour produire cet effet (*b*) ; cette dofe eft trop peu confidérable, pour qu'on puiffe en attendre quelque chofe en qualité de diffolvant ; mais il eft très-important dans cette maladie de prévenir la conftipation : car les excrémens, lorfqu'ils font endurcis, augmentent les douleurs en preffant les membranes de la veffie contre la furface inégale de la pierre. Le favon, lorfqu'on peut en faire ufage, eft préférable à tous les autres purgatifs, étant démontré par expérience, qu'il a beaucoup plus de vertu qu'aucun autre pour diffoudre la pierre. Mais alors même il eft néceffaire de divifer cette petite quantité en plufieurs dofes, qu'on fera prendre dans le cours de la journée.

Dès que le malade aura commencé à faire ufage de ces remedes, on lui in

---

(*a*) *Differt. fur la chaux vive*, pag. 227 de l'édit. franç.

(b) *Ibid.*

jectera dans la veſſie la quantité d'eau de chaux qu'on jugera néceſſaire , deux fois le jour ; le ſoir lorſqu'il ſe ſera mis dans ſon lit , & le matin, d'aſſez bonne heure , pour qu'il puiſſe reſter couché juſqu'à ce qu'il l'ait rendue.

Il aura ſoin de tenir les pieds & le baſſin plus élevés que le reſte de ſon corps , pendant tout le tems que l'injection ſera dans ſa veſſie.

Il ne prendra aucun de ſes remedes , & le moins de boiſſon qu'il lui ſera poſſible , depuis les ſix heures du ſoir , (pourvu qu'il ſe mette au lit à dix) juſqu'à ce qu'il ait rendu ſon injection ; alors il pourra prendre un verre de ſon eau de chaux avec du lait , s'il en a envie , & ſe diſpoſer à dormir.

Il obſervera la même conduite , juſqu'à ce qu'il ait rendu l'injection du matin ; pendant le reſte du jour , il prendra ſon eau de chaux de la maniere que nous l'avons indiqué ci-deſſus.

Tous les diſſolvans de la pierre ſont de puiſſans diurétiques , & les boiſſons aqueuſes ſe portent naturellement aux reins : c'eſt donc avec raiſon que nous défendons d'en prendre pendant que l'injection eſt dans la veſſie , & quelque tems auparavant ; car elles pourroient

obliger le malade à piſſer plutôt qu'il n'auroit fait , & par conſéquent nuire aux
vues qu'on ſe propoſe. D'ailleurs en augmentant la quantité de l'urine , elles af-
foibliroient conſidérablement l'injection.
Comme rien ne donne plus d'envie de
piſſer aux gens qui ſont attaqués de la
pierre , que le mouvement , on voit encore combien le repos leur eſt néceſſaire ,
d'autant plus que la chaleur du lit augmentant la tranſpiration , diminue la
quantité de l'urine.

Les envies qu'on a de piſſer quand on
ſe porte bien , paroiſſent venir principalement , non de l'extenſion des membranes de la veſſie , ni d'aucune irritation qu'elles éprouvent , mais de la preſ-
ſion que l'urine fait ſur le col de la veſſie.
En voici la preuve.

Si une perſonne qui a envie d'uriner ,
ſe couche ſur le dos , de façon que la
partie inférieure de ſon corps ſoit plus
élevée que la ſupérieure , elle ſent diminuer cette envie.

En effet il n'eſt pas aiſé de concevoir
comment dans l'état de ſanté une cavité
accoutumée depuis long-tems à l'impreſſion d'un fluide particulier , pourroit être
irritée par ce même fluide. C'eſt une objection qu'on peut faire contre la doctrine

du *stimulus* ; objection que je ne sçache
pas que personne ait faite, mais revenons.

On voit par ce que je viens de dire, que
je ne recommande de se tenir couché sur
le dos, la partie inférieure du corps plus
élevée que la supérieure, qu'afin de pouvoir garder l'injection aussi long-tems
qu'il est possible ; & pour le dire en passant, les personnes qui prennent des remedes contre la pierre, soit qu'ils l'aient
dans les reins ou dans la vessie, seront bien de se tenir dans la même posture, quand ils seront au lit, parce que
par ce moyen l'urine séjournera plus
long-tems dans les reins ; & les remedes
qu'elle porte avec elle, auront plus de
tems pour agir sur la pierre : on pourra
aussi par ce même moyen retenir l'urine
dans la vessie, ce qui est nécessaire pour
les mêmes raisons.

En convenant de tout ce que je viens
de dire, on pourra m'objecter qu'il seroit peut-être bon, avant de commencer
à injecter de l'eau de chaux dans la vessie,
de calmer les douleurs & de diminuer
la sensibilité de cet organe, parce qu'a-
lors le malade retiendroit l'injection
avec moins de peine. Mais rien n'étant
si efficace, pour appaiser ces symptomes
que ces mêmes injections, je crois qu'on

ne sçauroit commencer trop tôt pour le soulagement du malade.

Je ne crois pas non plus qu'il soit nécessaire d'affoiblir l'eau de chaux avec quelque substance mucilagineuse avant de l'injecter, puisqu'elle ne cause qu'un léger picotement, lorsqu'on l'applique à l'œil qui est si sensible. Comment peut-on imaginer qu'elle produise une irritation considérable sur un organe, qui contient naturellement une liqueur beaucoup plus âcre ? Mais pour ne laisser aucun doute là-dessus, il n'y a pas longtems, (le 10 Mars 1754) qu'en présence de quelques Etudians en Médecine, j'injectai pour la premiere fois dans la vessie de *Jean Lindsay* & dans celle de *Guillaume Auld*, deux malades de M. *Rutherfoord*, attaqués de la pierre depuis quelques années, quatre onces d'eau de chaux, faite avec les écailles d'huitres sans aucun mêlange ; & quoique leurs symptomes fussent plus fâcheux qu'à l'ordinaire, parce qu'on les avoit sondés ce jour là, ce qui leur avoit fait rendre du sang ; cependant l'un des deux garda l'injection près d'une heure, & l'autre plus de deux. Le lendemain matin, je répétai l'injection au premier, qui la garda plus de deux heures ; mais l'eau

de chaux m'ayant manqué pour lors, je
ne pus pas pousser mes expériences plus
loin.

M. *Whytt* a préscrit, avec tant d'exac-
titude, & d'une façon si concise, le régime que doivent suivre les personnes
attaquées de la pierre, que je crois ne
pouvoir mieux faire que de rapporter ce
qu'il dit à ce sujet.

» Pendant tout le tems qu'on fait usage
» de l'eau de chaux & du savon pour la
» pierre, il faut s'abstenir de toutes les li-
» queur acides & fermentées, telles que le
» vinaigre, le vin, l'aile, la biere, le ci-
» dre, &c. Le malade prendra pour sa
» boisson ordinaire du lait coupé avec de
» de l'eau, ou une tisane faite avec les
» racines de guimauve, de persil & de
» réglisse. Mais s'il étoit accoutumé à
» l'usage des liqueurs fortes, on pourroit
» lui permettre un peu de vin de Malaga,
» ou de punch léger sans acides. Ce-
» pendant comme la vertu du savon est
» bien affoiblie, lorsqu'on dissout dans le
» punch, & qu'elle est entiérement dé-
» truite par les liqueurs spiritueuses qui
» changent aussi beaucoup la nature de
» la chaux vive, il ne faut pas que le
» malade use de ces liqueurs, ni qu'il en
» fasse entrer une trop grande quantité

» dans fon punch. Il fera à propos encore
» qu'il faffe peu d'ufage des viandes falées
» & de miel, & qu'il s'abftienne entié-
» rement de tous les fruits acides ou
» acerbes ; au lieu qu'il peut ufer fans
» crainte de lait, de fucre, & des ali-
» mens tirés des animaux, comme auffi
» d'artichaux, d'afperges, d'épinards,
» de laitues, de chicorée, de perfil, de
» pourpier, d'oignons, de poreaux, de
» céleri, de navets, de carottes, de
» pomes de terre, de raves & de pois
» vers (a).

Je fuis très-perfuadé qu'en fuivant
exactement cette méthode, on parvien-
dra en peu de mois à diffoudre des pierres d'un grand volume, & d'une dureté
confidérable ; mais s'il y avoit quelque
malade, dont l'eftomac ne put pas foutenir l'eau de chaux, ou qui eût une aver-
fion infurmontable pour la prendre en
boiffon, & que d'ailleurs on ne pût pas
la donner en lavement ; (circonftances
qui je crois, ne fe rencontreront jamais)

(a) *Effai fur les vertus de l'Eau de chaux*,
pag. 260 & fuiv. Le Lecteur trouvera dans le
Treatife on diffolvents of the ftone de M. *Lolb*
un plus grand nombre de végétaux qui peuvent
entrer dans ce régime.

je suis très-porté à croire qu'en observant un régime convenable, & en injectant de l'eau de chaux quatre fois le
jour dans la vessie, on parviendroit à
détruire la pierre, quoiqu'il fallût peutêtre un peu plus de tems.

Il est vrai qu'il pourra arriver quelquefois, quoique cela soit très-rare, que
la pierre ait la dureté du caillou ; alors
on ne doit attendre de guérison radicale
que de l'opération. Mais dans ce cas
même, je crois que l'eau de chaux injectée dans la vessie, comme palliatif,
est préférable à tous les remedes anodins & mucilagineux qu'on a employés
jusqu'à présent, puisqu'elle est capable
de détruire en partie les pointes & les
angles de la pierre, de guérir les ulceres
qu'ils ont produits, de fortifier les membranes de la vessie, & par ce moyen de
les rendre moins sensibles aux irritations
auxquelles elles pourroient être exposées
dans la suite (*a*).

J'imagine que par ce moyen un homme
pourroit vivre long-tems dans cet état

(*a*) M. *Whytt* croit que l'eau de chaux injectée dans la vessie ne soulage les personnes
attaquées de la pierre, qu'en agissant sur la
pierre même.

exempt de douleurs ; je suis d'autant plus disposé à le penser, qu'on trouve dans les Auteurs des exemples de personnes qui ont porté des pierres dans leurs vessies pendant des années entieres, sans en éprouver aucune, ou presque aucune incommodité (a) ; & si on a vu des malades qui n'observoient aucun régime être dans ce cas (b) combien ne doit-on pas se promettre de soulagement de la méthode que nous proposons ici ? En effet il doit peu importer au malade d'avoir une pierre dans sa vessie, pourvu qu'elle ne le fasse pas souffrir (c) ; mais

––––––––––––

(a) *Groenfeld* parle d'un homme qui avoit gardé une pierre pendant plusieurs années dans sa vessie, sans en éprouver d'autre incommodité, qu'un peu de douleur qu'il sentoit quelquefois au périnée : après sa mort, on trouva dans sa vessie une pierre qui pesoit vingt-cinq onces. *Dissert. lithologica*, pag. 65.

(b) *Bonnet* rapporte dans son *Sepulchret. Anatom.*, lib. 3, sect. 24, *Observ.* 9, qu'on avoit trouvé une grosse pierre dans la vessie d'un homme qui de son vivant n'avoit eu aucun symptome de cette maladie ; & on lit dans le *treiʒieme Mém. de l'Acad. de Chirurg.* qu'on avoit tiré une pierre triangulaire, qui pesoit deux ou trois gros, du rein d'une Dame morte d'une fievre mal gne, qui ne s'étoit jamais plainte de la moindre douleur dans cette partie.

(c) M. *Pasons* objecte, sur-tout contre le

si

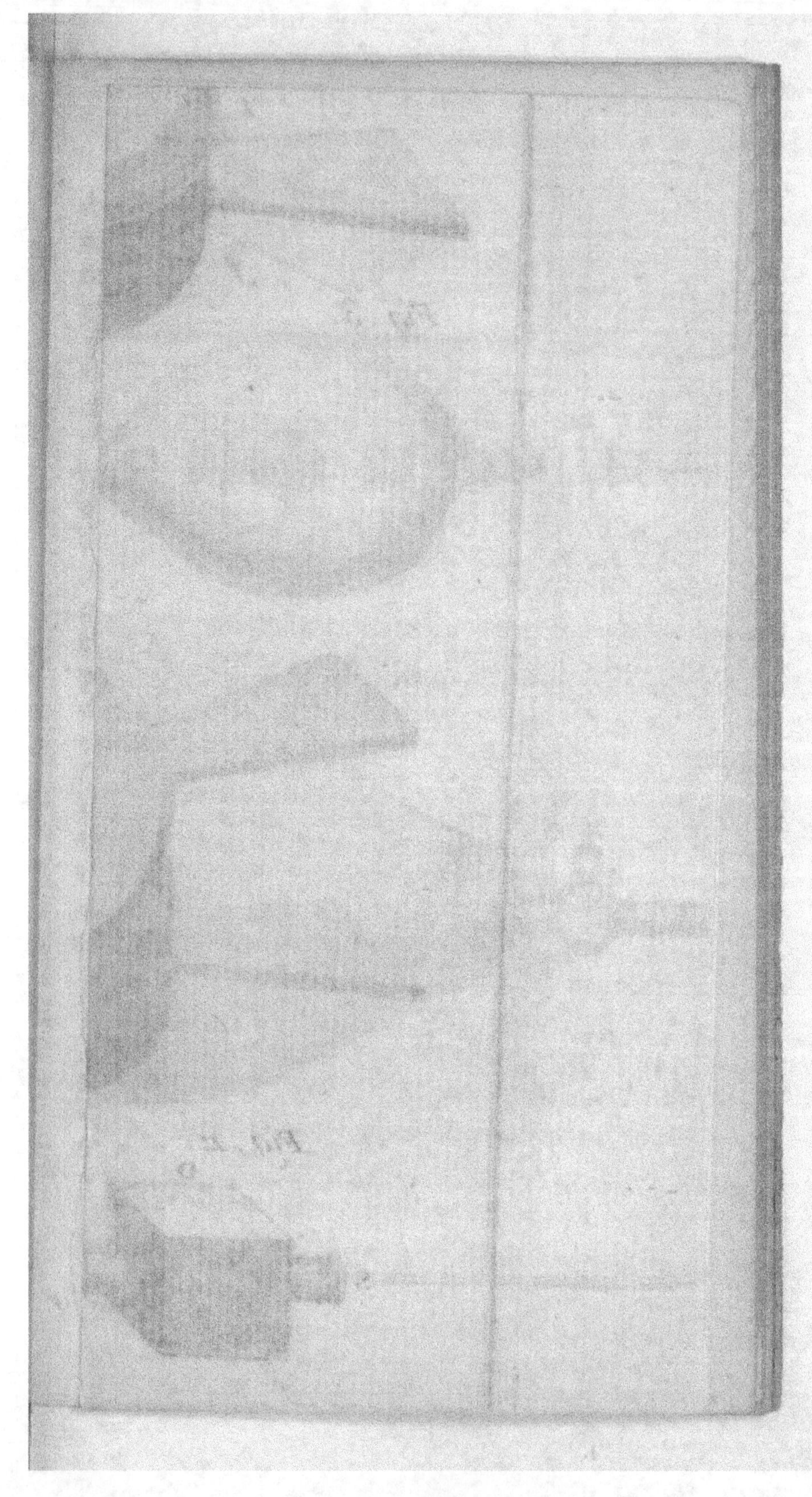

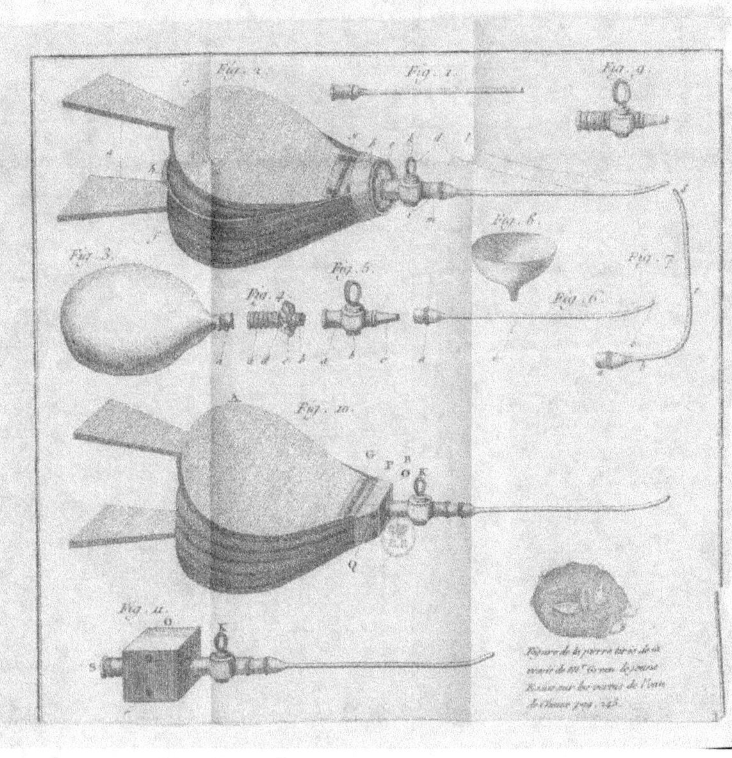

si malgré cela on étoit obligé d'avoir recours à l'opération, cette maladie auroit cela de commmun avec toutes les autres, qu'elle est quelquefois dans un état si déplorable, qu'on aime mieux essayer un remède douteux, quoique dangereux, que de n'en faire aucun.

J'ai supposé jusqu'à présent une pierre confirmée; mais comme cette méthode est tout-à-fait sans danger, & que tout le monde peut la suivre, il faut commencer à la mettre en pratique dès qu'on ressent les premiers symptomes de cette cruelle maladie, & pour lors on peut se promettre d'être guéri en peu de tems. Ainsi par exemple si à la suite d'un accès de néphrétique, il est descendu dans la vessie une pierre, qui n'ait pas pu sortir à cause de sa grosseur; on fera sur le champ des injections d'eau de chaux, & on continuera jusqu'à ce que

---

remede de Mademoiselle *Stephens*, qu'on a trouvé des pierres dans la vessie des personnes qu'on supposoit en avoir été délivrées par ces remedes, & qui étoient mortes d'autres maladies; mais je crois que rien n'en fait mieux l'éloge, puisque c'est une preuve que lorsqu'ils ne guérissent point, ils sont le meilleur palliatif qu'on puisse employer.

N

la pierre soit devenue assez petite pour
être entraînée avec l'urine ; ce qui peut
arriver en peu de jours ; & par ce moyen
il est possible de terminer très-promptement cette cruelle maladie.

On remarquera que je n'ai encore
supposé la maladie que dans la vessie ;
mais lorsqu'il y a des pierres dans les
ureteres ou dans les reins, il est aisé de
voir que les injections ne font d'aucun
secours ; & que par conséquent on ne
peut pas se dispenser de faire usage de
l'eau de chaux en boisson.

Je finirai en avertissant que comme
dans cette maladie les rechûtes sont assez
ordinaires, le malade ne sçauroit mieux
faire, lorsqu'il sera une fois guéri, que de
suivre tout le reste de sa vie un régime
capable de les prévenir.

Ayant discuté la méthode curative
que je propose pour la pierre dans la
vessie, qu'elle soit accompagnée de coliques néphrétiques ou non ; je crois que
l'observation suivante mérite de trouver
ici une place : non-seulement parce que
les injections ont eu beaucoup de part à
la guérison du malade ; mais encore parce
qu'elle prouve que le soufflet répond au
but que je m'étois proposé en l'imagi-

nant. Elle m'a été donnée avec la per-
miſſion de la rendre publique, par
M. *Rutherfoord*, à l'amitié duquel je
dois infiniment.

» *Angus M^c. Pherſon*, âgé de plus
» de quarante ans, vint ſe préſenter à
» l'Hôpital Royal, vers le commence-
» ment de Février 1753 : comme il me
» parut qu'il avoit la pierre, je le reçus
» auſſi-tôt au nombre de mes malades.
» Il y avoit plus de quatre ans qu'il
» éprouvoit les ſouffrances les plus cruel-
» les ; il rendoit ordinairement du ſang
» dans ſes urines, ſur-tout lorſqu'il avoit
» fait de l'exercice. Il étoit alors extrê-
» mement défait par les douleurs, la ma-
» ladie, & le ſang qu'il avoit perdu. Il
» avoit beaucoup ſouffert en venant du
» pays des montagnes à *Edimbourg*. A
» ſon arrivée il ſe plaignit d'une douleur
» très-vive au col de la veſſie ; il avoit
» de fréquentes envies de piſſer, & toute
» l'urine qu'il rendoit étoit teinte de ſang.
» Je ne jugeai pas à propos de le ſonder
» pour lors, à cauſe de l'inflammation &
» de la contraction des parties ; mais je
» lui preſcrivis des émulſions avec la
» gomme arabique, des lavemens, de la
» manne, &c. En peu de jours tous ſes
» ſymptomes ſe calmerent, au point qu'il

» fut permis de le fonder. On lui trouva
» une pierre, qui paroiſſoit même fort
» groſſe.

» Quoiqu'on ait fait ſouvent avec ſuc-
» cès l'opération de la taille dans cet
» Hôpital, & quoique le malade lui-
» même parut aſſez porté à ſouffrir cette
» opération, je ne voulus pas le laiſſer
» tailler, j'aimai mieux eſſayer les lithon-
» triptiques.

» Mais comme ces remedes, lorſqu'on
» les prend intérieurement, perdent avant
» de parvenir à la veſſie, une grande par-
» tie de leur vertu par leur mélange avec
» le ſang, enſuite avec l'urine ; il y avoit
» quelque tems que je déſirois de trouver
» une occaſion d'eſſayer, ſi on ne par-
» viendroit pas à diſſoudre plus ſûrement
» & plus promptement la pierre, en les
» injectant immédiatement dans la veſſie.
» Je fut d'autant plus encouragé à ſuivre
» cette expérience, que M. *Butter* éleve
» en Médecine, attaché à cet Hôpital,
» venoit d'inventer une machine fort in-
» génieuſe, par le moyen de laquelle
» preſque tout le monde peut s'injecter
» dans la veſſie plus aiſément, & avec
» moins d'embarras que s'il ſe ſervoit du
» miniſtere d'un autre.

» J'ordonnai donc au malade d'in-

» jecter soir & matin dans sa vessie quatre
» ou cinq onces d'eau de chaux avec
» cet instrument, suivant la méthode de
» M. *Butter*; je lui prescrivis en même
» tems l'usage intérieur du savon, & de
» l'eau de chaux.

» On n'observa aucun changement
» dans ses urines, les quatre ou cinq
» premieres semaines, après qu'il eût
» commencé à suivre cette méthode ;
» mais dans la suite lorsqu'on eut aug-
» menté la quantité de l'injection, &
» qu'il put mieux la retenir ; son urine &
» l'eau de chaux qu'il rendoit dépose-
» rent un sédiment blancheâtre très-
» abondant ; ce qui prouvoit que la pierre
» étoit dans un état de dissolution.

» Dès lors ses symptomes, qui avoient
» toujours diminué, quoique lentement,
» se calmerent d'une façon beaucoup
» plus sensible. Il y avoit déja quelques
» semaines que ses douleurs s'étoient dis-
» sipées, lorsqu'on le sonda pour la se-
» conde fois vers le milieu du mois d'A-
» vril. On crut sentir le noyau de la
» pierre sous le bout de la sonde ; mais
» il falloit beaucoup d'attention. Le ma-
» lade disoit qu'il étoit sûr que ce qu'il
» en restoit étoit très-petit ; le sentant
» quelquefois comme s'il vouloit entrer

» dans l'urethre. Il continua encore ſes
» remedes pendant quinze jours, au bout
» deſquels il ne fut plus poſſible de dé-
» couvrir avec la ſonde aucun morceau
» de ſa pierre. Comme il ne ſouffroit plus,
» & qu'il n'éprouvoit que de légeres dou-
» leurs, & de petites retentions d'urine,
» encore étoient-elles rares ; il commença
» à avoir de l'impatience pour retourner
» chez lui. Je le renvoyai donc, en lui
» recommendant de continuer les mêmes
» remedes, juſqu'à ce que ces ſympto-
« mes fuſſent entiérement diſſipés.

REMARQUES

SUR LA LITHOTOMIE.

CE que je viens de rapporter, & un grand nombre d'autres raisons m'ont intimement persuadé qu'il n'y a point de remede qui guérisse plus sûrement aucune maladie, que l'eau de chaux administrée de la maniere que je le propose, ne guérit la pierre de la vessie ; & si l'on en excepte un seul sur dix mille, dans lequel la pierre peut avoir la dureté du caillou, il n'est point de malade qui ne puisse se promettre d'être guéri par son moyen aussi sûrement que par l'opération de la taille, sans courir aucun danger. Je ne suis pas moins convaincu que de toutes les opérations de la Chirurgie, la taille est celle qui est la moins nécessaire & la plus dange-reuse. Je me crois donc indispensable-ment obligé, comme ami du genre hu-main, de mettre mes Lecteurs en garde contre cette cruelle opération, en leur présentant quelques-uns de ses inconvé-niens les plus marqués.

Je ne m'adresse point ici aux *Enfans d'Esculape*, mais aux malheureuses victimes de cette affreuse maladie, qui ne connoissent pas le danger, & à ceux dont la conservation est intéressée.

Les Anciens regardoient l'opération de la taille comme une opération si terrible, que les Médecins faisoient serment (*a*) de ne la jamais faire, mais d'en laisser le soin à ceux qui en avoient fait l'étude de toute leur vie. Il ne me paroît pas que les plus habiles parmi les Modernes en ayent eu une meilleure idéé; car le grand *Boerhaave* assure que le succès en est toujours douteux, dépendant d'une infinité de circonstances que la prudence ne peut prévoir, & auxquelles l'art ne sçauroit remédier (*b*). *Heisler*, cet homme si versé dans la Chirurgie, dit que si l'opérateur ne connoît pas bien la structure de la vessie, sa véritable position relativement aux parties voisines, & s'il n'est pas bien versé dans le manuel, c'est-à-dire, dans les différentes opérations qu'il est obligé de faire

---

(*a*) *Hippocrate*, voyez son serment à la tête de l'édition de *Foësius*.

(*b*) Boerhaave, *Aphoris. de cognosc. & curand. morbis*, § 1437.

pour ouvrir la veſſie & en extraire la pierre, il eſt très-poſſible que le malade perde la vie dans l'opération. Le même Auteur penſe en outre que la lithotomie eſt par elle-même une opération dangereuſe, ou que du moins le ſuccès en eſt douteux, malgré tous les changemens qu'y ont fait en dernier lieu les Médecins & les Chirurgiens les plus célébres. Il n'y a, continue-t-il, aucune méthode ſur laquelle on puiſſe compter uniquement; mais on peut les pratiquer toutes avec plus ou moins davantage : par conſéquent un Chirurgien prudent doit s'inſtruire parfaitement de toutes ces manieres d'opérer (a). Mais hélas ! combien y en a-t-il peu parmi ceux qui ſe mêlent de faire cette opération, qui ſuivent ſon conſeil.

Quoi qu'il en ſoit, afin que mes raiſonnemens puiſſent porter avec eux une plus forte conviction, je paſſerai ſous ſilence les dangers les moins apparens, pour ne m'arrêter qu'à quelques-uns de ceux qui ſont ſi évidens, qu'il n'eſt perſonne, pour peu qu'il ait d'intelligence,

---

(a) Heiſter, *Chirurg.* p. 5, cap. cxl. 1. cap. cxliij. p. 40.

qui ne soit en état de les saisir ; dangers qui sont d'ailleurs capables d'empêcher l'opération de réussir, même dans les cas les plus favorables, lorsque le malade est en apparence d'une bonne constitution, que l'opérateur est très-adroit & a une grande expérience de son art.

Et afin de mettre chaque chose dans une plus grande évidence, je n'avancerai rien qui ne soit fondé sur des exemples tirés des Observateurs les plus exacts & les plus fidéles, ou appuyé par le sentiment des Lithotomistes les plus approuvés.

J'ai préféré cette méthode, afin que chacun pût voir les raisons qui me font élever contre l'opération de la taille ; car comme l'observe M. *Jurin* dans une occasion semblable, si ceux qui en agissent ainsi, ont des preuves de ce qu'ils avancent, ils faut les louer des avis qu'ils donnent à leurs amis : s'ils n'en ont pas, l'honneur & l'humanité doivent les empêcher de déprimer ce qui est ou peut être utile au genre humain (*a*).

1° La pierre (*b*) peut être si grosse,

____

(*a*) *The case of James Jurin*, p. 108.

(*b*) J'ai principalement en vue dans ces remarques le petit appareil & l'appareil latéral ; car le haut appareil est entiérement abandonné.

qu'il soit impossible d'en faire l'extraction (*a*) ; ou si on en vient à bout après
beaucoup de peine , le malade meurt
immédiatement (*b*) , ou bientôt après
l'opération (*c*).

2° Au lieu d'une pierre, il peut y en
avoir plusieurs ; ce qui rend l'opération
fort longue : dans ce cas la vessie est fort
exposée à être blessée par les instrumens,

(*a*) On fit l'opération de la taille à un homme
de vingt-cinq ans ; mais quoique le Chirurgien
eût bien chargé la pierre sur ses tenettes , il ne
lui fut pas possible de l'extraire : le malade mourut. *Ruysch* ayant ouvert son cadavre , trouva
une grosse pierre que la vessie embrassoit si
étroitement , qu'il restoit à peine assez de place
pour quelques gouttes d'urine. *Fred. Ruysch*,
Observ. Anat. Chir. cent. Obs. 89.

(b) *Fabrice de Hilden* rapporte qu'un Chirurgien ayant tiré avec beaucoup de peine une
pierre, qui pesoit vingt-deux onces, de la vessie
d'un jeune homme de vingt ans : le malade
mourut entre ses mains. Il ajoute qu'il a vu plusieurs exemples de ce malheur. *Fabric. Hild.
Observ. Chirurg. cent. iv. Obs. 51 , & lib. de
lithotom. vesicæ , cap. viij.*

(c) *Schenkius* parle d'un malade à qui on
avoit tiré une pierre, qui pesoit quatorze onces,
qui mourut le troisieme jour après l'opération.
*Schenk. Obs. lib. 111. de calcul. vesicæ, Obs. 2.
p. 471. a*

& les effets de ces bleſſures peuvent être
funeſtes (*a*).

(*a*) C'eſt avec beaucoup de raiſon qu'on ſe
plaint de ce que les Obſervateurs qui ont un ſi
grand ſoin de rapporter l'hiſtoire des maladies
qu'ils ont guéries , n'en rapportent aucune de
celles où ils n'ont pas réuſſi; mais il n'eſt point de
maladie où cela ſoit plus fréquent que dans la
pierre : c'eſt ce qui m'a fait dire que je n'avan-
cerois rien , que je n'euſſe le ſoin de l'établir
ſur des faits avérés ou ſur l'autorité des Litho-
tomiſtes les plus approuvés. En effet quoiqu'en
penſent les autres , je ſuis très-porté à croire
que le, ſentimens de ces Juges, qu'on ne peut
pas ſoupçonner d'être prévenus contre l'opération ; ſont pour le moins auſſi concluans que
les obſervations elles-mêmes , puiſque c'eſt ſur
un grand nombre d'obſervations que leurs ſentimens ſont fondés. *Douglas* , *Heiſter* , & beaucoup d'autres diſent donc que dans toutes les
opérations de la taille , la veſſie eſt expoſée à
être bleſſée par les inſtrumens ; ce qui produit
des inflammations & d'autres ſymptomes qui
tôt ou tard coûtent la vie au malade. Mais ſi
cet accident arrive lors même qu'il n'y a qu'une
pierre , à combien plus forte raiſon ne doit-on
pas le craindre , lorſqu'il y en a pluſieurs , &
qu'on eſt obligé, pour les tirer , d'introduire
pluſieurs fois les inſtrumens ? Cependant dans
tous les Auteurs que j'ai lus , je n'en ai trouvé
qu'un ſeul exemple rapporté par *Groenfeld*
dans ſa *Diſſert. lithol.* p. 22 , où il dit qu'on
tira quarante-deux pierres de la veſſie d'un

3.° La pierre peut être si adhérente à la vessie, qu'il soit impossible de l'extraire, sans les plus grands inconvéniens (*a*).

4.° Elle peut être contenue dans un sac renfermé entre les membranes de la vessie ; ce qui doit occasionner l'extraction ou le déchirement de cet organe, & par conséquent une mort inévitable (*b*).

---

homme ; mais, autant qu'on en peut juger par les circonstances, le malade mourut certainement de l'opération, quoique l'Auteur n'en dise rien.

(*a*) *Heister* cite un exemple de cette espece d'après *Sermesius*. M. *Macgill* en donne un autre, dans lequel la pierre étoit si fort engagée sous les os pubis, que même après la mort du malade, il ne lui fut pas possible de la dégager, & qu'il fut obligé de scier cet os. *Traité de la taille de la pierre*, par M. Morand.

(*b*) Dans le *treizieme Mém. de l'Acad. de Chirurg.* on trouve plusieurs exemples d'opérations qui n'avoient pas réussi, parce que la pierre étoit enkystée, ou plutôt enchassée ; je n'en rapporterai qu'un. M. *de la Peyronnie* ayant fait l'opération de la taille à un homme de trente ans, lui tira une pierre qui pesoit trois onces ; mais ayant apperçu sur la pierre du sang & quelques bouts de vaisseaux déchirés qui formoient comme une espece de frange tout autour, il crut devoir tirer un mauvais prognostic

5.° Mais ſuppoſons que l'opération ait été bien faite, & qu'elle n'ait été accompagnée d'aucun accident, il arrive cependant que le malade perd ſouvent la faculté de retenir ſes urines, ou qu'il ſe forme des ulceres fiſtuleux dans le périnée, au travers deſquels l'urine ſuinte continuellement; ce qui rend le reſte de ſa vie fort triſte (*a*) : quelquefois ces ulceres ont des ſinus, & il ſe forme des clapiers aux environs de la veſſie, qui ſont le fondement d'une phtiſie incurable (*b*).

---

de l'opération, étant perſuadé que la pierre avoit été arrachée d'un kyſte particulier. En effet quelque tems après que l'appareil eut été mis, il ſurvint une hémorragie de la partie interne de la veſſie que rien ne put arrêter, & le malade mourut dix-huit heures après l'opération. Cette hémorragie venoit des vaiſſeaux qui avoient été déchirés, lorſqu'on en avoit détaché la pierre. A l'ouverture du cadavre, on trouva la veſſie & la cavité où la pierre avoit été logée, prodigieuſement dilatées & remplies de ſang coagulé.

(*a*) *Mery, Douglas, Heiſter*, & pluſieurs autres ſont de ce ſentiment.

(*b*) Il ſuffit, pour faire périr le malade, que le ſang ſoit retenu dans la veſſie, ou qu'il s'inſinue dans le tiſſu cellulaire, qu'il vienne à y ſéjourner & à s'y corrompre. *MM. Houſtet & de la Peyronnie dans le Mémoire déja cité.*

6° Si le malade a des pierres ou du gravier dans les reins, (ce qui arrive souvent) il est inutile de le tailler, puisque ce seroit l'exposer à une opération très dangereuse, pour ne le délivrer que d'une partie de son mal (*a*).

7° Mais supposant même que le malade fût parfaitement rétabli, que tous les symptomes eussent disparu, comme il n'y a pas de maladie plus sujette aux rechûtes, après avoir couru tant de hazards, il ne peut se promettre d'être délivré de ses douleurs (*b*), tout au plus que pour un an.

(*a*) On tira une pierre, qui pesoit neuf onces, de la vessie d'un Confiseur, & il fut guéri ; mais peu de tems après, il mourut d'une retention d'urine causée par deux petites pierres qui, en descendant des reins dans la vessie, s'arrêterent dans les ureteres. Voyez *les Œuvres d'Ambr. Paré, liv. xxiv, chap .xix.* Voyez aussi *Bonnet, Sepulchret. Anat. lib. 3, sect. 24, Obs. 6, § 9.*

(*b*) Je me souviens d'avoir vu un jeune homme qui avoit été taillé trois fois par M. *Raw* ; & pour en rapporter un exemple sur mille, un Marchand de *Nuremberg* fut obligé de se faire faire quatre fois l'opération, s'étant formé chaque année une nouvelle pierre, quoiqu'il fût continuellement sous la conduite d'un Chirurgien prudent. De même M. *Denys* parle d'un

Il paroît par ce que nous venons de dire, que le fort d'un enfant attaqué de la pierre eft déplorable, puifque les injections ne font d'aucun fecours pour lui, & que la taille eft en tout tems dangereufe & peu fûre : cependant il faut dire qu'il meurt peu d'enfans de cette opération, pourvu qu'on en ait bien foin (*a*) ; car ils font ordinairement d'une bonne conftitution, leurs humeurs font douces & balfamiques, & ils ne craignent point la mort : circonftances qui doivent toutes contribuer à les rétablir promptement de toute efpece de maladie ; d'ailleurs on les taille plutôt que les adultes, parce qu'ils fupportent plus difficilement la douleur. Par conféquent leurs pierres doivent être petites : outre cela elles font rarement adhérentes à la veffie, parce que la fécretion de la mucofité qui enduit les parois internes de cet organe, eft plus abondante &

---

homme qui fut taillé cinq fois, & à qui on tira chaque fois une fort groffe pierre. *Hift. Chir.* p. 2. *chap. cxliij.* 42

(*a*) C'eft auffi le fentiment de M. *Morand*, un des plus expérimentés de tous ceux qui ont écrit fur cette matiere. *Mém. de l'Acad. Royale des Sciences*, *ann.* 1749, p. 189.

plus

plus prompte chez eux , que chez les adultes , & on les taille le plus ordinairement , ou du moins on doit les tailler au petit appareil ; ce qui eſt l'opération la plus ancienne & la plus ſûre.

Je finirai , en rapportant quelques autres cas dans leſquels on peut ſe ſervir utilement de mon ſoufflet.

1º Comme c'eſt de tous les moyens qu'on a propoſés celui qui eſt le plus propre pour le but pour lequel il a été fait , on pourra s'en ſervir avec le même ſuccès , lorſqu'on voudra porter quelqu'autre remede dans la veſſie.

2º Il paroît très-propre pour faire des injections dans la matrice.

3º C'eſt à l'expérience à décider ſi on ne pourroit pas s'en ſervir avec plus de ſûreté , que de l'inſtrument qui eſt aujourd'hui en uſage pour donner les lavemens avec propreté & promptitude ; mais pour cet effet il faudroit que l'inſtrument fût plus grand (*a*) : le tuyau

---

(*a*) L'inſtrument dont j'ai donné la figure , ne peſe que cinq onces & demie, tout monté : il y a ſix mois que j'en donnai un au Chirurgien-Major d'un Régiment qui eſt maintenant en *Irlande* , avec lequel on pouvoit donner un lavement d'une chopine de liqueur ; & cependant, autant que je puis m'en ſouvenir, il ne peſoit pas dix onces.

Q

devroit être semblable au tuyau courbé que j'ai fait représenter, à cela près qu'il faudroit que le corps fût droit.

Dans tous ces cas, un malade raisonnable pourroit s'administrer lui-même tous ces remedes ; ce qui seroit fort agréable pour plusieurs. La posture que j'ai indiquée ci-dessus, seroit la meilleure qu'on pût prendre pour toutes ces injections.

FIN.

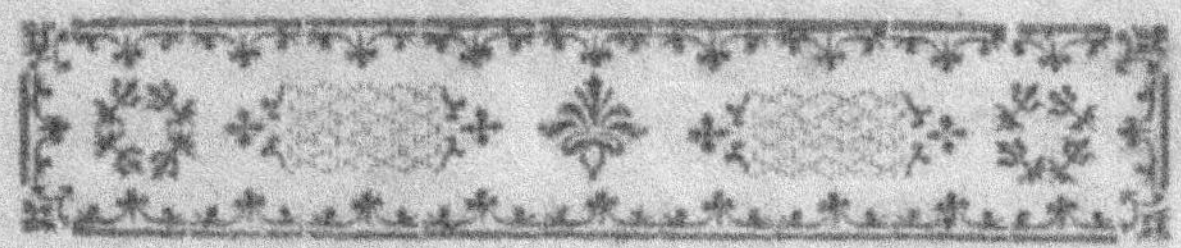

TABLE
DES MATIERES
Contenues dans ce Volume.

O ij

Fin de la Table.

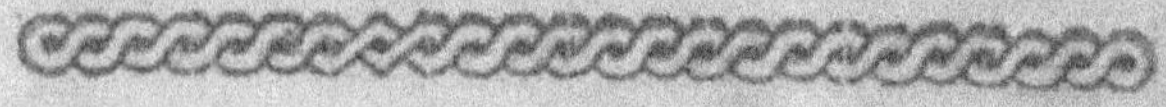

APPROBATION.

J'Ai lu, par ordre de Monseigneur le Chancelier, un Ouvrage intitulé : *Essai sur les vertus de l'Eau de chaux*; & j'ai cru qu'on en pouvoit permettre l'impression. A Paris, le 18 Octobre 1756.

LAVIROTTE.

PRIVILEGE DU ROI.

LOUIS, par la grace de Dieu, Roi de France & de Navarre : A nos amés & féaux Conseillers les Gens tenans nos Cours de Parlement, Maîtres des Requêtes ordinaires de notre Hôtel, Grand Conseil, Prévôt de Paris, Baillifs, Sénéchaux, leurs Lieutenans Civils, & autres nos Justiciers qu'il appartiendra : SALUT : Notre amé Philippe Vincent fils, Imprimeur & Libraire à Paris, Nous ayant fait exposer qu'il désireroit imprimer & donner au Public des Ouvrages qui ont pour titre : *Almanach de Paris*; *Essai sur l'Eau de chaux pour la guérison de la pierre*, traduit de l'Anglois de M. *Wirth*; *Institutionum D. Justiniani Imperatoris methodica Expositio, Autore Fr. Lorry, Antecessore Parisiense*; s'il nous plaisoit lui accorder nos Lettres de Permission pour ce nécessaires. A CES CAUSES, voulant favorablement traiter ledit Exposant : Nous lui avons permis & permettons par ces Présentes, de faire imprimer lesdits Ouvrages autant de fois que bon lui semblera, & de les vendre, faire vendre & débiter par tout notre Royaume pendant le tems de trois années consécutives, à compter du jour de la date des Présentes. Faisons défenses à tous Imprimeurs, Libraires, & autres personnes, de quelque qualité & condition qu'elles soient, d'en introduire d'impression étrangere dans aucun lieu de notre obéissance : à la charge que ces Présentes seront enregistrées tout au long sur le Registre de la Communauté des Imprimeurs & Libraires de Paris, dans trois mois de la date d'icelles ; que l'impression desdits Ouvrages sera faite dans notre

Royaume, & non ailleurs, en bon papier & beaux caractères, conformément à la feuille imprimée, attachée pour modèle sous le contre-scel des Présentes ; que l'Impétrant se conformera en tout aux Réglemens de la Librairie, & notamment à celui du 10 Avril 1725 ; qu'avant de l'exposer en vente, les Manuscrits qui auront servi de copie à l'impression desdits Ouvrages, seront remis dans le même état où l'Approbation y aura été donnée ès mains de notre très-cher & féal Chevalier, Chancelier de France, le Sieur DE LAMOIGNON, & qu'il en sera ensuite remis deux Exemplaires de chacun dans notre Bibliothéque publique, un dans celle de notre Château du Louvre, un dans celle de notre très-cher & féal Chevalier, Chancelier de France, le Sieur DE LAMOIGNON, & un dans celle de notre très-cher & féal Chevalier, Garde des Sceaux de France, le Sieur DE MACHAULT, Commandeur de nos Ordres ; le tout à peine de nullité des Présentes : Du contenu desquelles vous mandons & enjoignons de faire jouir ledit Exposant & ses Ayans cause pleinement & paisiblement, sans souffrir qu'il leur soit fait aucun trouble ou empêchement. Voulons qu'à la copie des Présentes, qui sera imprimée tout au long au commencement ou à la fin desdits Ouvrages, foi soit ajoutée comme à l'original. Commandons au premier notre Huissier ou Sergent sur ce requis, de faire pour l'exécution d'icelles tous Actes requis & nécessaires, sans demander autre permission, & nonobstant clameur de Haro, Charte Normande, & Lettres à ce contraires. Car tel est notre plaisir. DONNE' à Versailles le premier jour du mois de Décembre, l'an de grace mil sept-cent cinquante-six, & de notre Regne le quarante-deuxieme. PAR LE ROI, en son Conseil.

LE BEGUE.

Registré sur le Registre XIV de la Chambre Royale & Syndicale des Libraires & Imprimeurs de Paris, N°. 128, Fol. 111, conformément aux anciens Réglemens, confirmés par celui du 28 Février 1723. A Paris, le 24 Décembre 1756. Signé, LEMERCIER, Syndic.

ERRATA

Dans les Recherches sur la Chaux.

PAGE xiij. ligne penult. d'excelcellente ; *lisez*, d'excellente.

Page xlij. ligne 3. *fixe* ; lisez, *fixé*.

Page lxxxv. ligne 7. *après* ¾ ; *ajoutez*, grains.

Page cxxv. ligne 18. induise ; *lisez*, enduise.

Dans l'Essai sur les vertus de l'Eau de Chaux.

Page 9. ligne 25. c'eoit ; *lisez*, c'étoit.

Page 32. ligne dern. *note* (b) : e ; *lisez*, le.

Page 77. ligne 5. emporte ; *lisez*, empâte.

Page 137. ligne 25. je conteêture ; *lisez*, je conjecture.

Page 173. ligne 25. *dans la note :* coubiques ; *lisez*, cubiques.

Page 178. ligne 18. tvaincre ; *lisez*, vaincre.

Page 221. ligne 14. *dans la note*, *après le mot*, demi-septier ; *ajoutez*, d'eau.

Page 239. ligne 13. j'ai ; *lisez*, je.

Page 240. ligne 7. fans ; *lisez*, fous.

Page 249. ligne 16. *effacez*, ne.

Page 251. ligne 4. j'aie ; *lisez*, j'ai.

Page 285. ligne 24. lorsqu'on diffout ; *lisez*, lorsqu'on le diffout.

Page 286. ligne 26. *note* (a) : 260 ; *lisez*, 160.

Page 288. ligne 22. *note* (b) : *Sepulehret* ; lisez, *Sepulchret*.

Page 295. ligne 21. ohligé ; *lisez*, obligé. *Ibid.* ligne 22. mettre ; *lisez*, mettre.

Page 300. ligne 14. *note* (a) : le, fentimens ; *lisez*, les fentimens.

Page 304. ligne 14. *note* (a) : *Hift.* lifez, *Heift.*